妈妈是孩子的贴身医生

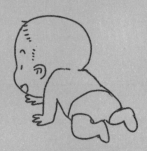

邵俊彦 彭国忧 主编

辽宁科学技术出版社
·沈阳·

图书在版编目（CIP）数据

妈妈是孩子的贴身医生/邵俊彦，彭国忱主编. —沈阳：辽宁科学技术出版社，2012.7

ISBN　978-7-5381-7486-1

Ⅰ.①妈… Ⅱ.①邵…②彭 Ⅲ.①婴幼儿—哺育②小儿疾病—防治

Ⅳ.①TS976.31②R72

中国版本图书馆CIP数据核字（2012）第100867号

出版发行：辽宁科学技术出版社
　　　　　（地址：沈阳市和平区十一纬路29号　　邮编：110003）
印 刷 者：北京彩虹伟业印刷有限公司
经 销 者：各地新华书店
幅面尺寸：170mm×240mm
印　　张：18
字　　数：300千字
出版时间：2012年7月第1版
印刷时间：2012年7月第1次印刷
策　　划：盛益文化
封面设计：胡椒设计
版式设计：百朗文化
责任编辑：牟伟华　盛　益
责任校对：合　力

书　　号：ISBN 978-7-5381-7486-1
定　　价：29.80元

联系电话：024-23284376
邮购咨询电话：024-23284502
E-mail：lnkjc@126.com
http://www.lnkj.com.cn
本书网址：www.lnkj.cn/uri.sh/7486

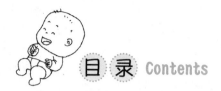

目 录 Contents

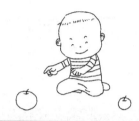

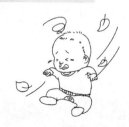

目录 Contents

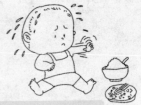

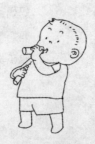

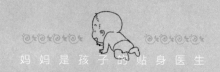
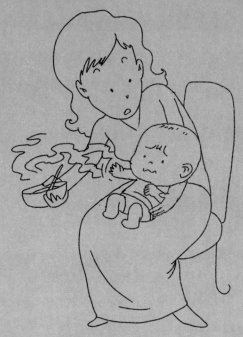

第 1 章

生长发育

　　所谓"生长"表示的是形体的增加，"发育"表示功能的演进。生长发育的好坏要从体格发育、智力发育、情绪情感发育等方面来评价。婴幼儿期是孩子生长发育最重要的阶段，对于年轻的父母们来说，最害怕孩子生长缓慢，最担心孩子发育异常，那么如何判断自己的宝宝生长发育是否正常？采取哪些方法来帮助宝宝健康成长呢？

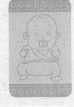

妈妈最怕宝宝体格发育异常

　　体格发育是指宝宝的外在的形体发育，也就是宝宝个子的高矮、体型的胖瘦。家长们总是担心自己的宝贝身材瘦小，喜欢孩子又高又壮，那么如何评价宝宝的身材是否合适？如何保证孩子既不瘦小又不肥胖呢？

▶ 判断宝宝体格发育的形态指标有哪些？

　　全面衡量宝宝体格发育的形态指标有：体重、身长、坐高、头围、胸围、上臂围、大腿围、小腿围、皮下脂肪等。但家长们需要掌握的常用的指标是体重、身长、头围。

▶ 如何准确测量宝宝的体重、身长、头围？

　　1. 体重：小婴儿用专用婴儿秤测量，初生婴儿准确读数至10g，1个月以上婴儿准确读数至50g，1岁以上幼儿可用地秤。测量前脱去鞋、帽、外衣等，仅穿贴身内衣，婴儿卧于秤盘中，1～3岁小儿可蹲于秤台中心，或站于适中部位，两手自然下垂，不可摇动或接触其他物体（图1）。以公斤（kg）为单位，记录至小数点后两位。

　　2. 身高（长）：婴幼儿一般采用量床量卧位身长，小儿脱去鞋袜，仰卧于量床底板中线，宝宝面向上，头平放，一人固定宝宝头部使其接触头板，另一人左手握住两膝，使两下肢互相接触，并使躯干、下肢紧贴底板，右手移足板，使其接触两侧足底，保证量床两侧读数一致（图2）。在家中可以床头作为头板，找一硬纸板作为足板，将宝宝沿床边平放，保证躯体

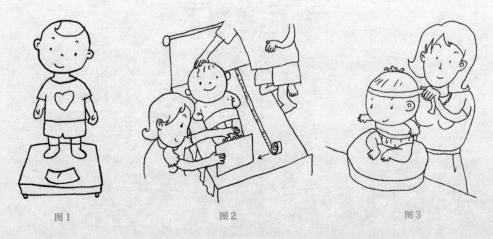

图1　　　　　　　　　　图2　　　　　　　　　　图3

伸直，足板与床边垂直，将足板位置做好标记，然后拿软尺测量床头与标记部位之间的距离即可，记录精确至 0.1cm。

3.**头围**：用软尺围绕宝宝头部，前面经过双侧眉弓，后面经过枕骨粗隆最高处（头后部的最高点），软尺紧贴皮肤，左右对称，测出这一圈的长度，记录精确至 0.1cm（图 3）。

宝宝的体格发育有哪些规律呢？

1.**体重**：新生儿出生后由于多睡少吃，肺和皮肤蒸发大量水分，大小便排泄多等原因，可能会出现生理性体重下降，一般 3 ~ 4 天达最低点，可下降 200 ~ 250g，7 ~ 10 天恢复，以后体重逐渐增加。最初 3 个月体重增加非常迅速，每周可增加 200 ~ 300g，其后渐慢，4 ~ 6 个月每周增加 100 ~ 200g，7 ~ 9 个月每周增加 80 ~ 100g，10 ~ 12 个月每周增加 50 ~ 80g，第 2 年全年增加 2.5 ~ 3kg，第 3 年增加 2kg。

注：粗略体重计算法：1 ~ 6 个月：出生体重（g）+ 月龄 ×700；7 ~ 12 个月：6000+ 月龄 ×250；1 岁以上：（年龄 ×2）+7（或 8）kg

2.**身长**：身长的增加也以初生半年内为快：前 3 个月每月约增 3.5cm，4 ~ 6 个月每月约增加 2cm，7 ~ 12 个月每月增加 1 ~ 1.5cm，第 2 年全年约增加 10cm，1 岁以后的身长可用（年龄 x5）+80cm 推算。

3.**头围**：最初半年内增加 9cm，7 ~ 12 个月增加 3cm，第 2 年增加 2cm，第 3 与第 4 年约共增加 2cm。

如何评价宝宝的体格发育是否正常呢？

小儿体格发育评价是一个比较复杂的问题，它受年龄、性别、地区、时间等多种因素影响，评价的方法也有很多，家长们应定期带宝宝到儿童保健机构体检，由儿保医生对宝宝的体格发育做出科学的评价。

婴幼儿定期体格发育的测量数据是评价其生长和营养状况不可缺少的资料。测量次数婴儿最好 1 ~ 2 个月 1 次，幼儿期 3 ~ 4 个月 1 次。

家长可用绘制曲线图的方法来观察宝宝的生长趋势。图 4 中的 4 张图分别是 0 ~ 7 岁男孩和 0 ~ 7 岁女孩的体重、身长离差曲线图，您把宝宝的不同月龄测得的体重或身长通过横纵坐标找出交叉点，将这些交叉点连成线，就可清楚看出宝宝的生长有无向上或向下偏离的现象。

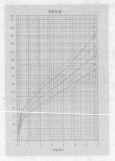 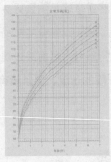 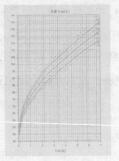 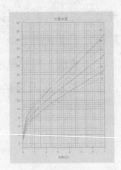

0～7岁男孩身长离差曲线　　0～7岁女孩身长离差曲线　　0～7岁男孩体重离差曲线　　0～7岁女孩体重离差曲线

图4

▶ 宝宝是否越胖越好？

很多妈妈以自己养了个胖宝宝而自豪，其实宝宝并不是越胖越好，孩子体重过重会影响他（她）的运动能力，还易患呼吸道感染、皮肤感染等。而且很多孩子持续到儿童期，容易受歧视，产生心理压力，甚至持续到成人期，易出现高血压、高血脂、冠心病等。当您的宝宝的体重已超出上面的曲线图的最上限，而身长并未在相应位置时，您就要注意了，应改变喂养方式，按实际需要量适度喂养，避免摄入过量的热量，对出生后6～8个月的肥胖儿减少奶摄入量，代之以水果、蔬菜；用全米、全面代替精米、精面（图5）。幼儿期避免偏食高糖、高脂类食物，引导小儿多活动。

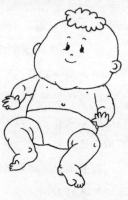

图5

▶ 影响宝宝体格发育的因素有哪些？

1. 营养：婴幼儿期的喂养是否合理是影响宝宝体格发育的重要因素。营养不良或营养过剩会导致宝宝体格发育不良或肥胖。

2. 疾病：婴幼儿期的各种急慢性疾病会导致宝宝的体格发育不良。

3. 生存环境、气候、地理条件。

4. 遗传。

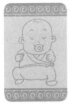

妈妈最怕喂养不当

喂养是影响宝宝体格发育的重要因素。没有育儿经验的年轻妈妈，最担心喂养不当影响宝宝的生长发育，那么如何保证喂养才合理？不同年龄阶段的宝宝应采取哪些合理的喂养方式呢？

▶ 如何保证新生宝宝的合理喂养？

母乳是人类赋予宝宝的最佳食物，最适合宝宝的需求。所以应首选母乳喂养，如果母乳不足要补充配方奶。如果由于某些原因确实不能母乳喂养，要根据孩子的具体情况选择合适的配方奶。

▶ 新生宝宝的妈妈如何进行母乳喂养？

1. 准备阶段：母孕期就应该知道母乳喂养的好处，做好母乳喂养的准备，树立信心。

2. 开奶阶段：宝宝出生后半小时就让其贴近母亲前胸，含住乳头，进行早接触，生后1～2小时喂温开水10ml，了解宝宝吞咽功能，确定有无消化道畸形，生后4～6小时开始哺乳，以后每2～3小时喂奶1次，间隔时间根据宝宝食欲情况而定。吮乳时间开始约5分钟，逐渐延长，1周后可延长到15分钟，左右乳房交替，使双侧乳房都充分吸空。如母乳量少，应增加哺乳次数，若确实不能满足宝宝的需求，补充配方奶应在喂哺母乳后。乳母应加强营养，保护好乳头。

3. 稳定阶段：经过开奶阶段的增

小常识

1. 母乳喂养的优点：

（1）营养丰富：母乳中各种营养搭配合理，容易消化吸收，有利于宝宝的大脑发育及骨骼生长；铁质吸收率高，可避免宝宝出现缺铁性贫血；含微量元素锌、铜、碘较多，有利于生长发育。

（2）增强抗病能力：母乳中含较多免疫球蛋白和活的免疫细胞，能促进免疫功能。

（3）卫生、方便、经济：母乳几乎无菌，直接哺喂不易污染，且温度适宜，随时可喂，母乳量随哺乳次数的多少和吸吮强度的强弱而增减，故既卫生、方便又经济。

（4）增进母婴感情：哺乳时母亲与婴儿密切接触，互相沟通，感情与日俱增，满足双方心理需求，有利于宝宝心理发展。

（5）有利于母亲产后恢复：婴儿吸吮乳房可促进母亲分泌催产素，加强子宫收缩，防止产后子宫出血，促进子宫早日复常。

2. 母乳喂养的不足

（1）母乳中维生素D含量低，故出生后2～3周就应添加维生素D制剂，尤其在阳光照射较少的地区和冬季，以预防维生素D缺乏性佝偻病。

（2）母乳中维生素K不足，新生儿出生后应肌注维生素K，以防新生儿出血症。

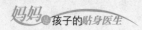
加喂哺次数、吸空乳房。乳母加强营养等措施，大部分妈妈的奶量能满足宝宝的需求，进入全母乳喂养阶段，为稳定阶段。该阶段一般 3 ~ 4 小时喂奶 1 次，每次 10 ~ 15 分钟，最长不应超过 30 分钟。

母乳喂养要注意什么？

1. 喂哺前母亲应洗净双手和乳头。

2. 采取母亲和宝宝都舒服的姿势，可坐可躺，让宝宝整个身体面向乳房且与母亲上腹相贴，让宝宝的嘴与母亲的乳房保持在同一水平上，让宝宝含住整个乳头和乳晕（图 6、图 7）。

3. 如果宝宝吃着吃着很快就睡着了，而吃奶量不多，应轻轻拽拽宝宝耳朵或挠挠宝宝小脚丫，或改变一下抱他的方式使他苏醒继续吸吮，以保证宝宝每次吃进足够的奶量。

4. 如果母亲发烧感冒，要戴口罩，母乳最好挤出煮沸消毒后再喂宝宝。

5. 哺乳期间母亲应尽量避免服用可通过乳汁的药物，以免药物对孩子造成伤害。

6. 哺乳期间母亲要保持心情愉快，多吃营养丰富的食物。

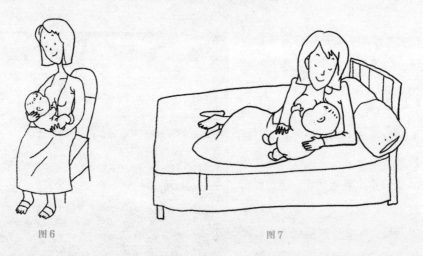

图 6   图 7

哪些情况不能进行母乳喂养？

1. 母亲患活动性肺结核、重症心脏病或肾脏病、糖尿病或癌症或身体过于虚弱以及母亲患慢性疾病必须长期用药者。

2. 母亲患急性传染病或败血症。

3. 乳头皲裂及发生乳房脓肿时，可暂停喂哺，按时挤出乳汁，以免愈后无乳。

4. 早产及低体重儿或患唇腭裂等先天性疾病，哺母乳确有困难时，可挤出母乳用滴管喂。

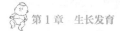

妈妈如何知道母乳是否充足

1.宝宝如果吃饱了一般可以安稳地睡 2 ~ 3 小时，即使醒了也不会哭（尿湿等其他原因除外）。

2.宝宝平均每天有 5 ~ 6 次以上的小便。

3.宝宝体重增加，生后第 1 个月内，平均每天增加 25g，每月增加 600 ~ 1000g。

牛乳与母乳相比有哪些缺点？

1.蛋白含量过高，增加肾脏负荷。

2.乳清蛋白和酪蛋白比例不合适，易产生暂时性高酪氨酸血症和高苯丙氨酸血症，对发育有影响。

3.饱和脂肪酸高，不易消化和吸收，胃排空时间长。

4.乳糖较低，钙磷比例低，影响钙吸收。

5.矿物质含量高，增加尿液渗透压。

由于牛乳有以上缺点，目前已很少用牛乳喂养新生儿，代之以配方乳。

足月儿配方乳有哪些特点？

改进牛乳成分，使之接近母乳

1.总热量未加糖前为 60 ~ 70kcal/100ml;

2.降低总蛋白质，以减轻肾脏负荷。增加婴儿需要而牛乳中含量极少的氨基牛黄酸。

3.调整乳清蛋白和酪蛋白的比例，一般为 60 ：40。

4.增加未饱和脂肪酸替代部分饱和脂肪酸。

5.减少某些矿物质如钙、磷，并调整其比例。

6.增加牛乳中较少的矿物质和维生素，如维生素 A、维生素 D 和维生素 K 等。

早产儿配方乳有哪些特点？

用于体重 <2000g 的早产儿。

1.为满足早产儿快速生长的需要，增加蛋白质至 2g/100kcal。

2.乳清蛋白和酪蛋白的比例达 70 ：30（图 8 ）。

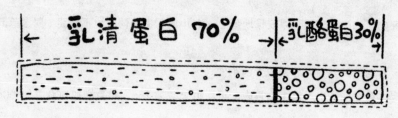

图8

3. 碳水化合物增加 8 ~ 9g/100ml，但减少乳糖量，代之以葡萄糖多聚体。

4. 增加必需脂肪酸和维生素量。

人工喂养应怎样做？

只有在不可能母乳喂养的情况下才用配方奶人工喂养。

1. 先试喂温开水和糖水，生后 4 ~ 6 小时后开始喂配方奶。

2. 第一天每次喂奶 15 ~ 20ml，以后每天每次增加 10 ~ 15ml，直至每次 60ml，再隔天每次增加 15 ~ 90ml，每天总量 120 ~ 180ml/kg。

3. 乳液调配：按婴儿奶粉说明书将所需奶粉量用相应量温开水冲调，不需煮沸，乳液浓度不可过浓或过淡。

4. 喂奶间隔应为 3 ~ 4 小时，但不必严格限制，夜间喂奶间隔延长，生后 7 ~ 8 天后每天可喂奶 6 ~ 7 次。

1个月～ 1岁小婴儿如何喂养？

生后 4 个月以前，以纯母乳或配方奶、牛乳喂养，4 ~ 6 个月开始添加辅食，6 个月以后逐渐增加辅食次数及种类，减少喂奶次数，8 ~ 12 月断母乳。

婴儿期母乳喂养应注意什么？

1. 母乳喂养时间：母乳喂养应持续至宝宝生后 4 ~ 6 个月，若母乳量充足，其营养成分能满足宝宝的需要。

2. 母乳喂养方法：婴儿期母乳喂养应从按需哺乳逐渐过渡到按时哺乳，一般间隔 3 ~ 4 小时，夜间可间隔 5 ~ 6 小时。

3.乳母保健是保证顺利哺乳的基础：乳母应注意睡眠、休息充足，每日睡足 8 ~ 9 小时。饮食营养丰富，膳食平衡，不宜脂肪过多，保证热量和蛋白质，多食蔬菜和水果，以保证维生素和矿物质，不宜多食辛辣有刺激性食物，要多喝汤水供应泌乳所需水分。多晒太阳，适当做些家务劳动和小运动量的活动。

▶ 如何混合喂养？

各种原因引起母乳不足或乳母因故不能按时给婴儿哺乳时，只能采用代乳品代替部分母乳，这种喂养方式称为混合喂养。其方法有两种：

1.补授法：适用于 6 个月以下母乳不足的婴儿。每次哺乳时先喂母乳，待两侧乳房都已吸空，而不能满足婴儿需要时再添加代乳品。补授量可根据母乳量多少及婴儿食欲大小来确定。

2.代授法：适用于母乳充足，但乳母因上班等原因不能按时给婴儿哺乳，只能用代乳品代替一次或几次母乳喂养。乳母因故不能亲自喂哺时，可按时挤出或吸出乳汁，置消毒奶瓶中冷藏，在 1 天内喂给婴儿。按时吸空乳房，有助于保持泌乳。乳母恢复工作，白天用代乳品喂哺，早晚亲自喂哺 2 ~ 3 次。

随婴儿月龄增加，以混合喂养逐渐替代母乳喂养而做好断奶准备。

▶ 怎样断母乳喂养？

母乳喂养婴儿随月龄增长，逐渐添加其他食物，减少哺乳量和喂哺次数，最后完全断去母乳，过渡到幼儿的混合膳食，这个过程称为断乳。

1.断乳时间：一般 8 ~ 12 月为最合适。

2.断乳准备：从 4 个月起按时添加辅食，随着辅食增加，逐渐减少母乳喂哺时间及次数。乳制品可作为辅食替代 1 ~ 2 次母乳，使婴儿慢慢习惯于进食母乳以外的食物。

3.断乳时机：断乳最好在婴儿身体健康时进行，避免在炎热的夏天和患病时断乳。断乳应是一个有计划的自然适应过程，非万不得已，不可骤然断乳。

▶ 婴儿期如何人工喂养？

1.乳液配制：选用适合婴儿的配方奶粉，按说明书调配，温开水冲调，务必使冲调后的乳液保持合适浓度。

2. 哺乳次数、间隔和每次哺乳量：个体差异较大，应根据婴儿具体情况而定。下面喂哺量可作为参考：

月　龄	每次哺乳量ml	间隔时间h	夜间间隔时间h	每日次数
2～3	120～150	3.5～4	5～6	6
4～5	150～200	3.5～4	6～7	5～6
5～6	200～250	3.5～4	7～8	4～5
7～9	200～250	4	7～8	3～4
10～12	200～250	4	7～8	3

注：6个月起每日喂1～2次辅食，故喂奶量不再增加，次数减少。

3. 哺乳方法

（1）喂哺前将奶瓶倒置，使乳汁滴于喂哺者前臂内侧皮肤上测试奶温是否合适，一般以不烫手为宜。

（2）喂哺时奶瓶要始终保持倾斜，使奶嘴中一直充满乳汁，以免喂哺吸奶时吸入奶瓶中的空气，易引起哺乳后溢乳（图9）。

（3）喂哺时间：一般以 20 分钟为宜，不应超过 30 分钟。

（4）喂完后竖抱婴儿拍背排气（图 10）。

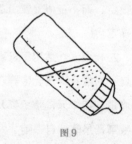

图9

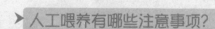

哺乳用具应怎样选择和消毒？

1. 奶瓶以大口直立式玻璃制品为最合适，便于清洗消毒。

2. 1 ～ 2 个月用小奶瓶（100 ～ 200ml），2 个月后用大奶瓶（200 ～ 240ml）。

3. 奶具要洗刷干净，置于大锅内煮沸消毒 5 分钟，奶嘴待水烧开后再放入。

4. 奶瓶不经清洗消毒不得重复使用。

人工喂养有哪些注意事项？

1. 改变配方奶勿宜太多太勤：婴儿消化系统不够成熟，适应新的饮食比较缓慢和困难，改变饮食后一般需要 3 ～ 4 天才能适应和收到效果。

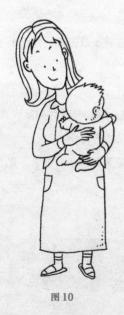

图10

2. 喂奶量不宜过多或过少：如婴儿体重增长良好，不应加量过多过快，长期喂奶过多可引起肥胖。长期将奶冲得过稀，会使蛋白质质量不足而引发宝宝营养不良。

何谓婴儿辅食？

婴儿的食物以乳汁为主，但随着月龄增长，乳汁供给的营养物质明显不足。婴儿的消化功能渐趋成熟，可以接受其他种类的食物，膳食应慢慢过渡到年长宝宝的一般家庭膳食。故婴儿从 4 ~ 6 个月起除乳汁以外需要添加一些半固体、固体食品，这些食品即为补充乳汁不足的辅助食品，简称辅食。

为何要给宝宝添加辅食？

1. 补充母乳和其他代乳品的不足：随着婴儿月龄的增加，其需要的能量和各类营养物质越来越多，母乳或其他代乳品渐渐不能满足较大婴儿的需要，故需添加辅食以补充营养和能量。

2. 从流质食物过渡到固体食物，使婴儿逐渐适应一般混合膳食：婴儿生长发育迅速，消化吸收能力很快增强，胃容量随之增加，6 个月起乳牙开始萌出，口腔有了咬切、咀嚼、吞咽非液体食物的能力，神经肌肉协调不断发育，肾脏排泄能力提高，这些都为婴儿饮食的转变打下了基础。

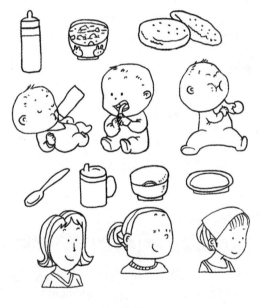

图 11

在饮食转变过程中婴儿要适应以下四方面的转换：①食物性质改变：流食→半固体→固体食物；②摄食方式改变，从吸吮乳头到口唇、口腔、舌头、牙齿等协同进行咬切、搅动、咀嚼、向后运递及吞咽固体食物；③餐具的变换：从乳瓶乳头喂哺转到用小匙、杯、碗、碟等进食；④喂哺人从专一的母亲（母乳喂养）转到父母、祖辈、保姆等（图 11）。

3. 为断母乳作准备：通过添加辅食，使婴儿能逐渐适应哺食方式的转变，喜爱尝试不同类别的新食物，培养积极主动的进食情绪和行为，学会自己参与进食，使断母乳更顺利。

添加辅食应遵循哪些原则？

1. 从一种到多种：先试喂一种新食物，观察婴儿食后反应，当他适应后再喂另一种，必须一种一种试。如有恶心、呕吐、腹泻等现象应暂停喂哺，过段时间再从很小量开始尝试。

2. 从少量到适量：添加新食物必须从少量开始，逐渐加量。如蛋黄从 1/4 个起试喂，3～5 天增至 1/3～1/2 个，1～2 周增至 1 个。

3. 从稀到稠：同样一种食品，应先从较稀薄的形式喂起，逐渐加稠，如大米食品，从米汤到稀粥，到稠粥，再至软饭，根据婴儿的发育情况逐渐使之适应（图 12）。

4. 从细到粗：当婴儿咀嚼吞咽能力较好时，试喂固体食物，从细软的半固体开始，随着乳牙萌出，咬切能力增强，食物逐渐增粗。如蔬菜可从细菜泥开始，过渡到粗菜泥，到煮烂的碎菜、菜丝、菜块（图 13）。

5. 尝试新的食物最好在婴儿健康时进行。

6. 婴儿对食物的适应和爱好有很大的个体差异，添加辅食的品种、味道，进食量、进食速度和进食时间都应按照孩子的具体情况灵活掌握。应调动孩子进食的兴趣和主动性，不宜强迫孩子。

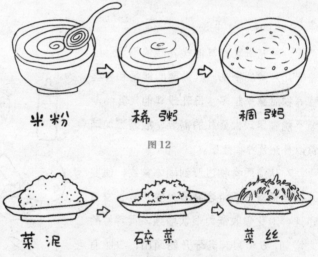

图 12

图 13

婴儿辅食有哪些种类？

1. 补充淀粉类食品：如米、面等粮食，主要补充能量。

2. 补充蛋白质：动物蛋白质如鱼、肉、乳、肝等及植物蛋白如大豆制品。

3. 补充维生素及矿物质：蔬菜及水果。

4. 补充能量：油和糖，油以植物油为好。

如何进行辅食添加？

1. 果汁及菜水：维生素 C 不能在体内大量储存，母乳含维生素 C 的量随乳母的摄入量而定，易出现不足，牛乳维生素 C 的含量极少，故婴儿自满月起需添加果汁和菜水。每日 1 ~ 2 次，每次从 10ml 开始，渐增至 30 ~ 60ml，6 ~ 7 个月后可增加到 120 ~ 150ml。开始喂食时可用温开水稀释，逐渐过渡到喂原汁。

2. 谷类或淀粉食品：3 个月后唾液腺发育完全，满 4 个月起即可食米粉或面糊，开始较稀，逐渐加稠，每次初喂一汤匙，渐加至 3 ~ 4 汤匙，每日 1 次。5 ~ 6 个月，乳牙渐萌出，可改烂粥或烂面，替代 1 次乳类。6 ~ 7 个月，可让婴儿试食松脆的饼干，训练婴儿手抓自喂，学习咀嚼吞咽固体食物，促进乳牙萌出（图 14）。

3. 动植物富含蛋白质及铁锌等食物：足月新生儿肝脏储存的铁至 5 ~ 6 个月时渐次告竭，自满 4 个月起补充富含铁质的食品，蛋黄、动物血及鱼类可提供铁锌等元素，禽蛋黄含铁及维生素 A、维生素 D、维生素 B、维生素 E 及卵磷脂等婴儿需要的营养素，满 4 个月加蛋黄，开始喂 1/4 个，研成细末单独喂食，如无不良反应，可混入米粉、面糊中同喂。可将鸡鸭血或猪牛羊血蒸熟切末加入米粉、面糊中喂。鱼肉含铁不高，但吸收率高，并可提供优质蛋白质和矿物质等，且鱼肉细嫩，易消化，可较早选用。婴儿 6 ~ 7 个月可渐渐喂食蛋羹、肝泥（鸡鸭肝较猪肝细嫩易消化）、肉泥等。肝类含营养素十分丰富，尤以铁及维生素 A、维生素 B 含量超过一般动物蛋白。婴儿 7 ~ 8 个月可喂食细肉末、豆腐、赤豆、绿豆泥等，可混入粥面中进食（图 15）。

4. 蔬菜及水果：满 4 个月后可加食菜泥，从细到粗，初食每日 1/2 茶匙，渐增至每日 1 ~ 2 汤匙。先单喂，后加入米粉、面糊、稀粥、烂面中同食。习惯几种蔬菜后可制成混合菜泥。8 ~ 9 个月后随着乳牙萌出可喂粗菜泥或碎菜。婴儿大便中可见菜叶残渣属正常，仍可继续喂食。4 ~ 5 个月后由果汁向果泥转化，初食 1/2 茶匙，渐增至每日半个到 1 个水果。水果、蔬菜各有不同的营养成分，不能互相代替，应分别进食足够的量（图 16）。

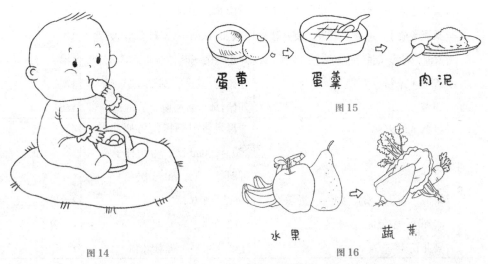

蛋黄　蛋羹　肉泥

图 15

水果　蔬菜

图 16

图 14

5. 植物油及盐、糖：一般采用植物油如豆油、花生油、芝麻油等因易消化又富含不饱和脂肪酸，尚有维生素 A、维生素 E 等脂溶性维生素，且用油脂烹调可增加食物香味。对进食量少、较瘦的婴儿可在粥及菜泥中拌入熟的植物油，或蔬菜用油炒熟以增加能量摄入。可用盐、糖调味，但不宜多放，婴儿食物应清淡。

▶ 怎样制备辅食？

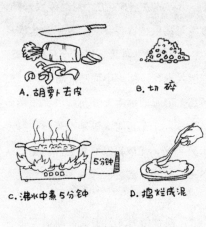

A. 胡萝卜去皮　　B. 切碎

c. 沸水中煮5分钟　　D. 捣烂成泥

图17

1. 果汁：新鲜水果洗净去皮核，或无皮水果清洗后，用挤汁器挤汁或榨汁机榨汁。

2. 菜水：取洗净嫩菜叶、择段盛满 1 饭碗，放入小锅沸水中，加盖滚至 5 分钟，用匙略挤压菜叶出汁混入汤水中，去渣即成菜汁。

3. 肝泥：禽肝或猪肝洗净蒸熟切捣成泥，或将洗净的生猪肝快刀切成断面，用刀刮下断面上肝浆置沸水中煮熟，捣压成泥。

4. 菜泥：可取有色（绿、红、黄色）蔬菜，如菠菜、胡萝卜、番茄、南瓜、土豆等洗净去皮切碎，在沸水中滚煮 3 ~ 5 分钟取出，用匙捣烂成细泥（图17）。

附表：婴幼儿辅食添加建议表

月龄	食物	喂哺指示	每日饮食量
4 ~ 5	母乳或配方奶	3.5 ~ 4小时喂1次，150 ~ 200ml/次	5次
	果汁（橘子、香蕉、苹果、菠萝等）	每次30 ~ 40ml	1次
	果泥（橘子、香蕉、苹果、菠萝等）	开始时1/2汤匙，渐加至3汤匙	1次
	菜泥（豌豆、胡萝卜、马铃薯、菠菜等）	开始时1/2汤匙，渐加至6 ~ 8汤匙	1次
	谷类（米粉、麦糊）	开始时1汤匙，渐加至3汤匙	1次
	蛋黄	开始1/4，渐加量	1次
6 ~ 8	母乳或配方奶	喂母乳者可渐以配方奶代替，200 ~ 250ml/次，可用杯子喂	4次
	果汁	可用杯子喂，60ml/次	1 ~ 2次
	果泥、菜泥、粥、细面、蛋羹等	1/4碗 ~ 半碗/次	1 ~ 2次
	肉泥/肝泥/鱼泥	1 ~ 2汤匙，渐增加	1 ~ 2次
	婴儿饼干	让婴儿咀嚼，强壮牙齿	1小片/日

续表

月龄	食物	喂哺指示	每日饮食量
8~9	配方奶	200~250ml/次，可用杯子喂	3~4次
	水果、蔬菜、蛋、粥、细面、鱼、肉等	根据孩子的消化情况，由少到多、由细到粗。初期只喂一种新食物，以便判别宝宝是否能接受此食物，有无不良反应。随着月龄增长，可以混合多种食物来制作辅食	2~3次
10~12	配方奶	200~250ml/次，可用杯子喂	3次
	水果、蔬菜、蛋、粥、馄饨、沙拉、细面、鱼、肉等	为孩子选择一些能用牙床磨碎的食物，如馒头片、小馄饨、水果片等锻炼用牙床咀嚼食物的能力	3次

▶ 1~3岁幼儿的食物应怎样选择？

1. 幼儿胃容量300ml，相对较小，故须选择质优量少易消化的食物。

2. 动物类富含蛋白质食品：瘦肉、禽、鱼、乳、蛋和动物血、肝可交替食用。

3. 谷类食品：除大米、小麦制品外，应常选小米、玉米、黑米、大麦片等杂粮与之搭配。

4. 蔬菜：多选有色蔬菜（绿、红、黄），含维生素A较多。

5. 大豆制品：大豆含优质植物蛋白质，钙、铁等矿物质较丰富，应多选用。

6. 幼儿期不宜食硬果类、腌腊食物及久贮食品（图18）。

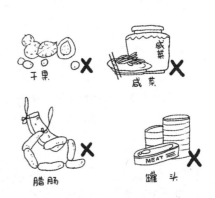

图18

▶ 幼儿期膳食有哪些原则？

1. 平衡膳食：3种供能营养素蛋白质、脂肪、碳水化合物的供给量的比例最好保持为1：1.2：4。同时要吃一定量的蔬菜、水果，以供给足量的维生素和矿物质。

2. 合理烹调：保证食物新鲜无污染，注意色香味和形态有童趣，以吸引幼儿进食兴趣，增进食欲。幼儿因咀嚼吞咽能力差，食物应切碎煮烂便于进食，口味以清淡为宜，食物中避免放味精、色素、糖精等。

➤ 幼儿膳食应怎样安排?

1. 主食：软饭、稠粥、烂面、麦糊、面包、馒头、包子、馄饨、饺子等。带馅面食更受幼儿喜爱。做到米、面、杂粮交替轮流供应。

2. 牛奶、豆浆：250～500ml／日（图19）。

3. 辅食：蔬菜和肉搭配。常用豆腐及豆制品，虾皮、紫菜、海带等富含锌、钙的海产品。

4. 点心：藕粉、赤绿豆粥，饼干、蛋糕、面包及糕点配豆浆或牛奶，干稀搭配幼儿易接受。

5. 水果：饭后可给水果。

6. 进食次数：3次正餐：早、中、晚3次主食加辅食为正餐。2次点心：上、下午餐间可安排1次点心，2岁以后上午点心可取消。

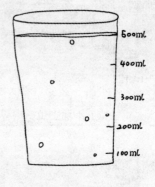

图19

➤ 幼儿期喂养应注意什么?

1. 少食生冷食物，不食隔夜饭菜。

2. 餐具专用，并保持清洁无污染。

3. 进食前幼儿和喂食者均应用肥皂流动水清洗双手（图20）。

4. 定时定场所进食，进餐环境安静。

5. 逐渐创造机会让幼儿发挥主动性，自己参与进食，用杯匙自食，学会吃饭本领（图21）。

6. 不追逐喂食，不强迫进食。

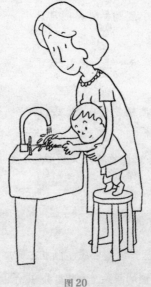

图20

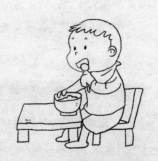

图21

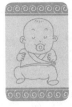

妈妈最怕宝宝智力发育异常

望子成龙是每位家长的心愿，父母不仅希望自己的宝宝身体健壮，而且更希望宝宝能聪明伶俐，那么如何来判断宝宝是否聪明，怎样才能促进宝宝的智力发育呢？

▶ 何为智力？

提起智力，人们自然会想到孩子的计算能力、语言表达能力、对周围事物的感知和反应能力等。心理学家给出的定义是"智力是个人有目的的行动、理智的思考以及应付环境的整体或综合能力"。简单地说，智力主要包括观察能力、记忆能力、思维能力、想象能力及实践活动能力。这些能力是在孩子生长发育的过程中逐渐形成和提高的，婴幼儿期的神经心理发育为这些能力的形成和提高奠定了基础，所以说婴幼儿期的神经心理发育水平可以说是这个阶段智力发育水平的体现。

▶ 如何评价婴幼儿的神经心理发育？

婴幼儿的神经心理发育一般是通过大运动、精细动作、语言能力、适应能力、社会行为等五方面来评价的。专业医生通过一些测验量表来测查宝宝各方面的能力，评价其智力发育水平，一般用"发育商"来表示，85 ~ 115 为正常，116 ~ 130 为聪明， > 130 为超常，低于 85 为低下。作为非专业人员的父母们，最简单的评价方法就是要了解不同月龄的宝宝应具备哪些行为能力，自己的宝宝是否达到了这个标准？

▶ 新生宝宝有哪些行为能力？

1. 视觉：用红球或人脸在新生儿眼前 20cm 处移动，新生儿可随之注视（图 22）。

2. 听觉：胎儿在宫内就可听见母亲体内的各种声音、外面的说话声和音乐。出生后不久在有突然声响时发生惊跳，在觉醒状态听到声音后用眼和头去寻找声源。喜欢听高调的母亲声音（图 23）。

3. 嗅觉：新生儿可用鼻分辨出两个乳垫中哪个是母亲的，而向母亲的乳垫转头。

4. 味觉：新生儿不喜欢咸、酸、苦的味道，并对此作出反应（图 24）。

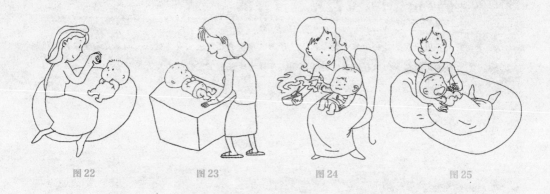

图 22　　　　　　图 23　　　　　　图 24　　　　　　图 25

5.触觉：新生儿喜欢贴在父母的怀里，喜欢被轻轻地抚摸，嘴能分辨奶头的软硬和形状（图25）。

6.运动：新生儿具有一些反射性运动能力。

（1）觅食反射：轻触面颊或闻到奶味，宝宝会转头寻找并张嘴。

（2）吸吮反射：将乳头或手指放在宝宝口唇间或口内，宝宝会出现吸吮动作（图26）。

（3）拥抱反射：将宝宝放于仰卧位，拉其双手上提，使其颈部离开床面2～3cm，头仍后垂于床面上，突然放下双手，恢复其仰卧位，宝宝会出现双上肢向两侧伸展，手张开，然后屈曲上肢，似拥抱状回收上肢至胸前（图27）。

（4）握持反射：用手指轻触宝宝手掌，宝宝会握拳抓紧手指（图28）。

以上几种反射属于新生儿生理性反射，一般可持续至生后2～3个月，若出现减弱或3～4个月后持续存在，可能存在病理情况，应引起重视，需进一步检查。

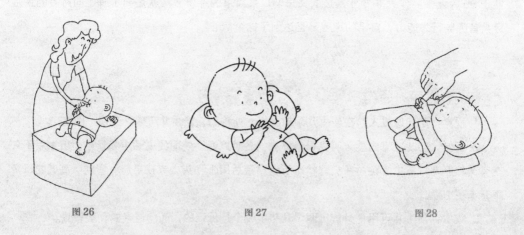

图 26　　　　　　　　图 27　　　　　　　　图 28

▶ 1 个月～1 岁宝宝有哪些运动能力？

1. 大运动

（1）抬头：婴儿俯卧位时，1～2 个月可间歇抬头离开床面，2～3 个月可抬头 45°，3～4 个月可抬高 90°，并可抬胸。

（2）翻身：3～4 个月时开始翻身，先由仰卧到侧卧，4～5 个月由仰卧到俯卧。

（3）坐：3～4 个月扶坐时脊背呈弧形。5 个月能直腰，5～6 个月能伸臂向前撑身躯稍坐，呈三角架样，7～8 个月可独自坐稳。

（4）爬：7～8 个月，俯卧时双臂可支撑胸腹离开床面，有的在原地打转，8～9 个月能从坐位卧下爬行，先是胸腹贴地爬，逐渐用手与膝"四脚爬"。

（5）站：8～9 个月可扶物站立，10～11 个月拉物可站起，并自己坐下，1 岁左右能独站。

（6）走：9～10 个月拉双手会走，10～11 个月能扶物走，1 岁左右牵一只手可走，13～15 个月能独走（图 29）。

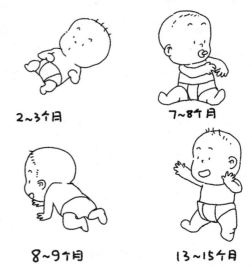

2～3个月　　7～8个月

8～9个月　　13～15个月

图 29

2. 精细运动

（1）全手抓握：2～3 个月原始握持反射渐消失，能抓住拨浪鼓，4～5 个月会伸手够物，用手掌尺侧握物，5～6 个月能抓住近处玩具，6～7 个月可用桡侧一把抓。

（2）手指取物：7～8 个月用拇指捏小丸，8～9 个月用拇食指掌面钳取，9～10 个月用拇食指远端捡起，12 个月能将捡起的小丸投入小瓶内（图 30）。

（3）手指的协调性：3～4 个月双手能握一起，5～6 个月会撕纸，6～7 个月能双手传递玩具，8～9 个月双手拿积木能对敲，10～11 个月能打开包积木的纸，1 岁左右能全掌握笔留笔道。

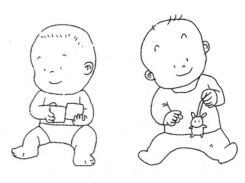

图 30

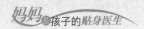

▶ 1个月～1岁宝宝语言发育有哪几个阶段?

1. 语言感知阶段: 2周的新生儿能区分人的语声和其他声音, 如钟声、铃声, 2～4个月能注意听人声及音乐, 对母亲声音有反应, 能区分男声和女声, 6个月能区分出不同的语调(图31)。

2. 发音阶段: 婴儿出生后的第一声啼哭就是最早的发音, 2～3个月哭声分化, 会出现表示积极状态的声音, 先自发后应答发"啊"、"哦"等, 情绪越高发音越多, 能笑出声。4～5个月能高声叫, 咿呀作声, 6～7个月可发一些重复的连续的音节, 如 da—da、ma—ma等, 但无所指。10个月能看成人的口形学发音。10～11个月能有意识地发一个字音, 1岁左右会有意识地叫爸爸、妈妈(图32)。

3. 语言动作联系阶段: 6～7个月听到自己的名字会转头, 8～9个月听到"欢迎"会拍手, 听到"再见"会摆手, 11个月开始是语言—动作的条件反射形成的快速时期, 此时婴儿能听懂的词越来越多, 他(她)可以按照指示去做一些事情, 如把某物给妈妈, 指出某物在哪儿等(图33)。

4. 学说话阶段: 从1岁左右开始正式学说话。

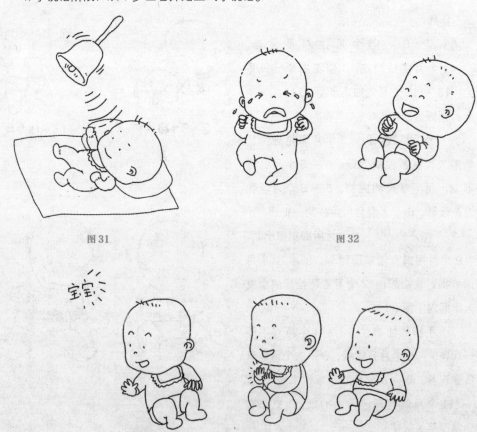

图31

图32

图33

▶ 1 个月~1 岁宝宝有哪些适应能力和社交行为？

1. 追人追物：婴儿 1 ~ 2 个月时眼能追随红球过中线，能追随移动的人脸，2 ~ 3 个月眼能追红球 180°，能追逐行走的人体，能寻找声源。5 ~ 6 个月眼能追随从上向下降落的红球。

2. 笑：新生儿期即可出现自发性微笑，1 ~ 2 个月会出现反应性微笑，2 ~ 3 个月能出声笑。

3. 认人识物：4 ~ 5 个月起婴儿能认识亲人，见到妈妈等熟悉的面孔会表现出高兴，能辨认出妈妈的声音，不喜欢生人抱。6 ~ 7 个月认识生人，见到生人会表现出紧张，甚至哭闹。4 ~ 5 个月见到奶瓶会表现出兴奋，6 ~ 7 个月开始逐渐认识周围常见的物品，如灯、电视等（图 34）。9 ~ 10 个月能指出常见物品的位置，并能把称呼如爸爸、妈妈、奶奶等与具体人联系起来。

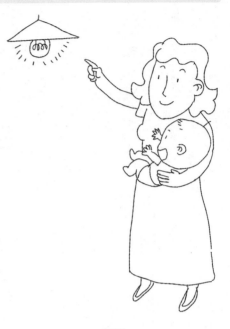

图 34

4. 社交行为：5 ~ 6 个月会躲"猫猫"，能自喂饼干。6 ~ 7 个月照镜子会出现微笑、拍打等游戏反应（图 35）。8 ~ 9 个月开始懂得成人的面部表情，对自己不喜欢的东西会用摇头、用手往外推、扔掉等表示。10 ~ 11 个月能模仿成人的一些动作，如拍娃娃睡觉。11 ~ 12 个月穿衣服时能主动伸胳膊配合。

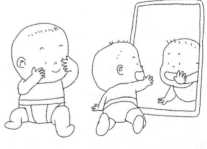

图 35

▶ 1 ~ 3 岁宝宝有哪些运动能力？

1. 大运动：

（1）走：一般 13 ~ 15 个月会独走，部分可提前至 11 个月，晚至 1 岁半。1 岁半左右能倒退着走。19 ~ 21 个月能用脚尖走路（图 36）。

（2）跑：19 ~ 21 个月能拉着玩具车或抱球跑，22 ~ 24 个月能走跑自如（图 37）。

（3）跳：22 ~ 24 个月能双足跳离地面，31 ~ 33 个月能双足向前跳跃超过一张纸，

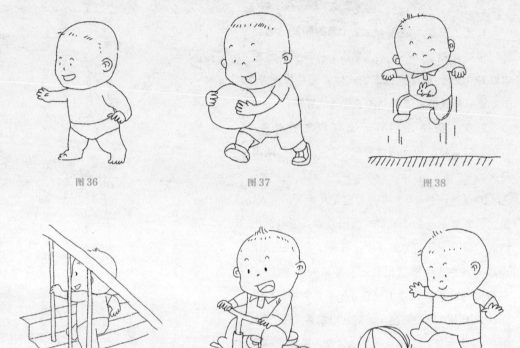

图36　　　　　　　图37　　　　　　　图38

图39　　　　　　　图40　　　　　　　图41

34～36个月能两脚交替跳（图38）。

（4）上下楼梯：19～21个月能扶墙上下楼梯，25～27个月能独自上下楼梯（图39）。

（5）骑车：2岁半左右能骑三轮脚踏车（图40）。

（6）玩球：1岁半左右能举手过肩扔球，19～21个月能踢球（图41）。

2. 精细动作：

（1）画画：13～15个月能自发乱画，16～18个月能模仿画道道，25～27个月能模仿画竖道，31～33个月能模仿画圆，34～36个月能模仿画十字（图42）。

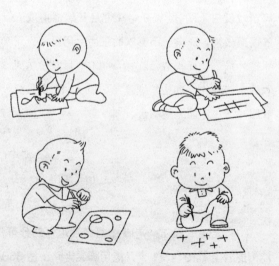

图42（4张）

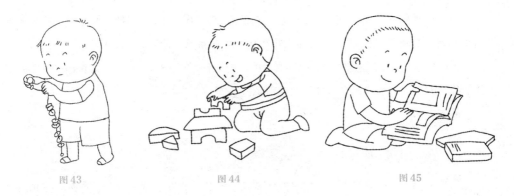

图 43　　　　　　　　　图 44　　　　　　　　　图 45

（2）穿扣子：20 ~ 21 个月能将玻璃丝穿过扣眼，22 ~ 24 个月能将穿过扣眼的玻璃丝拉出，28 ~ 30 个月能连续穿扣子 3 ~ 5 个（图 43）。

（3）搭积木：13 ~ 15 个月能搭 2 块积木，1 岁半左右能搭 4 块，19 ~ 21 个月能搭 7 ~ 8 块，28 ~ 30 个月能搭 10 块（图 44）。

（4）翻书：13 ~ 15 个月开始能翻书，一般是几页几页翻，2 岁左右能一页页地翻（图 45）。

➤ 1 ~ 3 岁宝宝语言发育有哪些特点？

1. 说单字：1 岁 ~ 1 岁半孩子的语言表达主要是单字，从会叫"爸爸"、"妈妈"开始，逐渐增加，叫"奶奶"、"爷爷"等，会说"拿、走、给"等一些常用字，1 岁半时能说十个以上单字（图 46）。

2. 说句子：1 岁半以后孩子逐渐会用简单的句子表达自己的要求，比如："我要"、"妈妈抱"等。19 ~ 21 个月会说 3 ~ 5 个字的句子，25 ~ 27 个月会说 8 ~ 10 个字的句子（图 47）。

3. 说儿歌：2 岁左右会说两句以上儿歌。

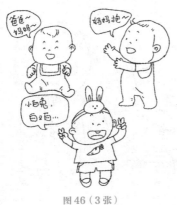

图 46（3 张）

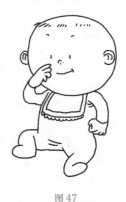

图 47

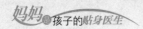
4.语言的理解与应用：13～15个月能指认五官，16～18个月能按照家长的指令做一些简单的事，如把某物给某人。19～21个月能回答简单的问题，如"杯子是干什么用的，用笔做什么"等。2岁左右能简单地提问，如"这是什么"，28～30个月能说出一些常见物品的名称。31～33个月能说出自己的性别。

▶ 1～3岁宝宝有哪些适应能力和社会行为？

1.适应能力：1岁半起小儿开始对形状有初步的认识，在一块有圆形、方形、三角形的模板上，能将圆形积木放入圆形的模板内，2岁左右能分别将圆形、方形、三角形积木放入相应的模板内，25～27个月能分辨大小，2岁半左右知道"1"，认识红色，31～33个月懂得"里""外"，3岁左右知道"2"，认识两种颜色（图48～图51）。

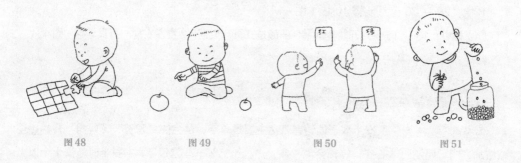

图48　　　　　　图49　　　　　　图50　　　　　　图51

2.社会行为：13～15个月能自己脱袜子，25～27个月能脱单衣或单裤，31～33个月会穿鞋、能解扣子，3岁左右会扣扣子。16～18个月白天能控制大小便，19～21个月能开口表示自己的需要。25～27个月开始有是非观念（图52）。

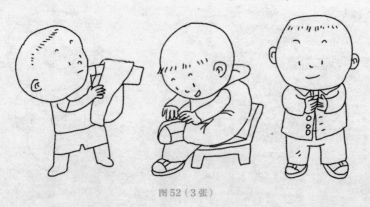

图52（3张）

婴幼儿的智力发育受哪些因素影响?

1.脑功能潜力,脑功能的成熟程度:脑的发育是智力发育的基础。

2.小儿的气质类型:气质是指小儿与生俱来的,与环境相互作用中表现出来的行为风格或情绪反应性。它会影响小儿对外界的适应能力及社会行为等。

3.环境:社会、家庭环境等外在刺激决定了能否挖掘出宝宝脑功能的潜力。

父母们可采用哪些方法来促进宝宝的智力发育呢?

新生儿期

针对人体感觉器官给予适当刺激。

1.听觉刺激:在照顾宝宝的过程中不断和宝宝说话,多给宝宝听音乐、唱歌等(图53)。

2.视觉刺激:给小儿看色彩鲜艳的玩具,尤其是红色,在与宝宝的交流中吸引宝宝注视妈妈的脸,然后缓慢移动,使其追随,可做一些伸舌、张嘴等动作,有些宝宝还可表现出模仿能力(图54)。宝宝视物的最佳距离是20cm。

3.触觉刺激:在护理宝宝的过程中多给宝宝一些抚摸、亲吻、拥抱,每日给宝宝洗澡后做按摩或抚触(图55)。

4.运动能力干预:在宝宝觉醒时,可给宝宝做婴儿操,出生3周后可训练宝宝俯卧抬头,喂奶前让宝宝俯卧,开始每次30秒,逐渐延长时间,每日做2~3次(图56)。

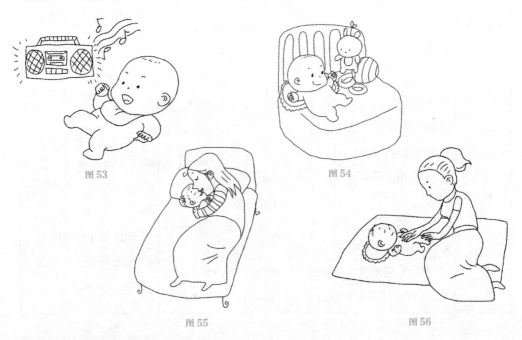

图53

图54

图55

图56

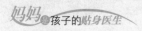

婴儿期

根据不同月龄宝宝的神经心理发育特点采取适当的训练方式。

年龄	动作方面	语言方面	对周围环境的适应方面
2~3个月	1. 空腹时练习俯卧抬头，从半分钟开始逐渐延长时间，每天2~3次。 2. 做婴儿被动体操。 3. 用细柄玩具训练小儿握物。	经常用不同语调与婴儿说话，让他听悦耳的音乐，并引导婴儿多发音。	1. 挂一些色彩鲜艳的玩具，引导小儿视线随玩具移动并听玩具声响。 2. 经常抱一抱、摸一摸小儿，逗他微笑和发音，使他情绪愉快。
4~5个月	1. 在小儿练习俯卧的基础上，让他用手支持前身，使胸部抬起。 2. 利用玩具培养小儿翻身动作。 3. 把不同形状、大小的玩具放在离小儿胸部约20cm处，训练小儿准确抓取。 4. 把玩具放在小儿能看到，不能一下抓到，经努力能拿到的位置，训练小儿凭自己的努力去取玩具。 5. 握住小儿双手把他拉坐起来。	1. 给小儿听各种物体发出的声音，多与小儿说话，边看边说。 2. 积极引导小儿咿呀作语，大声笑，大声叫。 3. 有意识地教小儿发一些重复的、连续的声音，如爸爸、妈妈等。	1. 让小儿醒时多看周围的物体和人，训练让视线从一个物体转移到另一个物体。 2. 做简单的游戏，如"躲猫猫"、照镜子等，训练小儿的认识能力。 3. 醒后开始把尿，逐步掌握规律。
6~7个月	1. 经常给小儿坐的机会。 2. 用玩具在前方逗引小儿，家长可将手放在小儿足底让他练习双手及双膝向前爬行。 3. 家长用双手扶小儿腋下练习跳跃。 4. 练习两手传递玩具。 5. 训练小儿双手撕纸。 6. 训练小儿抓握、捏取积木等物品，并模仿成人有意识地放下。	1. 家长用温柔的声音表示鼓励，用严肃的声音表示禁止，培养小儿分辨和理解语言。 2. 锻炼小儿对叫自己的名字有反应。 反复教会婴儿懂得"不"的含义。	1. 引导小儿观察周围的事物。 2. 让小儿多与人接触，教会他用微笑或发音与熟人打招呼，对生人逐渐适应。 3. 训练小儿自喂饼干。 4. 用玩具逗引，使他寻找，努力够玩具。

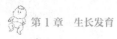

年龄	动作方面	语言方面	对周围环境的适应方面
8~9个月	1. 用玩具引导小儿爬的积极性。 2. 可在有围栏的小床内或沙发前、床前等空地训练小儿扶站、坐下、学着迈步。 3. 给小儿小的物品,练习手指捏物。 4. 教小儿剥糖纸、打开包拿玩具等。 5. 训练小儿将玩具拿起再放下。家长示范,教小儿模仿。	1. 训练小儿模仿发"爸爸、妈妈不、拿"等音。 2. 训练小儿识图、识物,培养他对语言的理解能力。如教小儿认识形象真实的动物图片、周围常见的物品等,当问其某件物品时会用目光寻找。	1. 教小儿对简单语言做回答性动作,如招手再见或拍手欢迎。 2. 多与其他小儿一起玩,多接触陌生人。多照镜子,进一步训练他的认识能力。
10~12个月	1. 让小儿练习扶站、扶栏杆走的动作。用一些玩具逗引他扶着栏杆向前行或者让他推着车子引诱他向前行。 2. 多给小儿走的机会,从扶东西到牵着一只手走。在较稳定的扶行后,将他放在较软的床上、地毯上等没有扶靠物的地方,逗引小儿向前独行。 3. 教小儿搭木块,教打开、盖好盒子,两人互相滚球扔球,用棍子够球等。 4. 鼓励小儿拿笔涂画、翻书。	1. 在生活中,每做一件事,家长都要用词语向小儿表达,使他们逐步理解和学会应用这些词语。 2. 准备一些画册和实物,对照讲给小儿听。如水杯。先指着画册上的杯子,然后指着实物杯子说:"这是杯子"。 3. 多与小儿对话,训练小儿对各种声音的模仿,耐心教会小儿正确的发音。让其见到爸爸、妈妈时叫"爸爸、妈妈"。	1. 练习指认五官,先认娃娃的五官,然后教小儿指自己身体的某些部位,如耳朵、眼睛、鼻子、手等。 2. 练习从成人拿着的碗里喝水。 3. 加强模仿性动作的练习,如捏有响声的玩具等。 4. 训练小儿穿脱衣服,知道伸手,穿袜子、鞋时主动伸脚。

幼儿期

年龄	动作方面	语言方面	对周围环境的适应方面
1岁~1岁3个月	教会小儿自己走、蹲下、站立。让他或她拉着小拖车之类的玩具走路，逐渐拉长走的距离。 拉着小儿的手上、下楼梯。开始时家长可用较多的力帮他，以后逐渐减少这种助力。 多与小儿一起玩扔球、捡球、找东西的游戏。家长和孩子面对面站立，中间留一段距离，家长和孩子各拿一球，家长先给小儿做示范，将球举过头顶，把球往前投。球落地后，家长和孩子一起去追球，看谁先拿到球。 利用玩具练习手的动作。如用积木搭高楼或把米花放到小瓶中。 继续鼓励小儿自己拿笔涂画。	引导小儿称呼周围的人。 教小儿熟悉的动物名称和物品名称、用途以及小儿自己的名字。 经常带小儿到户外活动，让他观察环境中的事物，并认识这些事物，正确说出其名称。 启发小儿用单词表达自己的愿望。如"不"，"拿"，等。	训练小儿配合穿衣。如伸手入袖。 教小儿自己吃饭：给小儿一个碗和勺。碗里放少量食物，教小儿自己拿着勺子从碗里取饭往嘴里送。开始用勺很不准确，会撒出很多，但仍要不断地让他尝试。 教小儿自己喝水：给小儿一小杯，内盛少量水。教小儿自己端着杯子往嘴里送。开始大人可适当给予帮助，逐渐由小儿自己完成。 把便盆放在固定的地方，培养小儿自己坐盆的能力。 多与小朋友一起玩，培养他的伙伴观念和与别人合作的观念。

续表

年龄	动作方面	语言方面	对周围环境的适应方面
1岁4个月～1岁6个月	训练小儿扶着栏杆上楼梯拿玩具，然后再走下来（下楼梯时要做好保护）。 用球练习扔、滚、踢等动作。鼓励小儿推着婴儿车或其他小车向前走、后退，转弯。 经常与小儿玩各种玩具和游戏，结束后让小儿一起收拾玩具，既锻炼了动手能力，也培养了良好的习惯。 看书时让小儿自己翻书，引导他尽可能一页一页地翻。	引导小儿将语言与实物联系起来。如："把妈妈的鞋拿过来"。 给小儿看图画书，教他指出书中的图画。 教两个字组成的习惯用语。如："再见"、"不要"。 否定性语言的学习和使用：要让小儿真正懂得"有与没有、要与不要、是与不是"等的概念，反复强化，并使他能用语言正确表达。 接背儿歌：家长可经常反复给小儿念一些儿歌，以后可有意不念完整，让小儿接着背，如"大马路，宽又……"。	让小儿学习自己拿勺吃东西。 教小儿拿笔，模仿乱画或自己乱涂。 给小儿几套大小不一的瓶和瓶盖，让他练习盖瓶盖。 锻炼小儿自己戴帽子，可让他在镜子里看自己戴帽子的效果，并逐渐教会他自己戴正帽子。 上床前把他的鞋带解开，让他自己学会脱鞋、上床后自己脱袜子。 经常与其他小朋友玩一些玩具，培养合作精神。

续表

年龄	动作方面	语言方面	对周围环境的适应方面
1岁7个月～1岁9个月	教宝宝练习退走、上下台阶、扔球等基本动作。 宝宝很稳定地行走后，开始逗引宝宝跑。能协调地跑，可逐步训练宝宝做转弯或绕开障碍物跑。 练习搭积木、拿笔画画等手的精细动作。 教宝宝做简单的模仿操。 折纸游戏：可多次示范，一般只让他折出横线、竖线、斜线就可以。	给宝宝看故事情节简单的图画书讲故事，发展宝宝语言。 训练宝宝说出画片中的动物和物品的名称。 教宝宝能准确地说出自己的名字，包括姓。 教宝宝由动词、名词组成的2～3个字的句子，如吃奶、喝水、妈妈抱等。 不断地教他理解"我"的含义，可以先从哪些玩具是我的、哪些事是我做的开始，逐步认识"我"。	训练宝宝控制大小便。 练习戴帽子、手套，穿袜子。 培养宝宝有礼貌，在成人提醒下会说"好"、"再见"。 吃简单的饭菜时，要尽量让他自己吃，至少让宝宝自己用勺子吃一半，剩下的家长再喂他。 选一合适的杯子，每天定时倒些凉开水，放在固定的、宝宝能够到的地方，让他自己喝完并将杯子放好。 让宝宝将纸盒里的食物拿出来。

续表

年龄	动作方面	语言方面	对周围环境的适应方面
1岁10个月~2岁	训练宝宝快跑和绕障碍物跑。通过玩小兔蹦蹦等游戏让宝宝练习双脚跳，要求双脚同时跳起、同时落地。 让宝宝玩简单的插板游戏，对他拼插出的东西，要告诉他像什么，如像火车、大象等，加深宝宝对物体的印象。 和宝宝玩穿珠子的游戏，最好是带孔的小木珠，教宝宝用带子把它一个一个穿起来。切记看紧宝宝、防止他将珠子误塞入鼻腔或口腔内。	教宝宝一些简单的歌谣，如"小白兔白又白……"、"小皮球圆又圆……"。 培养宝宝正确发音，由单词逐步会说由3~4个字组成的短句，如"我要吃饭"等。 和宝宝一起看有简单情节的图书，利用图书给宝宝讲些简单的故事。故事里可有事物关系、生活常识、简单道理等，并教宝宝自己叙述图书中表达的意思，使宝宝的语言理解能力进一步增强。	让宝宝用笔乱画，可教他画直线（不管方向）。 教宝宝认识红色，如红太阳、红皮球等。 学会用勺吃饭、学习穿脱简单的衣服、解扣子等。 教宝宝一些简单的是非观念，如"打人不好"、"脏东西不能动"等。对正确的事要给予鼓励，对不正确的事要制止。

031

年龄	动作方面	语言方面	对周围环境的适应方面
2岁~2岁6个月	让宝宝自己随意地跑、双脚跳、游戏，以锻炼协调能力。 教宝宝用脚尖走，一只脚站。 利用检豆豆、用积木搭房子来发展手的精细动作。 锻炼宝宝独自上下楼梯，逐渐学会保持身体平衡。 教宝宝学习骑三轮车，开始时家长可以协助用力推，最后是宝宝能独自骑车玩，锻炼宝宝眼、手及全身动作的协调性。	启发宝宝提出问题和回答问题，成人要认真回答。同时经常提问宝宝以前发生的事，锻炼宝宝的记忆力。 创造条件使宝宝多听、多看、多说、多问、多想，在宝宝掌握了一些日常用品的名称后，就要教他这些用品的用途。 通过讲故事、朗诵歌谣、唱歌、讲述图画来发展宝宝的语言能力。 知道自己的年龄。	教宝宝模仿画水平线、垂直线。 通过用手指点数数物品，学习3以内的数。 给宝宝玩沙子的机会，可以用小铲将沙子装入小桶，然后倒出。还可以用沙子造型，如做"面包"、"小饼"等。 训练宝宝脱裤子、脱袜子、解扣子。 教宝宝分辨大小。 教宝宝识别简单的图形，如"圆形、方形、三角形"等。

续表

年龄	动作方面	语言方面	对周围环境的适应方面
2岁7个月～3岁	锻炼宝宝走、跑、跳跃、向前跳、两脚交替跳、攀登、钻爬、投掷等基本动作。 教宝宝画画、折纸。例如学画简单的房子、太阳、树、山、人等。 创造条件让宝宝多骑小三轮车。 玩搭积木、拼插玩具、穿小木珠、捡小豆豆等游戏，训练宝宝的精细动作。	经常与宝宝谈话，教宝宝正确运用词类，说出较复杂的句子，鼓励他用语言表达自己的愿望。 训练宝宝听完故事能讲出简单情节及主要人物。 教宝宝知道性别，有意识地让宝宝观察男孩女孩的外形及行为特征，使其能区别男女。 教会宝宝区别姓和名。 教会宝宝理解你、我、他三个词。 让宝宝背儿歌，加强记忆力。	教宝宝模仿画十字、画圆形。 教宝宝区别红、黄、黑、白等3～4种颜色。 教宝宝理解上和下、里和外等方位。 训练宝宝自己洗手并擦干、系扣、穿鞋袜及简单的衣裤。 鼓励宝宝帮助成人做些家务事。 多让宝宝与外界接触，尤其多与小朋友一起游戏，并进行语言交流，懂得合作、顺序。有条件可到幼儿园玩要，或上亲子班等，为上幼儿园打好基础。

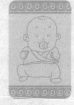

妈妈最怕宝宝情绪、情感发育不良

情绪、情感影响着与周围人的交往及对环境的适应，良好的情绪、情感需要从婴幼儿期培养，那么什么是情绪、情感？婴幼儿的情绪、情感有哪些特征？妈妈应如何培养宝宝良好的情绪、情感呢？

▶ 什么是情绪、情感？

情绪和情感是人对客观事物的一种态度反映。情绪是这种反映的较短暂状态，因满足自身需要而引起的态度及体验，如愉快、高兴、欢欣、满足、舒畅等；因违背自身意愿而引起的否定态度及体验，如愤怒、忧愁、哀怨、憎恨、烦恼和绝望等。情感则是指稳定、持续的态度反映，如责任感、义务感、道德观、美感等。宝宝生活经历短暂，尚不足以形成情感，但他们未来生活中的健康情感形成，却有赖于早期生活中健康、良好的情绪体验。情绪反应能力是宝宝适应生存的手段。新生儿就有各种情绪表现：吃饱后就安静，饥饿或不适时就哭闹。

▶ 婴幼儿的情绪和情感有哪些特征？

下表简单概括了婴幼儿情绪情感的发展过程。

婴儿年龄	情绪和情感特征
2~3个月	吃饱、睡好后会微笑；有人逗他时，会全身活跃或笑出声
5~6个月	对新鲜玩具有好奇和跃跃欲试感
6~7个月	产生与（父）母亲的依恋，对陌生人有怯生情绪
8~10个月	开始表现出分离时的焦虑情绪，并越来越强
12~16个月	分离时的焦虑情绪达到高峰
18个月后	分离时的焦虑情绪开始减弱
1.5~2岁	已有鲜明的个性情绪，如快乐、高兴、害怕、厌恶。情绪表现多是短促的、爆发性的，而且容易从一种情绪迅速转变到另一种。如对小朋友有妈妈抱表现出妒忌，但当小朋友受到责罚时又迅即表现出由衷地同情

续表

3～4岁	孩子随着年龄的增长，情绪逐步变得比较稳定。随着活动空间扩大和自我意识的增强，加上一些不切实际的需要得不到满足，产生愤怒、妒忌和恐惧等不良情绪体验。例如，3岁时易对动物、黑暗、雷电等产生恐惧；随着年龄的增长，恐惧情绪将减少，而愤怒情绪可能增长。小儿通过愤怒来达到某种期望，或试图引起别人注意。妒忌也是一种愤怒和不满情绪的表露

> ## 情绪情感对婴幼儿的行为、智力、性格发育有哪些影响呢?

婴幼儿的行为和智力活动易受情绪情感的支配和影响。婴幼儿心情愉快时，愿意合作听话，又乐于助人。婴幼儿烦躁不安时，易发脾气、攻击他人。处在痛苦、悲伤、害怕中的婴幼儿，行为被动，学习效果不佳。

婴幼儿经常体验的情绪情感会给孩子日后的性格打上深深的烙印。经常体验成功感、自豪感、被爱感、愉快感，会促使孩子建立自信心，形成开朗、活泼、乐观的性格。经常体验沮丧、焦虑、自卑的孩子，会形成孤僻、胆怯、悲观的性格。

> ## 母婴安全依恋关系对婴儿情绪情感有什么影响?

在刚出生的两年里，孩子对照顾自己的人会特别依恋。依恋是系于婴儿与看护者之间的牢固纽带。通常，孩子主要的看护者是母亲。如果父亲十分尽心地照顾孩子，孩子亦会同样地依恋父亲。有时看护者并不一定就是孩子的亲生父母。培养孩子依恋情感的最佳方法是满足孩子的需要。哭是婴儿主要的表达方式，当一个孩子哭泣时，她的看护者会做出回应，她便会发现世界是美好的，看护者能满足她的需要（图57）。这样，她会建立起信任感。强烈的信任感是人生的基础。倘若这种信任感没有建立起来，那么她很难在成长过程中再信赖别人。

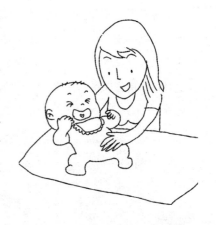

图 57

> ## 如何为婴幼儿建立良好的情绪情感世界?

1. 孕期保健：胎儿的发育是受其母亲性格、精神、情绪等情况和劳逸、营养等影响的，

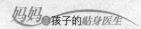

同时孕期疾病通过影响母亲自身的营养与精神状态继而影响胎儿的发育与婴儿的气质特征及情绪情感，因此，要培养婴儿良好的情绪情感应从孕期保健抓起，努力创造一个良好的宫内环境。通过胎教，可以促进母体的精神、情绪变化，可促进胎儿神经系统的发育。

2. 早期教养活动：通过对宝宝的皮肤进行温和的抚触刺激，能引起一系列的良性反应，使婴儿身心受到抚慰，从而获得更多的安全感和自信心，进而养成独立、不依赖的个性，并促进亲子关系的良性互动及亲子依恋关系的形成。

3. 科学育儿观念与方式：通过定期教养知识的指导，促进母亲育儿观念的转变，主动接触、观察、了解、读懂婴儿的言行，不仅及时满足其生理需要，还可主动走进婴儿的内心世界，不断提高与婴儿间情感交流的积极性与生动性，自然、直接、专一地与孩子一起交流，这种交流的习惯和气氛，会使孩子得到一种健康情感的影响，从而建立对母亲的信任和亲近感，促进亲子关系的良性互动，形成对母亲的安全依恋。

4. 保持良好的心态，提高母爱艺术：处于教育地位的母亲，其情绪的好坏会直接影响亲子关系，母亲提供的育儿环境应与孩子的气质特征产生良好匹配，使婴儿从开始被动接受你的照顾发展到有与你平行交往的愿望，这种互动非常有助于安全性亲子关系的建立，也会促进婴儿气质特征中积极因素的发展和内在适应能力的形成，同时直接影响婴儿的情绪，提高模仿的积极性，使婴儿更好地开放心理空间，接受和容纳更多的外界信息（图 58）。

5. 父亲的理解和支持是促进母婴安全依恋关系形成的最好保证：父母间亲密关系是孩子学会与他人保持亲密关系的最好榜样，在和睦融洽的环境下长大的孩子，性格大都活泼开朗，有良好的个性（图 59）。

6. 家庭教养意见的统一：家庭教养方式的统一能形成一种教养的合力，使孩子头脑中形成完整的社会规范意识，从而更容易形成控制自己情感和行为的能力，同时，能促进轻松和谐家庭育儿环境的形成，也最能帮助婴儿外在适应能力的培养、良好情绪情感的形成及母婴安全性亲子依恋关系的建立（图 60）。

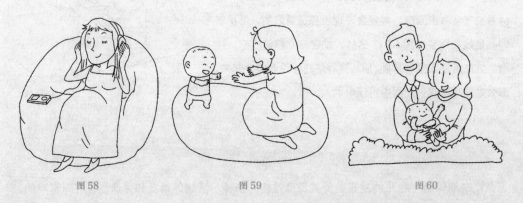

图 58　　　　　　　　　　　图 59　　　　　　　　　　　图 60

▶ 何谓气质？

　　气质是个性心理特征之一，它从孩子出生的那一刻起，就给孩子刻上了独特的烙印。现代心理学一般认为气质是行为的表现方式，体现了行为的速度、强度、灵活性等特点。气质还与遗传有关。

▶ 儿童气质分几型？

　　1. 容易型：这类儿童约占 40%，他们在吃、睡等生理活动中有规律，对新环境也能很快地适应，容易接受新事物或陌生人。他们的情绪总是很愉快，对父母的教养也能够积极反应，因而在整个儿童期都能够受到父母的极大关怀和注意，这类孩子比较讨人喜欢。

　　2. 困难型：这类儿童较少，仅占 10% ~ 15%，他们在 1 岁以内表现出爱哭、不容易安抚的特点。而且在喂食物时常常烦躁不安，睡眠也不规律，对新刺激大多表现得畏缩，很难接受环境的变化。2 ~ 3 岁时也常表现得不太快乐，在游戏中也不愉快。家人一般要花费很大的力气才能让他高兴。由于家人的抚爱经常得不到孩子的积极回应，家人和孩子间的亲子关系往往不太密切。

　　3. 启动缓慢型：这类儿童最少，一般为 5% ~ 8%，他们通常表现得很安静，适应新事物比较缓慢，如果陌生人坚持和他积极接触，他们也会逐渐接纳对方。一般在没有压力的情况下，他们也会对新事物慢慢地产生兴趣，慢慢地活跃起来。

　　4. 中间型：这类儿童约占 35%，他们可能混合了以上几种类型的气质特点。

▶ 气质有哪些基本要素？

　　1. 活动量：活动量大的宝宝睡眠时间短，即使睡着了，可能还是动作频繁。婴儿期躺在床上手舞足蹈，动得很厉害。活动量小的宝宝能安静地坐在行进中的娃娃车上；能安静让人洗澡；可以安静让人梳头、剪指甲（图61）。

　　2. 规律性：规律性高的宝宝每天大约都定时定量吃奶或餐

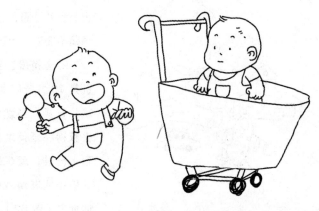

图61

点；差不多时间睡觉、醒来；每天情绪起伏的表现与时间也很固定。规律性低的宝宝每次吃牛奶的量相差很大；经常在不同的时间要求给予额外的食物；运动量的大小也不容易观察。

3. 趋避性：是指初次接触新的人、事、物时的行为反应。趋避性倾向接受的幼儿，能马上接受新的食物并咽下；能接受初次来家中的客人。趋避性倾向退缩的幼儿，置身新环境最初几分钟会表现烦躁不安；对副食品浓度、味道、温度的改变，最初的反应是拒绝的。

4. 适应度：反映宝宝的适应能力。适应度高的孩子对日常生活例如梳头、洗脸等容易接受，不反抗；进入新环境几分钟内就能够适应；改变副食品只要一两天就能接受。适应度低的孩子，同一天内，对同一种吵闹声会作多次反应（如狗吠、打钟声）；与陌生人相处15分钟后，仍表现出警觉害怕的样子。

5. 反应强度：是指孩子对于刺激的反应是微弱或是激烈，反应强度微弱的孩子遇到熟人时的反应并不热烈；轻微的碰撞、疼痛仍然保持愉快或安静。反应强度激烈的孩子换尿片、衣服时，会有强烈情绪反应；对陌生人的反应无论喜恶都很强烈。

6. 反应阈：反应阈低的孩子当母亲外表服饰或发型改变时，宝宝会凝视观看；牛奶种类改变时，或给果汁时，会有所反应。反应阈高的孩子当玩玩具时，会忽略熟悉的声音不加以注意；改变副食品味道或浓度，继续进食没什么反应；即使尿片湿了，也没什么反应。

7. 情绪本质：指孩子正向（如愉快、友善、高兴）；或负向（如嫉妒、愤怒、不愉快）等情绪的表现。情绪本质正向的宝宝换尿片、衣服会发出愉快的声音及表情；第一次到陌生环境有愉快的表现；轻微伤害仍然保持微笑与安静。情绪本质负向的宝宝要入睡或醒来时经常烦躁不安；自己一个人玩耍时会哭泣；当身体不舒服时，会显现烦躁不安。

8. 注意力分散度：有的幼儿在进行某些活动时，很容易受到外界刺激而分散原有的注意力，有些幼儿则表现不易分心，这就是"注意力分散度"易或不易的定义。注意力分散度易的宝宝当尿片湿时，可以用抱他、跟他玩、看电视来安抚情绪；喝牛奶、听到电（话）铃声时，会停止吸食并注意声音来源。注意力分散度不易的宝宝烦躁不安时，用玩具、歌唱、逗他都不能安抚他。

9. 坚持度：坚持度高的孩子可以连续玩1种玩具10分钟以上；看电视可持续一段时间；对喜欢的玩具，虽然伸手拿不到，会尝试用各种方法去获得。坚持度低的孩子每玩1种玩具的时间不到1分钟，就想玩其他东西或做其他动作；观看其他小朋友游戏时，不到1分钟就转移视线看其他地方（图62）。

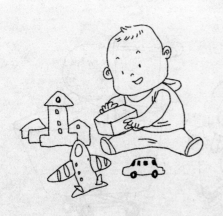

图 62

儿童气质的评价方法

目前，对儿童气质进行评价主要采取问卷法，由家长填写，将问卷输入计算机就可以很快知道孩子的气质特点和气质类型，并且给家长一套科学的解释与指导。儿童气质测评可以对出生后 1 个月 ~ 12 岁的儿童进行测评，按照年龄段的不同，共分为 5 套问卷，分别是 1 ~ 4 个月，5 ~ 11 个月，1 ~ 3 岁，4 ~ 7 岁和 8 ~ 12 岁，每次测评只需 30 分钟即可完成填表和测评工作。

了解儿童气质有什么好处

虽然儿童的气质无所谓好坏，但由于它会影响儿童的行为，如果父母不能够正确对待，将会成为孩子日后形成不良性格的因素之一。孩子的气质特点也如同人的指纹一样各不相同，通过对儿童气质进行评价与指导，可以帮助每位家长朋友充分了解孩子的气质特点，这不仅可以让父母根据孩子的气质特点来创造一个适于孩子成长的环境，便于日后的因材施教，而且，还能够在家长和孩子用心交流的过程中，建立更加亲密的亲子关系，感受融融亲情！

另外，在对儿童气质的多年临床研究中，专家们发现：儿童的气质与很多儿童的身体健康具有密切的联系，比如儿童的意外伤害、腹痛、睡眠问题、龋齿等的发生与儿童的气质特征密不可分。气质与儿童的学业成绩也存在联系，困难型气质的儿童往往容易影响学习成绩。因此，评价儿童气质，不仅可以帮助家长认识孩子的气质特征，还能帮助临床医生解释很多平时不容易解决的临床问题。

宝宝生长发育中妈妈最怕出现哪些问题

▶ 宝宝睡眠不好怎么办?

睡眠是影响宝宝生长发育的重要因素之一,宝宝睡眠不良常与环境嘈杂、光线太亮、外界干扰、饥饿、大小便、缺钙等因素有关,宝宝的睡眠规律、睡眠时间的多少还与其自身的气质类型、神经兴奋性有关。

家长们可采取以下方法来改善宝宝的睡眠:

1. 睡前准备:①洗个热水澡,然后给宝宝做做全身抚触,换上宽松柔软的衣物;②喂奶:如果宝宝吃点儿奶就睡了要揪揪耳朵或挠挠小脚丫使他(她)继续吸吮,尽量喂饱(图 63)。喝奶后可拍嗝;③4 个月以上的宝宝可把一次尿;④和孩子说说话,念 1 ~ 2 首儿歌,然后播放固定的催眠曲;⑤关灯,此后不要再打扰孩子。每天按时做很重要,这样就可养成孩子固定时间睡眠的习惯。

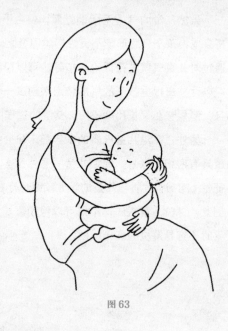

图 63

2. 少换尿布,减少夜间睡眠中断频率:夜间给宝宝穿优质的纸尿裤,这样可减少大小便带给宝宝的不适刺激,也可减少因换尿布对宝宝睡眠的打扰。

3. 让宝宝养成独自睡眠的习惯,不要摇睡、抱睡或搂睡。若宝宝在睡眠中经常因四肢的不自主活动而惊醒,可用被子轻轻包裹其肢体,限制肢体的活动,类似家长的抱睡或搂睡,使其有安全感(图 64)。

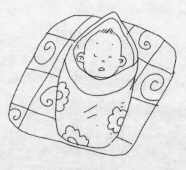

图 64

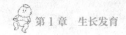

4. 如宝宝有易惊、多汗的症状，可能是缺钙，应及时给宝宝补充钙剂及维生素 D。

5. 白天不要让宝宝睡眠太多，以免白天、黑夜睡眠颠倒。

▶ 宝宝大便总是稀的有问题吗？

很多喂母乳的宝宝大便次数多，而且稀，有时发绿，家长很担心，其实对大多数宝宝来说属正常现象。因为母乳中的某些成分可刺激宝宝的胃肠蠕动，使宝宝的大便次数增多，大便中的水分来不及吸收，所以大便稀。如果宝宝体重增长好，不必治疗，随着年龄的增长，添加辅食后大便次数会减少，如果出现下列情况须及时看医生。

（1）大便水分明显增多，或有黏液。

（2）发热、呕吐、食欲下降。

（3）宝宝剧烈哭闹。

（4）尿量减少。

（5）宝宝体重不增，甚至下降。

到医院就诊时要带着 1 小时内的大便标本（装在不吸水的容器内），进行化验检查，以确定腹泻原因，对症治疗。

▶ 宝宝总是吃手是坏习惯吗？

2 ~ 7 个月的宝宝吸吮手指是有一定好处的，这是他对外界积极探索的表现，标志着宝宝手、口动作互相协调的能力已达到一定水平（图 65）。吸吮手指还可以稳定情绪，当宝宝肚子饿了、感到疲劳、生气的时候，吸吮自己的手指就会安定下来。此时爸妈可以允许宝宝吸吮手指，否则会影响宝宝手眼协调的能力及抓握能力的发展，使宝宝失去特有的自信心。当宝宝到了 8 ~ 9 个月后，大多数就会不再吸吮手指了。

少部分宝宝会养成吸吮手指的习惯，该习惯在 18 ~ 20 个月时达到高峰，约 80% 的宝宝在 5 岁前自动放弃吸吮手指的习惯。若在 1 岁左右吸吮手指的习惯未能改去，可能会引起牙齿发育异常，另外手上的病菌在吸吮时进入体内会引起各种疾病。爱吸吮手指的宝宝在长大后，会出现

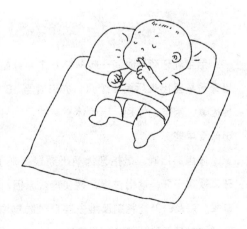

图65

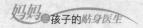

咬指甲，甚至爱吸烟等坏习惯。

如何改掉吃手习惯：妈妈在哺喂时，要注意提供宝宝足够的爱抚，用手轻轻地摸摸宝宝的头、面颊，叫叫他的名字。对于人工喂养的宝宝，要挑选奶嘴孔大小适宜的奶瓶，不能过大或过小，要让宝宝有足够的时间满足吸吮的需要。

宝宝流口水正常吗？

为什么宝宝喜欢流口水呢？4个月的婴儿已逐渐开始添加含有淀粉的辅助食品，唾液的分泌量自然而然也就增加了，但孩子吞咽口水的功能尚未健全，牙槽较浅，闭唇与吞咽动作还不协调，因而常出现流口水现象。孩子到了6～7个月以后，由于正在萌出的牙齿常常刺激口腔内的神经，造成唾液的大量分泌，又会出现流口水现象。因此，6个月前后的婴儿如没有其他不舒服，流口水大多是生理现象（图66）。等到孩子吞咽

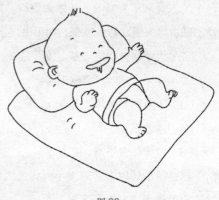

图66

功能发育完善，这种生理性的流口水现象就会自然而然地消失了。

可是，如果你的小宝宝患了口腔炎、舌头溃疡等疾病，唾液的分泌会急剧地增加，而且因为口腔及咽部疼痛得厉害，常常造成咽口水困难，这种病理性的流口水，常表现为口水突然增多，而且是黄色或粉红色的，有臭味。如果是这样，应立即去医院找医生就诊，千万不能延误病情。

宝宝出牙晚怎么办？

宝宝乳牙萌出时间一般从第6个月开始至2岁半全部出齐。但也有个体差异，有的宝宝出牙可早至出生后第4个月，亦有晚至13个月才萌出第1颗乳牙的。这种差异可能是与遗传因素、宝宝的性别、出生体重有关。一般女宝宝比男宝宝牙齿发育早，出生体重重的宝宝出牙要早些。

牙齿萌出晚：是指牙齿萌出期显著晚于正常。如果宝宝1周岁后仍迟迟未萌第一颗乳牙，就属于牙齿萌出过迟，需要查找原因，可能与佝偻病、甲状腺功能低下以及营养缺乏等有关。应及时补充钙剂及维生素D预防佝偻病，合理喂养，按时添加辅食，用磨牙棒、牙胶等增加对牙龈的刺激有利于萌牙。

宝宝 1 岁还不会叫爸爸妈妈异常吗？

　　小儿的语言有一定的发展规律，一般在 1 岁至 1.5 岁开始会叫人并说一些简单的词语，2 岁时可以讲一些简单的短语，如"吃饭"、"上班班"等。但每个孩子开口说话的时间并不完全一样，有的早一些，不到 1 岁就开口了，有的晚到 2 岁以后才开口。正常情况下，一般有 4 ～ 6 个月的差异，如果超过这个时限，就要考虑是否为言语发育迟缓。如果一个 2.5 岁的小儿只会叫爸爸、妈妈，家长就要重视起来，找找原因，孩子为什么说话迟？

孩子语言发育迟缓有环境和病理的因素。

　　1. 环境因素：家庭中用多种方言与小孩讲话，例如，孩子的父亲讲普通话、母亲讲上海话、奶奶讲宁波话、保姆讲四川话，那么这个孩子学说话时就会感到无所适从。家长与孩子交流过少，有些家长忙于自己的事，或是自己少言寡语，忽视与孩子的语言交流，使孩子一生下来就生活在很寂静的环境中，没有机会与大人讲话，说话也会延迟。特殊环境（条件很差的孤儿院）中长大的孩子说话也迟。由于环境因素引起的说话延迟，改善环境和加强训练后会很快就会正常。

　　2. 病理因素：一些疾病，如智能发育落后、脑性瘫痪、听力障碍、婴儿孤独症、中枢神经系统受损或功能失调等，可导致说话延迟，同时也存在其他相应的异常表现。轻度智能发育落后的小儿，开始说话的年龄要比正常迟 1 ～ 3 年。另外，有的小儿在学走路阶段（从扶走到独走）语言的发育可能暂时性延迟，会走路后语言能力会很快发展起来。

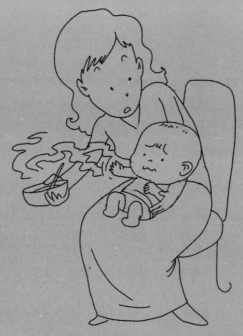

新生儿

　　新生儿是指从出生到满28天的宝宝，这个阶段的宝宝经历了从宫内到宫外巨大的环境变化，他们的器官系统功能及形态发生着有利于生存的变化，但又容易产生不适应的现象，那么新生宝宝容易出现哪些症状和疾病？初为人母的新妈妈又该怎么办呢？

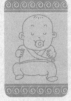

妈妈最怕新生宝宝哭闹

哭是宝宝出生后的第一个本能表现，宝宝有任何不适都是通过哭来表达的，初为母亲的妈妈听到宝宝的哭声常常感到焦虑不安、束手无策，那么如何来辨别宝宝的哭声呢？

▶ 宝宝饿了怎样哭？

"妈妈，我饿了，快给我奶吃吧。"饥饿性啼哭，哭声带有乞求感，哭声往往是由小变大，很有节奏，不急不缓，当你用手指触碰宝宝的面颊时，宝宝会立即转过头来，并有吸吮动作，倘若你不给喂哺，而是把手拿开，则宝宝哭得会更厉害，一旦喂奶，哭声嘎然而止，吃饱后绝不再哭，有时还会露出笑容（图67）。

▶ 宝宝口渴了怎样哭？

"妈妈，我口渴得很，妈妈喂我点水吧。"口渴的哭闹多表现为不耐烦的哭，嘴唇干燥，时常伸出舌头，舔嘴唇，当给宝宝喂水时，可立即停止啼哭（图68）。

▶ 宝宝尿湿了怎样哭？

"妈妈，我尿裤子了，给我换换吧！"尿布湿了啼哭强度较轻，哭时多无泪，大多在睡醒时或吃奶后啼哭，哭的同时，两腿蹬被，当你为他换上1块干净的尿布时，他就不哭了（图69）。

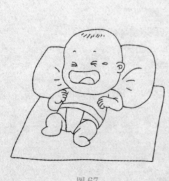

图67

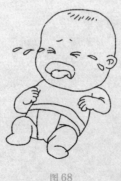

图68

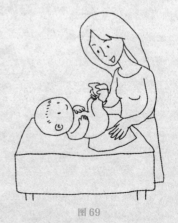

图69

宝宝冷了怎样哭?

"妈妈给我盖得太少了,我怎么这么冷啊。"寒冷啼哭多较低沉,有节奏,哭时肢体少动,身体紧缩,小手发凉,面色苍白,嘴唇发紫,当给宝宝加了衣被,或放到暖和的地方后,就变得安静了(图70)。

宝宝热了怎样哭?

"妈妈给我盖得太多了,不要这么惦记我。"宝宝燥热多大声啼哭,不安,四肢舞动,满脸通红,颈部多汗,当你减少衣被,或把宝宝移至凉爽地方后,宝宝就会停止啼哭(图71)。

宝宝要人抱怎样哭?

"妈妈,我呆烦了,抱抱我吧。"意向啼哭的宝宝常常是头部不停地左右转动,左顾右盼,哭声平和,带有颤音,当您走到宝宝跟前时,啼哭就会停止,双眼盯着您,一副着急的样子,虽然停止了啼哭,但仍有声音,小嘴唇翘起,这就是要你抱抱他(图72)。

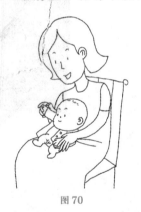

图70

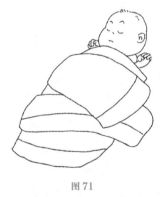

图71

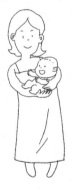

图72

宝宝困了怎样哭?

"妈妈,我困了,不要打扰我。"这是困倦啼哭,啼哭呈阵发性,一声声不耐烦地哭叫,眼睛似睁似闭,这是宝宝闹觉,常由于室内人太多,声音嘈杂,或室内环境污浊、过热等原因所致,去除原因,宝宝安静下来,可很快停止啼哭而入睡(图73)。

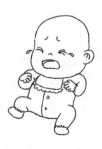

图73

▶ 宝宝不舒服了怎样哭?

"妈妈,我身体不舒服。"持续不断、悲悲切切地啼哭,有眼泪。比如宝宝养成了洗澡、换衣服的习惯,当不给换衣服或洗澡时;又如被褥不平整时,尿布不柔软时,都会引起啼哭,去除这些原因啼哭就会停止(图74)。

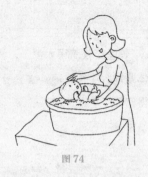

图74

▶ 宝宝为什么总是夜间哭?

"妈妈。我已经睡醒了,怎么天还没有亮呢?"这是要亮光的啼哭,小宝宝白天睡得很好,一到晚上就哭闹不止,这是由于昼夜颠倒,当你打开灯光时,哭声就停止了。两眼睁得很大,眼神灵活,这多是白天睡得过多所致,应逐渐改变过来。

▶ 宝宝为什么排便前总是哭闹?

"妈妈,我要拉屎了。"这是大便前的啼哭。大便前,肠蠕动加快,宝宝感觉腹部不适,哭声低,两腿乱蹬,排便后哭闹会停止。

▶ 宝宝为什么吃奶时哭闹?

"妈妈,这奶怎么回事?"吸吮时啼哭,这种啼哭发生在喂水和喂奶3~5分钟时,为突然阵发性哭,往往是水、奶过凉、过热;奶头孔太小,吸不出来奶水;奶头孔太大,奶水太冲,呛奶引起的。

▶ 宝宝生病了怎样哭?

"妈妈,我生病了,很难受,带我去医院吧!"这是痛苦的啼哭,哭声不断,有时尖而直,任何安抚都无效,可伴发热、气促、面色发青、呕吐、拒奶等,有时哭声微弱,精神萎靡,这表明宝宝生病了,要尽快看医生(图25)。

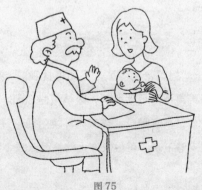

图75

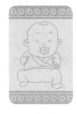

妈妈最怕新生宝宝发热

体温升高是新生儿时期常见的一种症状，腋下温度在 36 ~ 37℃，当体温超过此温度即为发热，新生儿体温调节功能不完善，体温易波动。新生儿对高温耐受力差，当体温超过 40℃并持续时间较长时，不仅可以引起惊厥，还可产生永久性的脑的损伤，遗留神经系统后遗症。那么宝宝发热的常见原因有哪些，如果宝宝发热了，妈妈该怎么办呢？

新生儿发热分为哪两类？

1. 非感染性发热：新生儿在热环境中首先是皮肤血管扩张，血流速度加快，加速辐射和对流，促进身体散热，如果被子捂盖过多或穿衣过多导致散热障碍即会出现发热。另外新生儿汗腺发育不完善，从呼吸道蒸发水分量也很少，如果环境温度高，水分摄入少，不能通过出汗和呼吸道蒸发水分的方式降温，也会出现发热。还有小宝宝哭闹、活动、吃奶之后都可引起暂时性体温升高。

2. 感染性发热：各种病原体细菌、病毒、原虫类等引起的感染均可使体温升高。常见疾病如新生儿败血症、化脓性脑膜炎、肺炎、脐炎、肠炎以及肠道或呼吸道病毒感染等。

什么是新生儿脱水热？

所谓新生儿脱水热系指生后 2 ~ 3 天，母亲的乳汁分泌不足，宝宝水分摄入量少，环境温度较高而使体温升高，表现为烦躁、哭闹、周身皮肤潮红和尿少，经适当降低环境温度或松开被包，及时补充水分后，体温便可逐渐恢复正常。

新生儿发热应如何处理？

1. 打开被子，增加散热。

2. 居室保持合适的温度，以 22 ~ 25℃为宜，如室温过高，应设法降温。

3. 少量多次喂水，供给充足的水分（图76）。

4. 物理降温：可头枕凉水袋，如体温超过 39℃，可洗温水澡或温水擦浴，水温为 33 ~ 35℃，擦浴部位为前额、四肢、腹股沟及腋下，但不能用酒精擦

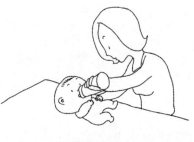

图76

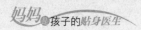

浴，以免体温骤降引发其他不适。

5. 慎用各类退热剂。

6. 如果宝宝发热伴有咳嗽、流涕、呛奶、吐沫、腹泻、呕吐、拒奶等症状时要及时到医院就诊。

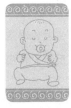

妈妈最怕新生宝宝呼吸异常

宝宝的呼吸是妈妈最关注的生命体征，新生宝宝的呼吸有哪些特点？呼吸异常有哪些表现？什么情况会引起呼吸异常？遇到呼吸异常妈妈应该怎么办？

▶ 新生宝宝的呼吸有哪些特点？

足月新生儿安静时呼吸频率为 40 次 / 分钟，但变化很大，哭闹时可达 80 次 / 分钟。呼吸频率不完全规则，时快时慢，呼吸不费力。早产儿呼吸不规则更明显，可有周期性呼吸或呼吸暂停。由于呼吸频率时刻都在变化，所以确定呼吸频率是否正常须连续观察数分钟。

▶ 新生宝宝呼吸异常有哪些表现？

呼吸增快：呼吸频率持续大于 60 次 / 分钟。

呼吸减慢：呼吸频率持续小于 20 次 / 分钟。

呼吸暂停：一段时间内无呼吸运动，呼吸停止时间大于 20 秒。

呼吸困难：呼吸急促或深慢，节律不整，呼吸费力，表现出胸骨上窝、肋间和剑突下凹陷（三凹征），鼻翼扇动，并常伴有呼气性呻吟（图 77）。

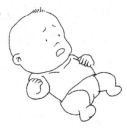

图 77

▶ 何谓周期性呼吸？

周期性呼吸是指呼吸停止 5 ~ 10 秒以后又出现呼吸，多见于早产儿，是良性的，因呼吸停止的时间短，不影响气体交换，心率不减慢或稍慢。有周期性呼吸的早产儿约半数发展为呼吸暂停。

▶ 呼吸暂停有哪些危害？应怎样处理？

呼吸暂停是指呼吸停止时间超过 20 秒，常伴口唇青紫和心率减慢，会出现缺氧，如不及时处理，长时间缺氧可引起脑损伤。

对可能发生呼吸暂停的新生儿如早产儿应加强观察，注意呼吸状况。呼吸暂停发作时应给弹足底、托背等刺激，或用面罩气囊加压呼吸，咽喉部有分泌物应将其吸净。反复发作应给药物治疗，若无效需呼吸机治疗。

新生宝宝呼吸异常的常见原因有哪些？

1. 上呼吸道梗阻：鼻后孔闭锁、巨舌畸形、喉软化、气管食管瘘等。
2. 肺部疾病：大量羊水或胎粪吸入综合征、肺透明膜病、湿肺、感染性肺炎等。
3. 先天性疾病：先天性心脏病、肺发育不良、膈疝等。
4. 其他：中枢神经系统损伤、低血糖、出生窒息等。

哪些原因会引起新生儿肺炎？

新生儿肺炎可分为吸入性和感染性两种。

新生儿吸入性肺炎是因吸入羊水、胎粪、乳汁等引起，统称为吸入综合征。

新生儿感染性肺炎是因感染了细菌、病毒等致病性微生物所致，造成感染的环节有三种，即宫内感染、分娩时感染和出生后感染。

新生儿感染性肺炎有哪些表现？

由于感染环节不同，发病时间也不一样，若是宫内感染，出生时多有窒息，复苏后出现呼吸快、呻吟、反应差。若分娩过程中感染，需经过一段时间后才发病，细菌感染多在 3 ~ 5 天内出现症状，病毒、衣原体感染出现症状更晚些，可有呼吸暂停、肺部罗音、严重者呼吸衰竭。若出生后感染，多为呼吸道症状，可见呼吸快、呛奶、口吐泡沫、口周青紫、呼吸困难等（图 78）。

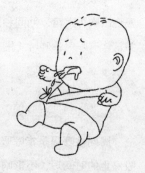

图 78

新生儿肺炎有哪些独特性？

新生儿肺炎明显不同于较大婴儿或儿童，一般无发热、咳嗽，可有体温不升，主要表现为呛奶、吐沫、呼吸急促、口周发绀。正常新生儿呼吸 40 ~ 50 次 / 分，若呼吸高于 60 次 /

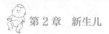

分，排除发热、哭闹等原因，要警惕肺炎。

妈妈应如何预防新生宝宝患肺炎？

1. 妈妈孕前或孕期发现有阴道感染应及时治疗。

2. 若分娩前出现羊膜早破应在医生指导下使用抗生素。

3. 家长患呼吸道感染时避免与宝宝接触。

4. 宝宝患脐炎或皮肤脓疱疹时要及时治疗。

5. 喂奶时要注意观察，若宝宝出现呛咳要立即停止喂哺，若宝宝容易溢奶呕吐，喂奶后尽量少搬动，且将宝宝上身抬高，右侧卧位，避免反流误吸。

新生儿患肺炎应怎样治疗与护理？

新生儿患肺炎须住院治疗，首先要选用有效的抗生素控制感染；适度供氧，纠正缺氧；保持呼吸道通畅，定时翻身，雾化吸入，拍背吸痰；静脉营养支持，同时注意保温（图79）。

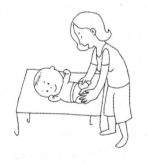

引起新生儿呼吸窘迫综合征的原因是什么？

由早产儿肺表面活性物质产生量不足或缺乏而引起。肺表面活性物质具有降低肺泡表面张力、保持呼吸顺畅、呼气时肺泡不萎陷的作用。当缺乏时造成呼吸困难。

图 79

新生儿呼吸窘迫综合征的主要表现是什么？

早产儿多见。出生时无窒息，生后不久即呼吸增快，多在6小时内出现呼吸困难并进行性加重，口周青紫，吸气性胸廓凹陷，呼气性呻吟，轻症病例生后2～3天病情达高峰，以后逐渐减轻。重症很快出现呼吸衰竭表象，如不及时治疗1～2天内会死亡。

新生儿呼吸窘迫综合征如何治疗与护理？

最好的治疗是使用肺表面活性物质的替代治疗。对早产儿、低出生体重儿，出生后早期给药是预防发病和早期治疗的成功关键，需要用 1 ~ 3 次。持续气道正压呼吸或机械通气给氧。使用抗生素控制感染。静脉营养及支持疗法，输注大量免疫球蛋白。护理的重点是呼吸道的管理。

▶ 引起胎粪吸入综合征的原因是什么？

各种原因造成的缺氧，会引起胎儿排便，污染了羊水；同时又刺激胎儿呼吸中枢，诱发喘息，导致胎儿吸入被胎粪污染的羊水。胎粪在肺内不易吸收，引起一系列反应而发病。多见于足月儿及过期产儿。

▶ 胎粪吸入综合征有哪些主要表现？

出生时多有窒息史。分娩时羊水呈黄色或墨绿色，不清亮，婴儿身体可被染成黄色。吸入量少时可无症状，吸入量多时，出生后不久即出现呼吸增快，面色青紫，吸气时胸廓凹陷，呼气时伴呻吟声，严重者出现呼吸衰竭，病情发展凶险。

▶ 胎粪吸入综合征怎么治疗？

首先清理气道，吸出胎粪，在第一口呼吸前，清理口咽部，立即用喉镜进行气管插管，尽可能吸清后再刺激使其哭；供给氧气，常用呼吸机机械通气；抗生素控制感染；应用肺表面活性物质；纠正肺动脉高压；静脉营养支持等综合治疗。

▶ 什么是湿肺？

湿肺与出生后肺液吸收迟缓有关，见于足月儿，也可见于早产儿，剖宫产儿更多见，初生时常有轻度窒息，生后不久呼吸增快，60 ~ 80 次 / 分钟，甚至达 100 次 / 分钟，但无明显吸气性胸廓凹陷，反应正常，哭声响，症状较重者可出现面色青紫、呻吟、不吃不哭。本病为自限性，症状多在 24 小时左右消失，部分早产儿病程可延至 48 小时后。一般对症治疗，呼吸急促和青紫时可吸氧。若喂养困难可静脉输液。

先天性喉喘鸣有什么样表现？怎么处理？

有些宝宝出生后不久即出现吸气时喉部有喘鸣音，喘气声特别大，严重的甚至好似"鸡打鸣"，称为先天性喉喘鸣。多为持续性或呈间歇性加重，喉喘鸣仅发生在吸气期，可伴有吸气性呼吸困难。有的与体位有关，仰卧时加重，俯卧或侧卧时轻。在睡眠或安静时常无症状，但啼哭时或躁动时症状则比较明显，症状轻者对其生长发育及营养状况并无明显的影响，不需特殊治疗，18 ~ 24 个月逐渐自行消失。但症状严重的宝宝，可因为呼吸困难及长期缺氧而导致漏斗胸或鸡胸。因肺功能受到影响，有些患儿还可出现心脏扩大。因此，提醒妈妈一旦出现类似的或严重的症状，须带宝宝去医院详细检查，以排除其他先天性或后天性疾病。

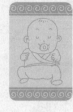

妈妈最怕新生宝宝呕吐

呕吐是新生儿期最常见的表现，轻者吃奶后少量奶汁从口角处溢出，较重者大量奶液从口、鼻涌出，甚至喷出，如不注意，容易吸入气管、肺，引起肺部化学性炎症，甚至于窒息或者死亡。新生儿呕吐有哪些常见原因？妈妈应怎样做来减轻宝宝的呕吐？什么情况需要带宝宝去看医生呢？

▶ 新生儿呕吐常见原因有哪些？

1. 与内科有关的原因：溢乳、喂养不当、咽下综合征、感染等。

2. 与外科有关的原因：食管闭锁、幽门肥厚性狭窄、先天性巨结肠等。

▶ 何为溢乳？

大部分宝宝在新生儿期都或多或少地出现过溢乳，溢乳不属于真正的呕吐，表现为喂奶后即有 1 ~ 2 口乳汁返流入口腔或吐出，少数在喂奶后稍久改变体位引起溢乳（图80）。溢出的成分主要为白色奶水，如果奶水在胃内停留时间较长，可以含有乳凝块。溢乳不影响新生儿的生长发育。随着年龄的增长逐渐减少，生后6个月左右消失，无须给予特殊处理。

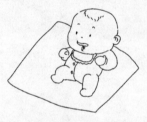

图80

▶ 为何会出现喂养不当？

喂奶次数过频、喂奶量过多，经常更换配方奶或配方冲泡浓度不合适，乳头孔过大或过小、乳头下陷，奶头放入口腔过多刺激了咽部，牛奶太热或太凉等都属于喂养不当。喂养不当也是新生儿呕吐的常见原因。呕吐物为奶水或奶块，不含胆汁。改进喂养方法则可防止呕吐，不要频繁更换奶粉。

▶ 宝宝经常吐奶如何处理？

几乎所有的宝宝都发生过溢奶，大部分宝宝是由于胃肠道发育不成熟所致，随着年龄的增长会逐渐好转，极少部分是疾病所致。如果宝宝体重增长好，营养发育好，家长不必担心，可采取以下几种方法防止溢奶。

1. 每次勿喂奶太多，以适量为原则。

2. 吐奶重者可少量多餐。

3. 喂奶后勿剧烈摇动宝宝。

4. 每次喂奶中或喂奶后，可将宝宝竖抱靠在大人肩上，并拍宝宝下背部，稍用力，使宝宝打嗝排出胃中空气。一般拍 3 ~ 5 分钟。

5. 喂奶后不要让宝宝立即平躺，如果躺下要将其上半身抬高，并右侧卧（图81）。

6. 喂奶时如果宝宝吸食太急，应暂停片刻，待宝宝呼吸顺畅些再喂。

7. 奶嘴孔大小要适中，勿过大或过小。喂奶时要将奶嘴及奶瓶前半部充满奶，以防宝宝吸入过多空气。

8. 如果宝宝呕吐重，体重不增加应去看医生。

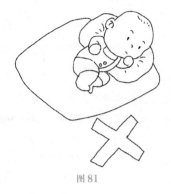

图81

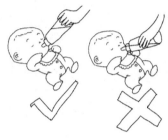

图82

咽下综合征是怎么回事？

在分娩过程中，如有过期产、难产、宫内窘迫或窒息，胎儿吞入过多的羊水、污染的羊水或产道中的分泌物或血液，可以刺激胃黏膜引起呕吐，即为咽下综合征。表现为生后即吐，喂奶后呕吐加重，呕吐物为泡沫黏液样，含血液者则为咖啡色液体。多于生后 1 ~ 2 天内出现呕吐，将吞入的羊水及产道内容物吐尽后，呕吐即消失。重者用 1% 碳酸氢钠或生理盐水洗胃 1 ~ 2 次即可痊愈。

感染导致的呕吐有哪些特征？

胃肠道内或胃肠道外感染均可引起呕吐，以胃肠道内感染多见。胃肠道内的几乎所有感染都可以引起新生儿肠炎，呕吐为新生儿肠炎的早期表现，多为急性起病，宝宝突然出现呕吐，呕吐物为胃内容物，少数含有胆汁，随后出现腹泻，可有食欲减退、哭闹、发热等其他症状。这种情况应带宝宝及时看医生，以免延误病情。

➤ 什么样的呕吐应警惕外科疾病？

　　如宝宝生后不久即出现呕吐，呕吐重而顽固，呕吐物中有胆汁、血液、粪汁，伴腹胀、尿少等症状，可能系严重的先天性消化道畸形，需要及时检查。如生后 2 周左右开始呕吐，多于喂乳后不久出现，呕吐物为乳汁及乳块，量多，呈酸臭味，无胆汁，吐后有强烈的求食欲，伴体重不增或下降等可能系幽门肥厚性狭窄，应及时就医。

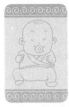

妈妈最怕新生宝宝腹胀

腹胀是新生儿时期常见的症状，严重而顽固的腹胀表示病情严重，腹胀严重时，膈肌运动受限，肺活量减少，胸、腹腔内血循环受到障碍，故发现宝宝腹胀一定要及时处理，那么如何判断宝宝的腹胀是否为生理性？什么样的腹胀要去看医生呢？

▶ 何为生理性腹胀？

正常新生儿尤其是早产儿，在喂奶后常有轻到中度的腹部膨隆，无其他症状和体征，不影响正常生长。这可能与小儿以腹式呼吸为主，消化道产气较多，肠管平滑肌和腹肌薄弱，张力低下有关。表现为腹部膨隆均匀，腹壁无水肿、发亮和发红，触之柔软，无哭闹，排气排便正常，一般不需要特殊处理（图83）。

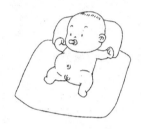

图83

▶ 什么样的腹胀要去看医生呢？

1.局部非对称性腹部膨隆，见于腹部的肿瘤、幽门肥厚性狭窄等（图84）。

2.腹部弥漫性膨隆，伴阵阵哭叫、呕吐，呕吐后哭叫暂时缓解，排便少或不排便，不排气（图85）。此可能系机械性肠梗阻。

3.腹胀伴有发热、咳嗽、呼吸急促、面色苍白或发绀、便血等其他疾病的表现。

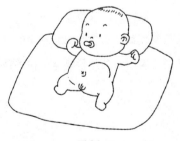

图84

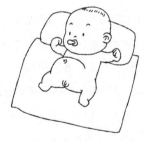

图85

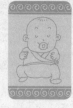

妈妈最怕新生宝宝大便异常

初为人母，没有育儿经验，发现新生宝宝排便次数多，便不知所措，以为是腹泻，其实，这种紧张是不必要的。新生儿大便次数多不一定是病态，这主要是新生儿的神经系统发育还没有完善，对消化系统指挥还不够精确；另外，新生儿的肛门括约肌发育尚不完全，大便积聚时刺激直肠便可引起排便。那么，怎样判断新生儿大便是否正常呢？什么样情况需要看医生呢？

▶ 为什么初生宝宝的大便为深绿色？

新生儿最初排出的是胎便，其是由胎儿期肠黏膜分泌物、胆汁及咽下的羊水等组成，故颜色为深绿色或黑色，没有臭味。一般出生后 12 小时内开始排泄，于 2 ~ 3 天内排完。

▶ 母乳喂养的宝宝大便有哪些特点？

母乳喂养的宝宝大便一般为金黄色的软糊便，不会有明显臭味，偶尔会微带绿色且比较稀；或呈软膏样，均匀一致，带有酸味但没有泡沫。一天 1 ~ 4 次，有时可达 7 ~ 8 次。因此，吃母乳的婴儿如果出现大便较稀、次数较多等情况，只要婴儿精神及吃奶情况良好，体重增加正常，没有腹痛哭闹、胀气的情形，就都是正常的，家长没有必要担忧，此系生理性腹泻，待宝宝长到一定时期这种腹泻会自动消失。

▶ 人工喂养的宝宝大便形状是什么样？

用配方奶喂养的宝宝大便呈浅黄色均匀硬膏样，次数较母乳喂养少，每日 1 ~ 2 次，有时大便会黄中带绿或青绿，这是因为配方奶铁质含量都很高，当宝宝对奶粉中的铁质吸收不完全时，多余的铁质就会使大便带绿色，这种现象是正常的。并不是老辈人说的孩子大便呈绿色，就是受到惊吓而引起肠胃不适造成的。

▶ 新生宝宝大便出现什么情况需要看医生？

1. 宝宝的大便次数突然增多。

2. 宝宝的大便形状改变：大便水分明显增多，有黏液、脓血。

3. 宝宝伴有发热、哭闹、腹胀、呕吐、吃奶减少等。

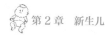

若出现这些现象妈妈一定要带宝宝去看医生，同时要带着宝宝1小时内排泄的大便，装在干净的不透水的容器内，以便化验检查。

▶ 新生宝宝患腹泻的常见原因有哪些？

1. 消化不良：宝宝腹部受凉或过热都会导致消化功能紊乱，喂奶量增多，换奶（母乳换配方奶，一种品牌换另一品牌）都可能引起消化不良。

2. 感染：细菌、病毒等感染。

▶ 妈妈应怎样预防新生宝宝患腹泻？

1. 根据室内温度适当增减宝宝衣被，避免受凉或过热。

2. 提倡母乳喂养，配方奶要逐渐加量：第一天每次喂奶15～20ml，以后每天每次增加10～15ml，直至每次60ml，再隔天每次增加15ml至90ml，每天总量120～180ml/kg

3. 喂奶时要注意乳头、奶嘴的清洁卫生。

4. 家长接触宝宝前要认真洗手（图86）。

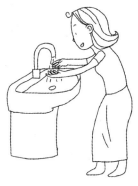

图86

▶ 新生儿感染性腹泻（肠炎）会有哪些表现？

由于感染的病原不同，临床表现也不尽相同。病情可轻可重。轻症腹泻每日多在10次以下，偶有食欲差、呕吐、低热、精神稍萎靡。重症每日腹泻在10次以上，有明显发热或体温不升、拒食、呕吐、尿少、前囟及眼窝深度凹陷、精神极度萎靡、昏睡、四肢发凉、皮肤发花、体重急剧减轻、呼吸深、快，危及生命（图87）。腹泻迁延不愈可致营养不良及喂养困难。

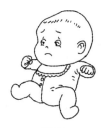

图87

▶ 新生儿腹泻时大便化验会有哪些特点？

1. 消化不良：大便外观有奶瓣，化验可见脂肪滴。

2. 病毒性肠炎：大便为蛋花汤样稀便，化验可有少量白细胞（3～5/HP），或无白细胞，可有脂肪滴。

3.细菌性肠炎：大便有黏液或脓血，化验有大量白细胞(>10/HP)，有时可见红细胞。

新生儿腹泻时妈妈应该怎么办?

1.首先应弄清宝宝腹泻的原因，然后对症处理。

（1）消化不良性腹泻：仔细查找原因，若因受凉，要注意保暖，若因喂奶量多，适当减少奶量，若因更换配方奶，换回原奶，同时可口服微生态药物，如金双歧、妈咪爱等助消化。

（2）感染性腹泻：遵从医嘱，按时服药，细菌感染时一定要按照医生的指示，抗生素要用够疗程，以彻底清除感染灶。

2.服药时注意：止泻药思密达与任何药物都要分开 1 小时服用，抗生素（如头孢类消炎药）与微生态制剂（如金双歧、妈咪爱）不能同时服用，尽量分开 2 小时以上。

3.要多喂水，注意观察宝宝的尿量，若呕吐重，尿量减少，需要输液治疗。

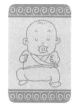

妈妈最怕新生宝宝黄疸

　　黄疸就是体内胆红素的累积引起皮肤或其他器官黄染的现象。如果较大的儿童或成人出现那就是患病，而新生儿却可以是生理性的，也可为病理性的，那么什么是生理性黄疸？引起新生宝宝病理性黄疸的常见原因有哪些呢？

▶ 什么是新生儿生理性黄疸？

　　新生儿在生后 2 ~ 3 天开始出现黄疸，黄疸程度较轻，先见于面颈部，偶有重者，可涉及躯干、四肢和巩膜，一般情况下，无任何症状，4 ~ 5 天为高峰，7 ~ 10 天消退。足月儿在 10 ~ 14 天后消退，早产儿生理性黄疸较足月儿多见，于生后 3 ~ 5 天出现，黄疸程度较重，消退也较慢，可延长到 2 ~ 4 周（图 88）。生理性黄疸属于正常生理现象，不需治疗。但胎龄小的早产儿，虽说胆红素在正常值范围，但也有并发核黄疸的危险，应注意监测胆红素的变化。

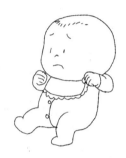

图 88

▶ 妈妈在家里如何判断新生儿黄疸的程度呢？

　　妈妈可以在自然光线下，观察新生儿皮肤黄染的程度；用手指将皮肤按压后抬起，观察皮肤黄染的情况，如果仅仅是面部黄染为轻度黄染，躯干部皮肤黄染为中度黄染；用同样的方法观察四肢和手足心，如果也出现黄染，即为重度黄染，应该及时到医院检查和治疗。

▶ 何谓母乳性黄疸？

　　母乳性黄疸顾名思义与母乳喂养有关，分早发型和迟发型。早发型母乳性黄疸与新生儿生理性黄疸相比较，两者的黄疸出现时间及高峰时间均相似，但母乳性黄疸程度可能更重。迟发型母乳性黄疸出现时间晚，常紧接生理性黄疸之后，或生理性黄疸减轻后又加重，常在生后 7 ~ 14 天出现。除皮肤黄染外无其他临床症状。母乳性黄疸的病因不是很清楚，可能与肠道胆红素的吸收增加有关。

▶ 宝宝患了母乳性黄疸怎么办?

早发型母乳性黄疸可能是因为出生早期，母乳喂食不足所致，所以一般不用终止母乳喂食，鼓励妈妈少量多次喂奶，若母乳不能满足宝宝的需要时要混合喂配方奶。无论早发型或迟发型母乳性黄疸，如果胆红素超过 15mg/dL，可以暂时停止喂母乳 2 ~ 3 天，完全改喂配方奶，如果黄疸明显消退，可再重新喂食母乳，复喂母乳后胆红素可能会稍微回升，但随后会渐渐消退。在停喂母乳期间要用吸奶器将母乳吸出，以保持乳汁充分分泌，以便保证以后继续母乳喂养（图 89）。若停喂母乳黄疸未减轻，则可能不是母乳性黄疸，需看医生，进一步检查，以明确黄疸原因。

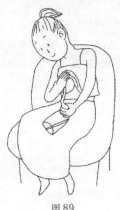

图 89

▶ 引起新生儿病理性黄疸的常见原因有哪些?

1. 新生儿溶血：Rh 血型不合、ABO 血型不合等；

2. 感染：如新生儿肺炎、脐炎及败血症等；

3. 围产缺氧：分娩时胎心不好有宫内窘迫，生后有窒息等；

4. 新生儿肝炎、胆道闭锁。

▶ 新生儿黄疸会有哪些危害?

严重的新生儿黄疸可引起胆红素脑病，是因胆红素进入大脑，引起中枢神经系统损害，称为核黄疸。初期，宝宝表现为嗜睡、不肯吃奶、尖叫、烦躁，甚至出现抽搐等症状，严重者可引起死亡；幸存者常常留下不同程度的神经系统后遗症，表现为智力低下、语言障碍、手足徐动症、牙齿发育不良、眼睛运动障碍、听觉障碍等。

▶ 新生儿黄疸常采用哪些治疗措施?

1. 药物治疗：可服中药如茵栀黄。

2. 蓝光光疗。

3. 输白蛋白、血浆。

4. 若确定病因为血型不合溶血，黄疸进展快，胆红素 >20mg/dl 可换血。

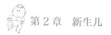

▶ 母婴什么血型会引起新生儿溶血病?

1.ABO 血型不合:母亲是 O 型,宝宝是 A 或 B 型。可发生于第一胎。

2.Rh 血型不合:母亲多数是 Rh 阴性,宝宝是 Rh 阳性,少数母亲 Rh 阳性时也可发生。第一胎的发生率很低。

▶ 新生儿溶血病有哪些表现?

Rh 血型不合症状较重,出生后 24 小时内出现黄疸并迅速加重,导致贫血、心力衰竭、核黄疸。危重者可出现胎儿全身水肿、胸腹腔积液、肝脾肿大,甚至流产或早产、死胎。

ABO 血型不合的症状较轻,出生时与正常新生儿无异,1 ~ 2 天后出现黄疸,程度日益加深,若不及时处理也可并发胆红素脑病。贫血及肝脾肿大程度较轻。

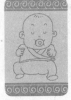

妈妈最怕新生宝宝长皮疹

新生儿表皮薄，真皮发育不成熟，防护功能差，容易长疹子，年轻的妈妈看到宝宝嫩滑的皮肤长了红红的疹子一定很紧张，那么什么样的疹子不需要处理，什么样的疹子需要看医生呢？

▶ 新生儿毒性红斑是什么样的？

一般于出生 24 小时后，皮肤出现鲜红色红斑，大小不等，数目可多可少，也可融合成片，有时红斑上可略带黄色的丘疹，个别其上可有脓疱（图 90）。好发于躯干，尤以臀、背部多见。小儿无其他不适。皮疹经 7 ~ 10 天可完全痊愈。

可能是母体分泌激素经胎盘或乳汁进入新生儿体内，或是因肠道吸收某种致敏原而引起的变态反应。

一般不需要特殊治疗，外用爽身粉，每日数次。如遇红斑上有脓疱者，可用 1% 的利凡诺溶液涂抹。

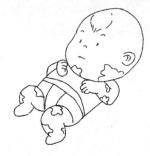

图 90

▶ 新生儿脓疱疮有什么特点？

新生儿脓疱疮，又名脓疱病，俗称黄水疮，是一种由化脓性细菌引起的皮肤感染。发病急骤，传染性强。多于生后 4 ~ 10 天发病，面部、躯干、四肢发生水泡，大小不等。疱液初为黄色，1 ~ 2 天后渐变混浊，周围无红润，疱壁薄，破溃后露出鲜红湿润的糜烂面，然后结黄痂（图 91）。脱痂后痊愈，不留痕迹，病情发展迅速，可有发热和腹泻，有的并发败血症或脑炎。

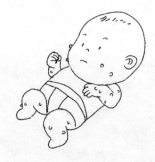

图 91

▶ 新生儿脓疱疮如何预防？

凡是有皮肤化脓感染的家长及医务人员，不能接触宝宝，发现有病的小儿及时隔离治

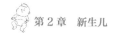

疗，注意保持宝宝的清洁卫生，接触宝宝之前家长要认真洗手。

▶ 新生儿脓疱疮如何治疗？

妈妈发现宝宝皮肤出现水泡应及时到医院就诊，在医生的指导下进行治疗。

患病处局部消毒，涂 2% 龙胆紫溶液或抗生素软膏。严重时除局部涂抗生素软膏外，同时还需口服或静脉输注抗生素治疗。

▶ 宝宝为什么会得新生儿尿布疹？

1. 被大小便浸湿的尿布未及时更换，长时间包裹局部皮肤，尿中的尿素被粪便中的细菌分解产生大量氨，刺激皮肤而发炎。

2. 长时间在尿布外面加用不透水的塑料布，使臀部处于湿热状态。

3. 尿布上的肥皂或洗衣粉未清洗干净。

4. 腹泻的稀便中含有脂肪酸，也可引发尿布疹。

▶ 新生儿尿布疹有哪些表现？

尿布疹表现特点是与尿布接触的部位出现边缘清楚的红斑，严重的其上可发生丘疹、水疱、糜烂（图 92）。如有细菌感染时可见小脓疱及溃疡。皮肤皱褶处常无皮肤损害。

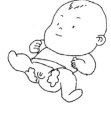

图 92

▶ 新生儿尿布疹如何防治？

1. 预防：要勤换尿布。选用干爽透气型纸尿布，或选用旧软布做尿布，减少机械刺激，不用塑料布。要勤洗尿布，尿布在清水中浸泡，开水煮沸，洗净，在阳光下晒干。每次大便后用温水清洗，保持臀部皮肤干燥、清洁。适当用爽身粉、松花粉。

2. 治疗：对轻症的尿布疹局部暴露，使汗液、尿液蒸发，保持皮肤干燥，即可收效。或外用 5% 鞣酸软膏、40% 氧化锌油。重症时皮肤糜烂、脓疱、溃疡，需要到医院儿科就诊，在医生指导下治疗。

▶ 什么是擦烂红斑？如何防治？

擦烂红斑常发生在颈部、腋窝、肘弯、大腿内侧和阴部等皮肤皱褶处，由于局部出汗潮湿，加上活动时皮肤相互摩擦所致。初起为边缘清楚的鲜红色红斑，有瘙痒和烧灼感，继续发展其上可见浸渍发白、糜烂和渗液。如有细菌感染可产生脓疱。

要经常保持宝宝的皮肤皱褶处清洁、干燥。出现红斑时，局部外用爽身粉，如有糜烂、渗液，可用3%硼酸溶液湿敷，每日多次，有脓疱时可用抗生素软膏或溶液涂抹（图93）。

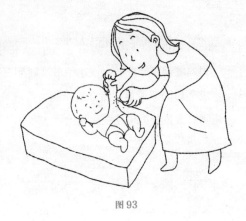

图93

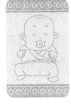

妈妈最怕新生宝宝脐部异常

新生宝宝的脐带残端在出生后1周左右脱落，脱落前或刚刚脱落时，若护理不当很容易渗血、感染，妈妈应怎样做好脐部护理？患脐炎会有什么表现？怎样治疗呢？

▶ 宝宝为什么会患脐炎？

在断脐时或断脐后，消毒处理不严或护理不当就很容易造成细菌污染，引起脐部发炎。常见的病原菌有金黄色葡萄球菌、大肠埃希菌，其次为溶血性链球菌或混合细菌。

▶ 妈妈应怎样做好脐部护理？

新生儿出生时，医院会对宝宝的脐部采取无菌处理，妈妈在护理时要洗干净双手，捏起脐带，轻轻提起，用75%酒精棉棒，围绕脐带的根部进行消毒，将分泌物及血迹全部擦掉，每日1～2次，以保持脐根部清洁（图94）。同时，还必须勤换尿布，避免尿便污染脐部。不要用不洁物品覆盖脐部，洗澡后要用无菌棉签擦拭脐窝，保持脐部干燥。如脐部潮湿、渗液可用75%酒精局部消毒。如果发现脐根部有脓性分泌物，而且脐周发红，说明有脐炎发生，应去医院治疗。

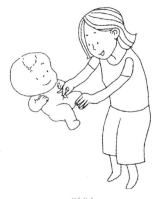

图94

▶ 宝宝脐带脱落后总有渗血怎么办？

有些宝宝脐带脱落后会有渗血，若处理不当也容易引起脐炎。宝宝脐带脱落后若有少量渗血很快自行停止，可用酒精局部消毒。若出血量多，在局部形成血痂，此时不要用酒精棉签将血痂强行擦掉，要用无菌干棉签轻擦脐窝内，使其保持干燥，1～2天后若无新鲜出血，血痂干硬，可用加热消毒后的植物油涂抹，使血痂软化，再轻擦掉，再用酒精棉签擦拭消毒。

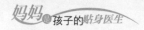

▶ 新生儿脐炎有哪些表现？

脐带根部发红，或脱落后伤口不愈合，脐窝湿润、流水，这是脐炎的最早表现。以后脐周围皮肤发生红肿，脐窝有浆液脓性分泌物，带臭味，脐周皮肤红肿加重，可形成局部脓肿。病情危重会引起腹膜炎、败血症，出现发热、不吃奶、精神不好、烦躁不安等。发生慢性脐炎时局部形成脐部肉芽肿，为一小樱红色突出肿物，常常流黏性分泌物，经久不愈。

▶ 新生儿脐炎如何处理？

1. 轻症者局部用 2% 碘酒及 75% 酒精清洗消毒，每日 2 ～ 3 次。涂擦抗生素药膏。

2. 脐部化脓、蜂窝组织炎或出现全身症状者除局部处理外，可全身使用敏感有效的抗生素。

3. 肉芽肿形成者可用 10% 硝酸银溶液烧灼后，敷以油膏，每日更换敷料，直到愈合为止。如肉芽肿较大，可作手术切除。

▶ 宝宝脐带脱落后脐部凸起是怎么回事？

新生儿脐带脱落后，脐部的瘢痕是一先天性薄弱处，同时两侧腹直肌前后鞘在脐部未合拢，留有腹壁缺损；当过多哭闹、腹泻等用力时，腹压增高，肚脐会高高地鼓出，形成脐疝（图 95）。呈球形或半球形的软囊，平卧安静时或入睡后，便缩小或消失。突出的内容物多为小肠、大网膜。

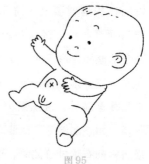

图 95

▶ 宝宝出现脐疝应怎么办？

绝大多数脐疝在 2 岁内随着腹肌的发达可以自愈，不需任何治疗。在 3 岁后或疝环直径大于 2 厘米时，应考虑手术治疗。过去用腹带在脐部放硬币或纱布压迫的方法，现在已不提倡使用。

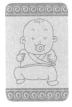

妈妈最怕新生宝宝会阴部异常

宝宝的会阴部，尤其是男宝宝的外生殖器常常是妈妈关注的重点，那么常见的外生殖器异常有哪些？应该怎样处理？

▶ 新生儿会阴部异常的疾病有哪些？

新生儿期会阴部异常的疾病很多，常见的有鞘膜积液、腹股沟疝、隐睾、尿道下裂等。

▶ 新生儿鞘膜积液的表现是什么样的？

有些男宝宝出生时阴囊一大一小，或者双侧都大，摸上去较硬，如果你在黑暗处用手电筒照是透亮的，这就是俗称的"水蛋"，医学上叫睾丸鞘膜积液（图96）。如果积液在睾丸周围与腹腔不通，为非交通性睾丸鞘膜积液；如果液体和腹腔相通，也就是说竖抱婴儿时增大，平卧时变小，则为交通性睾丸鞘膜积液；如果在睾丸上方，还有一个单独的囊肿，那就是精索鞘膜积液。

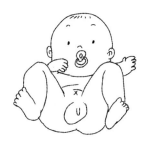

图 96

▶ 新生儿鞘膜积液需要治疗吗？

大部分宝宝的睾丸鞘膜积液在1岁以前会自行吸收，所以新生儿期不需要治疗。如果宝宝到1岁以后仍未吸收，甚至增大，应带宝宝去看小儿泌尿外科，由外科医生确定如何治疗。

▶ 新生儿腹股沟疝的表现是什么样的？

在腹股沟和（或）阴囊有光滑、整齐、稍带弹性的大小可变的肿物。当小儿哭闹、咳嗽或用力使腹内压增大时，肿物出现或增大，并有膨胀性冲击感，安静后即逐渐缩小至完全消失。复位时有时可听到气过水声。女婴可于腹股沟区触及肿物。

什么情况可能疝气出现了嵌顿？应如何处理？

若肿物增大后不能缩小，宝宝哭闹不安，触及肿物时宝宝哭闹更剧烈，或有呕吐、腹胀、不排便、不排气等肠梗阻症状，表明发生嵌顿疝（图 97）。肠管绞窄坏死时出现全身中毒症状。若新生儿及小婴儿发生嵌顿疝应立即手术。

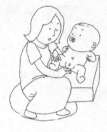

图 97

新生儿腹股沟疝如何治疗？

腹股沟疝在 6 个月内有自愈可能，新生儿期不需治疗，可进行观察，若 6 个月后未自愈，应行手术。疝治疗的根本要求是消灭疝囊，如无反复疝嵌顿，在 6 个月至 6 岁期间手术为宜。

什么是隐睾？

隐睾是指睾丸未能于出生时降入同侧阴囊。临床上有时把在腹股沟区也未触及睾丸者称为隐睾，把腹股沟区可触及睾丸者称为睾丸下降不全。

新生儿隐睾如何早期发现？

宝宝出生后要仔细检查会阴部，观察阴囊大小，两侧是否对称，并触摸有无睾丸（蛋蛋）（图 98）。隐睾症多单侧发病，以右侧触不到睾丸多见。无睾丸一侧阴囊较小，造成阴囊两侧不对称。在阴囊内触不到睾丸，此时要仔细触摸腹股沟区有无未降的睾丸。未触及睾丸时应警惕隐睾症。

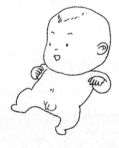

图 98

发现新生儿隐睾后怎么办？

新生儿期隐睾可不必治疗，绝大多数于 1 岁内自行下降。若 2 岁以后仍未下降，则自然下降的机会很少。单侧隐睾多有很多因素，大都需要手术治疗。双侧隐睾可先试行绒毛膜促性腺激素治疗，如此方法治疗失败，须行手术治疗。

如何判断新生儿有无尿道下裂？

胚胎期形成尿道的过程中发生障碍，形成尿道下裂，是小儿泌尿生殖系统最常见的畸形之一，有四种分型。当生后发现有阴茎外观异常，尿道口异常，排尿异常，有时伴阴囊外观异常，多要考虑尿道下裂可能（图 99）。

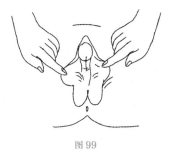

图 99

有尿道下裂应该怎么办？

多需要手术治疗。手术应于学龄前完成，以免影响宝宝心理健康及生理功能。

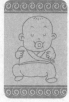

妈妈不用怕的几种生理现象

▶ 新生儿生理性体重减轻：

宝宝出生后数天内由于丢失较多的水分，可以导致体重下降4%～7%，最多不超过10%，一般出生一周左右恢复。

▶ 假月经：

女婴在生后5～7天可有血性分泌物从阴道流出，称为假月经，这是由于胎儿阴道上皮及子宫内膜受妈妈激素影响，出生后妈妈的激素影响中断，造成类似月经般出血，无需处理，数天即可消失。

▶ "马牙""上皮珠""螳螂嘴"：

新生儿牙龈上可见由上皮细胞堆积或为黏液包裹的黄白色小颗粒，俗称"马牙"。硬腭中线上可见大小不等（有2～4mm）的黄色小结节，亦系上皮细胞堆积而成，称为上皮珠。两侧颊部各有一个隆起的脂肪垫，俗称"螳螂嘴"。这三种情况无须处理，切勿挑破，数周后消退。

▶ 新生儿乳腺肿大

新生儿乳腺肿大是由于孕期母体的激素（孕酮和催乳素）经胎盘进入胎儿体内，在出生后激素影响突然中断而引起的。是新生儿常见生理现象之一。表现为在生后3～5天出现，乳腺呈蚕豆到蛋黄大小，2～3周后消退。不需处理。如强行挤压可导致继发感染。

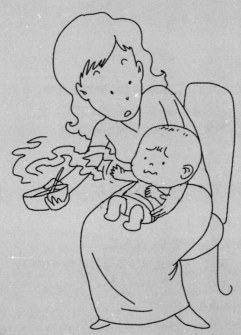

第3章

宝宝常见症状

所谓症状，是指疾病的一些表现，如发热、咳嗽、流涕等。同一症状可能由不同疾病引起，那么宝宝常见的症状有哪些？常是由哪些原因引起的？妈妈该如何处理呢？

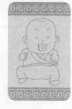

妈妈最怕宝宝发热

宝宝发热常常是妈妈最担心的症状，那么如何判断宝宝是否发热？发热的常见原因有哪些？发热一定有害吗？宝宝发热了妈妈应该怎样护理？需要频繁跑医院吗？输液一定比口服药退热快吗？

▶ 什么是发热？

体温超过正常范围高限称为发热。腋表测温，时间 5 分钟，正常体温一般为 36 ~ 37℃，如只是个别一次体温超过 37℃，全身情况良好，又无自觉症状，可不认为是病态（图 100）。

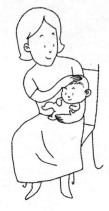

图 100

▶ 哪些因素影响体温？

1. 体温随性别、年龄及种族变化。

2. 昼夜及季节变化：早晨低，傍晚高。夏季高。

3. 喂奶、饭后、运动、哭闹、衣被过厚及室温过高均可使小儿体温升高达 37.5℃左右。

4. 测体温时间长测得的体温略高。

▶ 为什么会发热？

1. 致热原性发热：

      细菌、病毒感染，疫苗——外源性致热源

      肿瘤、创伤、手术——内源性致热源

        发热 ← 大脑体温中枢

2. 机体产热过多：剧烈运动、哭闹、惊厥、长期高蛋白饮食可引起低热。

3. 散热障碍：环境温度、湿度过高（如中暑），衣被过厚可致发热。

4. 体温调节功能异常：颅脑损伤、出血，暑热症可致高热。

▶ 发热对人体有哪些利与弊？

1. 发热对人体的益处：免疫功能增强；细菌、病毒等病原体生长受抑制，有利于清除病原体，促进疾病好转。

2. 发热的危害：

（1）高热引起惊厥。

（2）发热使氧消耗增加，加重缺氧。

（3）发热时心搏出量增加，加重心脏负担。

（4）发热使消化功能紊乱，导致腹泻、腹胀、便秘、食欲不振。

（5）超高热（体温大于 41.4℃）引起脑缺氧、脑水种、呼吸循环衰竭。

▶ 小儿发热的常见病因有哪些？

1. 上呼吸道感染：病毒性感冒、扁桃体炎、咽炎、喉炎等。

2. 下呼吸道感染：支气管炎、肺炎。

3. 消化道感染：肠炎、细菌性痢疾、秋季腹泻。

4. 泌尿系统感染：肾盂肾炎、尿路感染。

5. 其他：风湿热、类风湿、传染性单核细胞增多症、川崎病等。

▶ 发热的宝宝如何退热？

1. 物理降温：酒精擦浴、湿毛巾冷敷（图 101）、头枕冰袋、温水浴等均属物理降温的方法。75% 酒精擦浴时要加入等量温水，反复擦拭颈部、大腿根、腋窝、肘窝等大血管走行的部位。当孩子畏寒、寒战时不宜用冰袋，可用温水擦身，重点是手脚，以促进末梢循环。

2. 药物降温：若孩子平时身体健康，无高热惊厥史，体温小于 38.5℃ 可不用退热药。当体温大于 38.5℃ 时，或孩子有高热惊厥史，体温大于 37.5 ~ 38℃ 时应口服退热药。

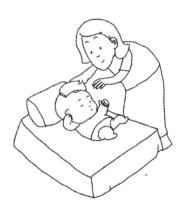

图 101

常用退热药：对乙酰氨基酚类（百服宁、泰诺林等）；阿司匹林类（巴米尔）；布洛芬类（托恩、美林等）。前两种药物两次间隔 4 小时，第三种药物两次间隔 6 小时。一般用药后 40 分钟至 1 小时开始出汗，体温逐渐下降。

▶ 给宝宝口服退热药要注意什么？

1. 无论何种原因引起的发热，如果宝宝超过 3 个月，体温超过 38.5℃，都应给予口服退热药，否则持续高热可能会引起宝宝高热惊厥。

2. 给宝宝服退热药一定要给足剂量，遵医嘱，或按说明书给药，切勿因担心副作用而自行减量，那样不但达不到退热效果，而且会给进一步用药造成困难。

3. 若宝宝持续高热，可采用退热药交替使用方法，即先用布洛芬，4 小时后用对乙酰氨基酚，或先用对乙酰氨基酚，4 小时后用布洛芬。

4. 很多感冒药中含有对乙酰氨基酚或布洛芬，生产厂家不同含量也不同，妈妈给宝宝吃药时一定要认真仔细看药品说明书，弄清感冒药所含成分，短时间内不要再服相同成分的退热药，以免退热药过量对宝宝造成伤害。

5.3 个月以下的宝宝尽量不用退热药，宜采用物理降温，如打开包被，适当减少穿衣量，用温热毛巾擦身等。

▶ 发热的宝宝怎样护理

1. 用药后多喝水，不要多穿衣服或多盖被捂汗。

2. 宜吃清淡食物。

3. 每 2 ~ 3 小时测 1 次体温，监测体温变化，及时给予物理降温或服退热药（图 102）。

4. 注意观察孩子的精神状态、面色、呼吸等情况，若孩子精神弱、面色苍白、呼吸急促要及时到医院就诊。

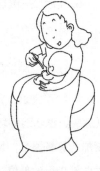

图 102

▶ 体温越高是否病情越重？

很多家长看到孩子发高烧就惊慌失措，以为孩子得了重病，其实体温的高低和病情的轻重不一定成正比。发热是人体的一种防卫反应，体温的高低除与病原体的致病性强弱有关外，还与机体的反应能力有关，抵抗力低下的孩子即使患了重病也可能不会发热。所以一个体温38℃的精神萎靡的孩子比体温 40℃却还活蹦乱跳的孩子病情要严重。

▶ 发热会使宝宝烧成肺炎吗？会把宝宝脑子烧坏吗？

回答是肯定的：不会。肺炎是由细菌、病毒等病原体引起的，发热是小儿肺炎的早期症状，是肺炎引起发热，而不是发热导致肺炎。一般发热对小儿的脑细胞没有直接的损害，只有体温超过 41.4℃以上时，脑部才会有受到损伤的危险。一些发热患儿出现了脑炎、脑病是因为一些病原体的感染引起的，而非发热所致。

▶ 小儿发热必须用抗生素治疗吗？

　　不一定。很多家长一见到孩子发热就给服抗生素（消炎药），这是不对的。孩子发热的原因有很多，以病毒性感冒最多见。抗生素是治疗细菌感染的有效药物，而对病毒感染无效，并且不同的细菌对不同种类的抗生素的敏感性不同，盲目滥用不但治不好病，反而会带来许多不良后果。所以抗生素的使用应遵医嘱（图 103）。

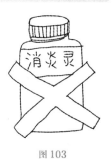

图 103

▶ 打针、输液一定会使孩子的发热退得快吗？为什么输液后、用退热药后孩子还发烧？

　　当孩子出现发热时，许多家长要求输液或打针，认为这样会好得快，其实不一定。输液或打针所用的药物大多为抗生素，如果是细菌感染，输液或打针可能会比口服药物疗效好，但是抗生素没有直接的退热作用，所以有些孩子输液后仍可能发热，甚至体温超过输液前，只有感染控制了，体温才会恢复正常，而感染的控制需要一个过程。如是病毒感染，输液或打针都无特效药物。所以这些让孩子痛苦的治疗并不一定比吃药效果好。

　　有些家长强烈要求打退烧针，打退烧针和吃退烧药作用是一样的，只是针对发热这个症状，前者起效稍快，但作用时间是相同的，能维持 4 ~ 6 小时，如果病因未解除，4 ~ 6 小时后体温还可能升高。如感染重或在一些病毒感染的初期，用退热药可能效果不好，有时体温只能降至37.5 ~ 38℃，2 ~ 3 小时后又升高。这时要配合物理降温，同时要尽快明确病因，对因治疗。

▶ 孩子发烧是否需要频繁跑医院？

　　有些家长一见孩子体温升高，就往医院跑，有时一天去几家医院，这样是没有必要的。若孩子精神好，玩耍如常，只需在家按时服药，多喝水，就会及时退热。一般感冒发热要持续 2 ~ 3 天。如果孩子精神不好，嗜睡、咳嗽、腹泻等症状加重，需要到医院复诊。最好在一家医院就诊，这样检查、治疗用药有连续性，有利于疾病的治疗。因为各家医院的用药不

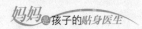

一样，如果去多家医院就诊，既多花钱，又容易造成药物的滥用，治疗也缺乏连续性，会影响治疗效果。另外，多次去医院，尤其是病人较多的专科医院也容易造成交叉感染。当然，如果正规治疗 3 天，病情无好转，或病因不明确，可选择到专科医院进一步诊治，因为那里的检查手段和药物种类比综合医院有优势。

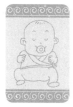

妈妈最怕宝宝咳嗽

　　宝宝咳嗽，妈妈心焦，那么宝宝为什么会咳嗽？咳嗽一定是坏事吗？宝宝咳嗽的常见原因有哪些？什么情况必须带宝宝看医生呢？妈妈要教会宝宝那些咳嗽的礼节呢？

▶ 宝宝为什么会咳嗽？

　　咳嗽是宝宝保护自己的一种能力。当异物、刺激性气体等进入宝宝的气道，或感染时产生的呼吸道分泌物刺激到宝宝呼吸道黏膜里的感受器官时，不适的感觉通过神经纤维传到宝宝脑部的咳嗽中枢，于是脑子就命令管呼吸的肌肉，让肺里面吸足了空气，然后管呼吸的肌肉再猛力地突然收缩，把进到气道里的东西赶出去，宝宝就咳嗽了（图 104）。

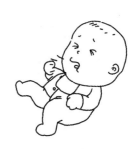

图 104

▶ 咳嗽一定是坏事吗？

　　咳嗽是呼吸道的一种保护性反射，它将呼吸道内的分泌物、有害颗粒和异物等排出体外，减少病原体向下蔓延而引起支气管和肺部感染的机会，所以咳嗽对人体是有利的。但咳嗽也有不利的一面，长时间咳嗽影响宝宝的食欲和睡眠，严重的咳嗽能引起呕吐，久治不愈的咳嗽甚至会影响宝宝的身心健康和家长的工作生活，所以小儿出现咳嗽症状应及时就医。

▶ 何谓急性咳嗽？宝宝急性咳嗽主要有哪些原因？

　　急性咳嗽是指持续时间较短的咳嗽，一般 1～2 周，最长不超过 4 周，常见原因：

　　1. 呼吸道炎症：病毒性感冒、咽炎、扁桃体炎、气管炎、支气管炎、肺炎等呼吸道感染是宝宝急性咳嗽的最常见原因。通常在感染症状消除之后，咳嗽的情形也会跟着消失。

　　2. 呼吸道异物：因宝宝的吞咽反射发育不完善，有时吃奶、进食时奶液或食物颗粒会误入气管，引起咳嗽。表现为宝宝突然

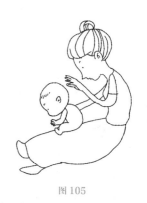

图 105

出现的剧烈咳嗽，妈妈可将宝宝头放低，拍拍宝宝的背部，大部分能缓解，若持续不缓解应立即就医（图 105）。有些食物颗粒可能会进入下气道而引起慢性咳嗽。

▶ 什么是慢性咳嗽？引起宝宝慢性咳嗽的原因有哪些？

有些宝宝久咳不愈，如果超过 1 个月以上就可以定义为慢性咳嗽，常见原因：

1. 呼吸道感染与感染后咳嗽，这类孩子，常常在咳嗽早期伴有明显的感冒症状，如流涕、发烧、鼻痒、鼻塞，同时伴有咳嗽。随着时间延长和药物应用，其他症状逐渐消失，而咳嗽日益加重，迁延不愈。这种咳嗽的原因，常常是感冒后气道高反应。

2. 咳嗽变异性哮喘：常在夜间和 / 或清晨发作，哭闹或剧烈运动后、遇冷空气后加重，孩子常常有个人过敏史，如湿疹、过敏性鼻炎等，有一部分孩子父母也有过敏症状。临床上无感染征象或经过较长时间抗生素治疗无效；应用支气管扩张剂（如美普清）治疗咳嗽明显缓解。

3. 上气道咳嗽综合征：各种鼻炎、鼻窦炎、鼻息肉等产生分泌物，鼻腔分泌物通过鼻后孔向咽部倒流引起咳嗽。分泌物刺激咽部会导致慢性咽炎、慢性扁桃体炎，也可引起咳嗽，既往称为鼻后滴漏综合征。

4. 胃食道反流：有些宝宝的胃贲门功能发育不完善，平卧时会出现食物反流至气道而引起咳嗽，这种咳嗽常常和体位有关，平卧位咳嗽，如果把孩子的枕头垫高或侧卧后咳嗽减轻，就可高度怀疑此症。

5. 结核：有些慢性咳嗽同时伴有盗汗、纳差、消瘦，必须注意排除肺结核。

6. 异物吸入：常发生在 6 个月到 4 岁之间的宝宝，在笑闹中吃东西或将玩具或食物含在口中玩耍，一不注意就容易让玩具或食物掉入呼吸道中。细小的食物残渣可能会掉到小气道里，虽然不会引起呼吸困难，但会导致长期咳嗽。

▶ 宝宝慢性咳嗽一般需做哪些检查？

1. 拍胸片，明确有无肺部疾病。

2. 胸部ＣＴ：可发现纵隔、肺门淋巴结及肺野内的小病变及异物吸入等。

3. 若有流涕、鼻堵症状应到鼻科检查，明确有无鼻炎、鼻窦炎、鼻息肉等。

4. 若宝宝有湿疹、过敏性鼻炎，应查过敏原（图 106）。

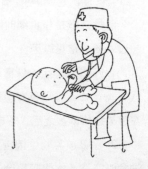

图 106

5．若宝宝咳嗽多于平卧时出现，怀疑有胃食管反流时，应测食道 pH。

➤ 咳嗽有几种？

根据咳嗽的表现特点分为：

1．干咳，咳嗽声音清，无痰。

2．咳嗽有痰，婴幼儿有痰不会咳出，但可听到嗓子有呼噜声，咳嗽后痰被咽下，或随呕吐物吐出。

3．声咳，单声咳嗽。

4．阵发性咳嗽，连续成串的咳嗽。

5．痉挛性咳嗽：特点为成串的、接连不断的咳嗽后，伴 1 次深长吸气，而发出高音调鸡鸣样吼声，见于百日咳。

6．犬吠样咳嗽，咳嗽空空声，像小狗叫，常伴有声音嘶哑，见于急性喉炎。

➤ 小儿咳嗽常见病因应如何识别？

小儿咳嗽的常见病因可根据以下几方面进行鉴别：

1．咳嗽的性质：干咳、刺激性咳嗽、痰量较少，常见于扁桃腺炎、咽喉炎及鼻炎、鼻窦炎等，也可见于支气管炎的初期。咳嗽痰多，多见于支气管炎、肺炎等。阵发性一连串剧咳，伴面红耳赤、流涕、流泪、呕吐等多见于百日咳、气管和支气管异物（图 107）。

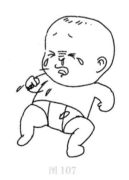

图 107

2．咳嗽出现时间：骤然发生咳嗽多由急性呼吸道炎症，气管、支气管异物等引起。晨起或晚上体位改变时咳嗽加剧、伴鼻塞、流涕等多见于鼻炎、鼻窦炎等。夜间咳嗽明显，多见于哮喘。

3．咳嗽的声音：咳嗽如犬吠，常见于白喉、急性喉炎。咳嗽伴哮鸣，常见于支气管哮喘、喘息性支气管炎。

4．痰的性质：脓性痰多见于细菌性炎症，无色痰多为病毒性感染、支气管哮喘。痰中带血常见于支气管扩张、肺结核等。

➤ 什么程度的咳嗽须就医？

咳嗽是宝宝最常见的症状，虽然有时宝宝咳嗽的声音有点吓人，但这并不一定是严重病症的征兆。事实上，咳嗽有时是清理气管的一种健康并且重要的反应（图108）。但出现下列情况须及时就医：

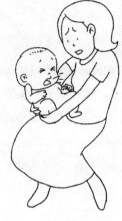

图108

1. 呼吸出现困难，宝宝呼吸很费力。

2. 呼吸比平常急促很多。

3. 嘴唇、脸色或舌头颜色变暗紫色。

4. 出现高烧。

5. 宝宝小于3个月出现咳嗽时。

6. 宝宝咳嗽后呼吸时出现喘声。

7. 咳嗽痰中有血。

8. 脾气变得很暴躁或没精神，爱睡觉。

▶ 什么是咳嗽伴有呼吸困难或呼吸急促？

呼吸困难：妈妈会感觉宝宝的呼吸很费力，此时一般宝宝喜欢坐位，平卧会出现哭闹，可见到宝宝的鼻翼扇动，吸气时胸骨上窝、锁骨上窝、肋间隙下陷，称为三凹征。

呼吸急促：小于2个月的婴儿，呼吸大于或等于每分钟60次；2～12个月的婴儿，呼吸大于或等于每分钟50次；1～5岁的小儿，呼吸大于或等于每分钟40次即为呼吸急促。发现上述情况，说明问题严重，须及时带患儿去就医。

▶ 咳嗽伴呼吸困难或呼吸急促可能有哪些病？

小儿肺炎、喘息性支气管炎、毛细支气管炎、支气管哮喘等是引起呼吸困难和呼吸急促的常见疾病，由于这些病都比较严重，须及时带患儿就医，以免延误治疗甚至危及生命。

▶ 宝宝咳嗽如何用药？

1. 小儿止咳不是简单地服用止咳药，首先要分析咳嗽的原因，针对病因治疗，才会收到好的效果。干咳、刺激性咳嗽、无痰咳嗽可选用具有中枢镇咳作用的止咳药，咳嗽有痰适合选用兼有祛痰、化痰作用的止咳药。糖浆优于片剂，糖浆服用后附着在咽部黏膜上，减弱了黏膜对刺激的反应，可以达到止咳目的，服用时不要用水稀释，也不可用水送服。

2. 在治疗咳嗽时，不要长期服用抗生素，只有明确存在细菌感染，抗生素才有效。如咳嗽伴有发烧，有黄痰、黄鼻涕等，血液检查白细胞高，说明有细菌感染，可以使用抗生素。

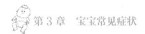

此时用药要遵医嘱达到足量、足疗程。如果没有这类症状，建议不用。

▶ 为什么要慎用中枢性镇咳药？

　　宝宝咳嗽，妈妈着急，总想给孩子吃一种特效的止咳药，临床常用的强力止咳药物即中枢性镇咳药，不是所有的宝宝都适用，从生理特点来说，婴幼儿的呼吸系统发育尚不成熟，气道管腔狭窄，血管丰富，咳嗽反射和纤毛运动较差，痰液不易排出。如果一咳嗽就用较强的止咳药，咳嗽虽然暂时停止了，但气管黏膜上的纤毛上皮细胞的运痰功能和支气管平滑肌的收缩蠕动功能却受到抑制，使痰液不能顺利排出。大量痰液蓄积在气管和支气管内，反而影响呼吸功能，促使病情进一步发展，使感染加重，所以要慎用中枢性镇咳药。

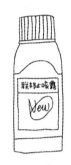
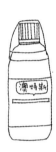

　　如果孩子是刺激性干咳，会影响睡眠，要在医生指导下并在治疗原发病的基础上联合使用中枢性镇咳药。

　　临床上常用的中枢性镇咳药有：联邦小儿止咳露、澳特斯等，内含可待因、福尔可定等镇咳成分（图 109）。

图 109

▶ 宝宝咳嗽家庭护理应注意什么？

　　1. 保持房间温度适宜、空气湿润、清新，室温一般保持在 22 ~ 24℃，可以使用加湿器、挂湿毛巾、用水拖地板或在房间里放一盆清水等方法增加空气湿度。要经常开窗通风，保持室内空气新鲜，厨房油烟要排出，父母更不可在室内吸烟。

　　2. 为了避免小儿晚上睡眠时咳嗽，让其取侧卧位，最好将头部或上身用毛巾、枕头垫得稍高一些，以免上呼吸道分泌物或食物反流到气管引起咳嗽，影响睡眠，这样也可使小儿感到舒服些，缓解呼吸困难（图 110）。

　　3. 小儿咳嗽时不宜玩耍得太疲劳。给小儿适当增减衣物，注意身体保暖，避免受凉，但是也不要让小儿身体过热，衣服被汗水浸湿后更容易引起咳嗽。

　　4. 注意饮食调节。俗话说"鱼生火，肉生痰，青菜豆腐保平安"。中医认为，鱼、蟹、虾和肥肉等荤腥、油腻食物，可能助湿生痰，有的还可能引起过敏反应，加重病情。甜、咸、辣、凉食物对呼吸道有刺激作用，使咳嗽加

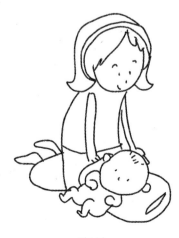

图 110

重，要注意避免。而新鲜蔬菜如青菜、胡萝卜、西红柿等，可以供给多种维生素和无机盐，有利于机体代谢功能的恢复。

▶ 怎样让宝宝远离咳嗽变异性哮喘？

宝宝长期咳嗽，久治不见好转，如果是在夜间或清晨发作，白天通常不咳嗽或很少咳嗽，但哭闹或剧烈运动后、遇冷空气后咳嗽，孩子可能患的是咳嗽变异性哮喘，时间长了，可发展成典型的支气管哮喘。所以，及时明确诊断和进行规范的治疗很重要。如果父母能掌握一些护理常识，就能够让宝宝远离咳嗽变异性哮喘。

（1）季节交替、气温骤变时，家长应尽量为孩子做好防寒保暖，避免着凉、感冒。

（2）避免食用会引起过敏症状的食物，如海产品、冷饮等。

（3）家里不要养宠物和养花，不要铺地毯，避免接触花粉、尘螨、油烟、油漆等。

（4）不要让孩子抱着长绒毛玩具入睡。

（5）在浴室和地下室，应使用除湿机和空气过滤器，并定期更换卧室空调滤网。

▶ 什么是咳嗽礼节？

当咳嗽和打喷嚏时，使用纸巾或手绢遮盖口、鼻部；没有纸巾或手绢时应用衣袖遮盖口、鼻；咳嗽和打喷嚏时如用双手遮盖口、鼻后，应立即洗手；如果已知患有呼吸道传染病，外出时需戴口罩（图111、图112）。

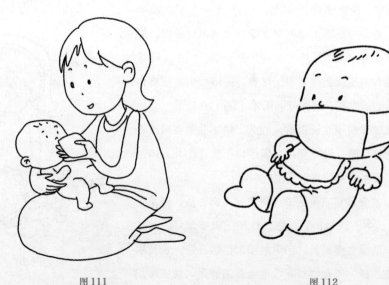

图111　　　　　　　　　　　　　　　　图112

➤ 为什么提倡咳嗽礼节?

严重的呼吸道疾病,如流感、人感染高致病性禽流感、非典型肺炎(SARS)、百日咳以及手足口病等都是由以下途径传播的:

(1)咳嗽或打喷嚏喷出的飞沫含有病毒,经空气传播。

(2)被病毒污染的不清洁的手可传播疾病。

(3)人群密集及通风不良的公共场所,呼吸道疾病更容易传播。

所以妈妈要教会宝宝咳嗽礼节,不要带宝宝去人多的公共场所。

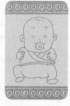

妈妈最怕宝宝鼻塞、流涕

看到宝宝因鼻塞而难以入睡，因流涕而把小脸儿擦成了小花猫，妈妈会很烦恼，宝宝为什么会出现鼻塞、流涕呢？引起宝宝鼻塞、流涕的常见原因有哪些？妈妈应采取哪些方法来帮助宝宝减轻痛苦呢？

▶ 宝宝为什么会鼻塞、流涕？

鼻黏膜的作用，是加温和加湿所吸入的空气，因此，处于冰冷或干燥的空气当中，就会加速鼻黏膜的血液循环，使得鼻黏膜充血、肿胀，并产生一些分泌物。因而会出现鼻塞、流涕。

宝宝的鼻道相对狭窄，血管丰富，更容易受到外界环境冷热变化的刺激而鼻塞、流鼻涕（图113）。宝宝又不会把鼻涕清理出来，慢慢地会变成鼻痂堵塞鼻道，加重鼻塞的程度。

感冒病毒侵袭鼻黏膜，使其肿胀，分泌较多额外的水分或黏液以帮助宝宝把死掉的病毒自然地排出体外。如果原本清清的鼻涕变成了黄黄的脓鼻涕，那表示可能合并细菌感染了。

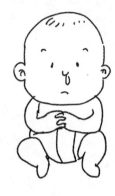

图113

▶ 哪些情况可造成宝宝鼻塞？

1. 先天性后鼻孔闭锁：生后不久的新生儿，持续鼻塞，应请医生仔细检查后鼻孔和鼻咽腔，以便排除先天性后鼻孔闭锁的可能。

2. 感冒或过敏性鼻炎、副鼻窦感染：小儿的鼻腔和副鼻窦的黏膜很柔嫩，黏膜下血管和腺体很丰富，一旦发生感冒、过敏或副鼻窦感染，黏膜很容易充血水肿，分泌物增多，鼻腔的通道被堵塞，黏性或脓性的鼻涕潴留在鼻内，出现鼻塞。一般情况下，只要治愈了感冒，用了抗过敏药物，控制了副鼻窦炎症，鼻塞就会逐渐消除。

3. 腺样体肥大：位于鼻咽腔的咽扁桃体肥大也叫腺样体肥大，是引起小儿用口呼吸最常见的病因。患儿除有鼻塞外，还可能在睡眠时打鼾，睡不安宁。

4. 鼻中隔脓肿或血肿：当孩子患了鼻中隔脓肿或血肿时，肿胀的黏膜和脓液堵塞了鼻道，也会引起双侧或单侧性鼻塞，同时可伴有鼻肿、发热等症状。

5. 鼻腔异物：有的孩子出于好奇，往往将纸团、果核、瓜子等塞入鼻内。这些东西塞进去，自己就取不出来，也不敢对爸妈说，过后又忘记了，异物便留在鼻腔内，时间久了，异物会在鼻腔内引起感染，流黄脓鼻涕或少许血性鼻涕，导致单侧性鼻塞。

▶ 宝宝鼻堵有什么危害？

1. 鼻堵会使宝宝睡眠不好，吃奶时易呛咳。

2. 长期鼻堵，宝宝会用口呼吸，使鼻子这个天然的"恒温箱"和"除尘器"的功能减弱，很容易导致呼吸道感染和引起其他疾病（图 114）。

因此，当发现孩子鼻塞，并用口呼吸时，家长要引起足够的重视，应及时带孩子到医院就诊，以免贻误治疗的时机。

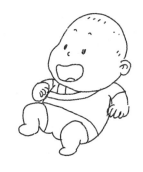

图 114

▶ 宝宝鼻塞妈妈应该怎么办？

1. 热敷：用湿热的毛巾，在宝宝的鼻根部热敷，或用冒热气的毛巾在宝宝的鼻孔处熏蒸（提示：操作要小心，热毛巾不要接触宝宝皮肤，以免烫伤），鼻黏膜遇热后，水肿会减轻，鼻腔会比较通畅，黏稠的鼻涕也较容易水化而流出来（图 115）。

2. 清除鼻道内分泌物：若分泌物为细软黏稠的，可用小无菌棉签轻轻放入宝宝鼻腔内，再逆时针边捻动边向外拉，会把鼻内分泌物带出，重复做几次。若鼻痂干硬，用几滴生理盐水或洗鼻液（婴儿用品商店可以买到）将干燥的鼻涕稀释开，再让宝宝擤出来或用吸鼻器吸出来（图 116）。若分泌物为黄色脓性，在清洗鼻腔后，可用金霉素眼药膏涂鼻腔。清除鼻痂时忌用手抠宝宝的鼻子，以免损伤嫩弱的鼻腔黏膜，引起出血和感染。

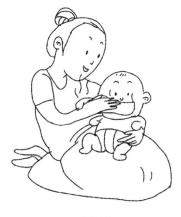

图 115

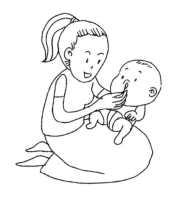

图 116

3. 宝宝睡眠时采用抬高头部，侧卧位，会减轻鼻塞。

4. 若鼻塞影响宝宝吃奶和睡眠，可在医生指导下谨慎使用 0.5% 麻黄素呋喃西林滴剂，在吃奶前或睡前 10 ~ 15 分钟每侧鼻孔滴一滴，一天内不要超过 3 次。因麻黄素对小宝宝有副作用，不适宜过多或长期使用，以免引起萎缩性鼻炎，影响鼻的嗅觉灵敏度。

5. 根据鼻塞的原因进行相应的治疗。可服中药如鼻渊舒、鼻渊通窍颗粒等，以减轻感冒、鼻炎所致鼻塞。

▶ 宝宝流涕的原因有哪些？

1. 感冒：感冒时流涕称急性鼻炎，是宝宝流涕的最常见原因，鼻涕初期为清水样或者黏液性，感冒后期可以出现浓涕。

2. 过敏性鼻炎：流清水样鼻涕，量较多，伴有打喷嚏、鼻痒感，尤其清晨起床后明显，从温暖的被窝中出来，立即连连打喷嚏，接着清水鼻涕流个不停，可常年发作，也可以季节性发作，可以伴有哮喘（图 117 ）。

3. 慢性鼻炎：感冒后流涕长期不愈，可能转为慢性鼻炎，鼻涕多为黏液性，量可多可少。

4. 慢性鼻窦炎：鼻涕多为黏液脓性分泌物，双侧或者单侧，伴有鼻塞、头痛。婴儿期比较少见。

5. 鼻息肉：单侧有鼻涕，但擤也擤不出来，鼻孔不通气，睡觉打呼噜，要警惕有鼻息肉。

6. 鼻腔异物：单侧鼻塞伴涕中带血，鼻腔有臭味，可能为鼻腔内异物引起。

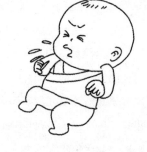

图 117

7. 其他原因还包括脑脊液鼻漏、萎缩性鼻炎等，后者以鼻干痂为主，鼻涕稠厚，少且臭。

8. 宝宝的分泌比较旺盛，如果没有其他不适，可能为冷空气刺激鼻腔引起，不需要特别处理。

▶ 怎样预防和护理宝宝流涕？

1. 宝宝很容易对环境、空气中的刺激产生流涕反应，因此做好环境的管理很重要。建议妈妈尽量将室温维持在 20 ~ 22℃，相对湿度 50% ~ 60% 比较舒适，可用加湿器让孩子的房间保持湿度，但要注意加湿器的卫生。同时环境保持干净整洁、空气流通。

2. 如果宝宝对花粉、螨虫、动物皮毛等过敏，家中不要养花、铺地毯、养宠物等（图 118 ）。

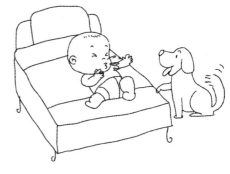

图 118

3. 常带宝宝到户外活动，养成用冷水洗脸洗手的好习惯，提高身体对外界气候变化的适应能力和抵抗力，有利于防病。

4. 教育宝宝养成讲卫生的好习惯，不往鼻子里乱塞东西，一旦塞了要及时告诉爸妈，及早取出异物。

5. 及时清理鼻腔内分泌物（详见前述）。

6. 宝宝睡觉时，用枕头把头垫高，这样鼻涕会流得比较顺畅。

7. 针对病因遵医嘱用药。

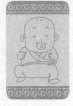

妈妈最怕宝宝呕吐

呕吐是宝宝常见的症状，表现轻重不一，原因复杂多样，那么宝宝为什么会呕吐，什么情况是病理性呕吐？呕吐常见的病因有哪些？不同原因引起的呕吐有哪些特点？宝宝呕吐妈妈怎么办？

▶ 宝宝为什么会呕吐？

呕吐是由于各种原因引起食管、胃或肠道呈逆蠕动，并伴有腹肌强力痉挛性收缩，迫使食管或胃肠内容物从口、鼻腔涌出。呕吐有时也是人体的一种本能防御机制，可将食入的对人体有害的物质排出，从而起到保护作用。

▶ 宝宝为什么会溢奶？

婴幼儿的消化道解剖和生理特点为胃位置高且为横位，胃的入口贲门肌肉发育不如胃的出口幽门完善，因而形成胃的出口紧而入口松。另外胃的容量较小，肌肉、神经发育不成熟，因此如喂养不当或哭闹、空吸奶头、吸吮手指等将大量气体吞入（图119），加上喂奶后体位改变，就很容易发生呕吐，也称溢奶。

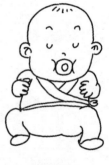

图119

▶ 宝宝溢奶有哪些特点？

溢奶时，呕吐物多为奶汁、奶凝块，多为口角溢出，量少，有时也可经口鼻大量涌出。多与喂奶有一定关系，呕吐后一切正常，呕吐时不伴有哭闹及其他症状，精神佳，不影响宝宝的生长发育。

▶ 如何预防宝宝溢奶？

生理性溢奶无须治疗，在喂奶后轻轻抱起，让宝宝伏在妈妈肩上，妈妈轻拍宝宝背部，让宝宝胃内气体排出，然后轻轻放下取右侧卧位，头部稍抬高，就可减少溢奶的发生。（详见新生儿呕吐的预防）

病理性呕吐有哪些特征？

1. 呕吐次数频繁，与吃奶无明显关系，即使不进食也发生呕吐。

2. 呕吐时冲力较大，有时呈喷射状。

3. 呕吐物量多，可为胃内容物甚至含有胆汁、粪便。

4. 多伴随着其他症状，如发热、腹泻、腹胀、腹痛、大便带血或果酱样粪便等。神经系统疾病呕吐同时常伴嗜睡、抽风。

5. 肠梗阻呕吐多无大便。

6. 如不及时治疗，可出现脱水、电解质紊乱。

病理性呕吐通过调整饮食及体位是无效的，应去医院就诊，查明病因，积极治疗。

引起宝宝病理性呕吐的常见病因有哪些？

（1）消化系统疾病：急性胃肠炎、细菌性痢疾、消化不良、急性肝炎、急性阑尾炎、肠套叠、胃肠道畸形、肠梗阻等。

（2）肠道外疾病导致消化系统功能异常：各种肠道外疾病亦可引起呕吐，如感冒、肺炎、各种全身感染性疾病等。

（3）神经系统疾病：脑炎、脑膜炎、脑肿瘤等。

（4）各种中毒：直接刺激消化道引起。

宝宝反复呕吐可能有哪些原因？

1. 周期性呕吐，又叫再发性呕吐，是一种反复发作的顽固性呕吐，其特点是反复的突然发作的频繁呕吐，持续 1～3 日才有缓解。上呼吸道感染、情绪波动、疲劳、饮食不节是其诱因。常开始于 2～4 岁，青春期后不再发生。引发的病因一直没有定论，但普遍认为与体质因素有关。

2. 神经性呕吐，又称心因性呕吐。特点是呈反复不自主的呕吐发作，一般发生在进食完毕后，突然出现喷射状呕吐，无明显恶心及其他不适，不影响食欲，呕吐后可进食。无器质性病变，常与心理因素有关，心情不愉快或心理紧张也可引起。

宝宝发生呕吐有什么危险？

1. 如呕吐物从口鼻涌出，可导致窒息或吸入性肺炎。

2. 频繁的呕吐可导致水电解质失去平衡，引起脱水、酸中毒等。

3. 长期呕吐可引起营养不良和维生素缺乏症等（图120）。

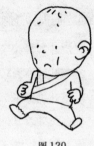

这些后果都可严重危及宝宝的生命，所以对婴幼儿呕吐不可忽视。应注意观察孩子有无病理性呕吐的特点，若有，要及时带宝宝就医。

图120

▶ 哪种呕吐可能是先天性食管疾病呢？

如果出生后不久就发病，呕吐频繁，呕吐之前没有任何先兆，常在奶未吃完时就出现呕吐，吐的奶不含奶块，不混胃酸，没有酸臭味，可能是食道闭锁引起的呕吐。

▶ 哪种呕吐可考虑是胃性呕吐？

呕吐之前先有恶心动作，呕吐物仅含有乳汁或乳凝块，有酸臭味，不含胆汁，此即胃性呕吐，常见于先天性幽门肥厚、幽门痉挛等疾病。

▶ 哪种呕吐可能是小肠梗阻？

宝宝若仅有上腹部腹胀，而且往往有腹胀之后才出现呕吐，呕吐物除奶之外，还有黄绿色的胆汁，可能病变部位在小肠上端，如十二指肠部位发生阻塞。

若宝宝腹胀不限于上腹部，而且中腹部也腹胀，呕吐出现时间较晚，可能病变部位在小肠下端，如回盲瓣处发生了阻塞。

▶ 哪种呕吐可能是大肠梗阻？

若宝宝几天不排大便或生后即未排大便，腹胀愈来愈重（图121），腹部皮肤既亮又薄，继后出现呕吐，呕吐物除奶、胆汁外，还可以吐出大便，可能是大肠梗阻，可见于巨结肠症、直肠肛门闭锁等。

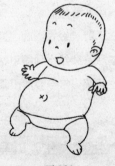

图121

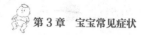

▶ 什么情况可能是喂养不当引起的呕吐?

添加辅食过多、过杂都会引起宝宝呕吐,呕吐物多为胃内不消化的食物,宝宝精神状态好,经饮食调节后呕吐缓解,多考虑喂养不当引起。

▶ 呕吐伴发热多见于哪些疾病?

1. 消化道感染:如急性肠炎、细菌性痢疾、急性食物中毒、急性肝炎等。

2. 肠道外感染:如感冒、肺炎、尿路感染、脑炎、脑膜炎等。

3. 急腹症:如急性肠梗阻、急性阑尾炎、急性胰腺炎等。

▶ 呕吐伴腹痛多见于哪些疾病?

1. 消化道感染:腹痛多为阵发性,吐泻后腹痛可缓解。

2. 肠套叠:小婴儿多见,多以阵发性哭闹来表示腹痛。

3. 急性阑尾炎:小婴儿不能准确叙述压痛点,可表现为按压腹部哭闹明显。

4. 急性肠梗阻:阵发性哭闹加剧,伴腹胀,不排气,不排便。

▶ 呕吐伴随哭闹便血常见于哪些疾病?

多见于肠套叠、痢疾、坏死性肠炎、回肠远端憩室等。

▶ 喷射状呕吐常见于哪些疾病?

1. 喷射状呕吐常发生在患有脑部疾病时,如患脑膜炎或脑部肿瘤,因颅内压增高而出现喷射样呕吐。急性脑膜炎病儿还同时有面色苍白或发灰、发热、头痛、嗜睡、抽搐等症状。

2. 各种原因的消化道梗阻,如先天性消化道畸形,幽门痉挛、肥厚,肠梗阻等。

▶ 宝宝呕吐常做哪些检查?

1. 血常规协助检查有无感染。

2. 尿常规检查有无尿酮体、胆红素、尿糖及泌尿系感染。

3. 伴有腹泻查大便常规。

4. 呕吐严重要取静脉血查血电解质，如血钾、血钠、血氯及二氧化碳结合力。

5. 小婴儿伴阵发性哭闹，大便果酱样，或按压腹部哭闹，似有压痛，做腹部 B 超（图 122）。

6. 伴腹胀拍 X 射线立位腹部平片。

7. 若伴惊厥、嗜睡等神经系统症状查脑脊液，做头颅 CT 等。

8. 若疑为消化道畸形需做消化道造影。

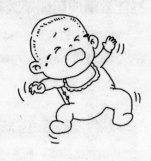

图 122

宝宝呕吐查尿常规有什么意义？

宝宝呕吐查尿常规主要检查以下指标：

1. 尿酮体：剧烈呕吐不能进食、长时间处于饥饿状态，可使体内糖类缺乏，大量分解脂肪，而致尿酮体阳性。尿酮体阳性说明宝宝体内的代谢已出现紊乱，一般需要输液纠正。

2. 尿红、白细胞：可协助诊断有无泌尿系感染。

3. 尿胆红素：若阳性可能是急性肝炎。

4. 尿糖：有些患糖尿病的宝宝可能以酮症酸中毒呕吐为首发症状，虽较少见，但当尿酮体呈阳性时，要查尿糖以免误诊。

妈妈如何预防宝宝呕吐？

1. 饮食宜定时定量，不宜太饱（图 123）。

2. 食物宜新鲜、清洁；不要过食辛辣、炙烤和肥腻的食物。

3、小婴儿哺乳不宜过急，以防吞进空气；哺乳后竖抱宝宝轻拍背部，使吸入空气得以排出。

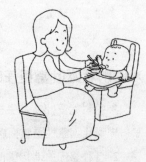

图 123

宝宝呕吐妈妈应该怎样护理？

1. 呕吐较轻者，可以进食易消化的流质食物，宜少量多次进食；呕吐较重者，暂予禁食。

2. 呕吐时应将宝宝侧卧，以免呕吐物呛入气管，引起宝宝窒息或将呕吐物吸入肺内。

3. 服药宜缓，可采用少量多次服法。

4. 如果宝宝呕吐反复出现，不能进食及饮水，应及时就医，给予静脉输液，以防水电解质紊乱而危及生命。

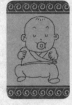

妈妈最怕宝宝腹胀

儿科门诊经常遇到爸爸妈妈抱着小宝宝来看医生，一边敲着宝宝的小肚子，一边焦急地问道："医生，我的孩子肚子常常胀气，怎么办呢？"或是问："我的宝宝肚子这么大，有没有什么毛病呀？其实小婴儿腹部胀气是常见的事，大部分和宝宝的生理特点有关。那么宝宝为什么会腹胀？妈妈可采取哪些措施帮助宝宝减轻腹胀，什么样的腹胀需要看医生呢？

▶ 宝宝的肚子为什么看起来鼓鼓胀胀？

宝宝的腹腔较小，却要容纳和成人同样多的内脏器官，再加上宝宝的腹壁肌肉尚未发育成熟，在腹肌没有足够力量承担的情况下，腹部会因此显得比较突出，特别是宝宝被抱着的时候，腹部会显得突出下垂（图 124）。此外，婴儿的身体前后是呈圆形的，所以小宝宝的肚子看起来鼓鼓胀胀的。如果宝宝进食、排便、排气正常，肚子摸起来软软的，这样的腹部鼓胀大多属于正常，无须特别治疗。

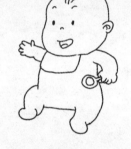

图 124

▶ 什么是小儿腹胀？

若宝宝的腹部看起来比平时鼓胀，摸上去感觉腹壁有张力，敲起来发出"咚、咚"的声音（图 125），而且饥饿时不缓解，即可认为是腹胀。

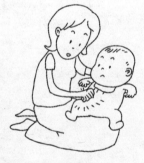

图 125

▶ 引起宝宝腹胀的非疾病因素有哪些？

小儿腹胀多以气胀为主，其原因如下：

1. 吸入空气：小儿哺乳时，因母亲乳头凹陷或宝宝含接不好，人工喂养时，因奶嘴孔大小不合适，或哭闹、吸吮过于急促等均可吸入大量空气，而引起肠胀气。

2. 食物发酵：正常情况下，肠道内有大量细菌存在。如果食糜在这段肠子里，因某种原因停留时间过长，在细菌的作用下，可以引起食糜发酵，产生大量的气体，引起腹胀。

➤ 如何预防宝宝非疾病原因的腹胀?

1. 尽量不要让宝宝长时间哭闹。

2. 控制宝宝吃奶速度：按时给宝宝喂奶，避免宝宝因饥饿而进食过快。若宝宝吃奶过快，可人为中断喂哺，停歇 1 ~ 2 分钟再喂，并且在喂食后竖起拍背，促使宝宝适当排气。

3. 喂奶时，应注意让奶水充满奶瓶嘴的前端，不要有斜面，以免让宝宝吸入空气。

4. 多给宝宝的腹部进行按摩，这样有助于胃肠蠕动和气体排出。

5. 培养宝宝按时排便的习惯，避免因便秘导致食物在肠道内停留时间长而产气过多。

➤ 宝宝腹胀妈妈应怎么办?

如果宝宝的腹胀可能是上述非疾病性因素引起，妈妈可采取下列措施：

（1）宝宝腹胀不适可能会出现哭闹，妈妈要给予安慰，多抱抱宝宝，用玩具分散其注意力，避免哭闹加重腹胀。

（2）从宝宝的右腹部向左腹部进行顺时针按摩，这样有助于胃肠蠕动和气体排出（图 126）。

（3）可给宝宝的腹部进行热敷。

（4）用开塞露通便，促进粪便及气体排出。

（5）可口服微生态制剂，如金双歧、妈咪爱等，帮助食物消化，减少产气。

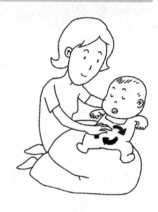

图 126

➤ 引起宝宝腹胀的常见疾病有哪些?

1. 肠道产气过多：胃肠道感染、消化不良、便秘等。

2. 肠道阻塞，气体排出障碍：肠套叠、先天性巨结肠等。

3. 肠蠕动功能减弱或消失：重症肺炎、感染性休克、腹膜炎等。

4. 腹腔内积液：肝硬化、心力衰竭等引起的腹水。

5. 腹腔内器官肿大或长了肿瘤：如肝脾肿大、肝硬化等，腹腔内的器官和组织都有可能长肿瘤，而肿瘤越长越大就会引起腹胀。

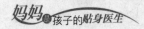

▶ 严重腹胀有何危害？

1.影响呼吸：腹腔胀气，横膈升高，胸腔变小，肺呼吸功能受到限制，可引起呼吸困难。

2.影响心脏功能：腹部胀气，腹腔内压升高，压缩胸腔，影响心脏收缩和舒张功能。

3.水电解质失衡：严重腹胀，肠腔内容物潴留，肠壁受到压迫，使肠壁血浆渗入肠腔，引起水、电解质失去平衡。

4.毒素吸收：肠腔内潴留的食糜在细菌的作用下发酵腐败，产毒产气，会被机体吸收，使病情加重。

▶ 什么情况下的腹胀妈妈应该特别注意并就医治疗呢？

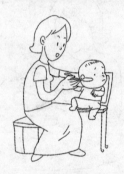

图127

1.腹胀合并呕吐、腹泻、食欲不振（图127）、体重减轻、发烧、便血等症状。

2.按压宝宝腹部其哭闹，表示可能有压痛感。

3.腹部明显鼓胀有绷紧感。

4.合并呼吸急促。

5.在腹部能摸到类似肿块的东西。

如果有上述情况发生，有可能是病理性因素造成的，必须立刻送医院做进一步检查并及时治疗。

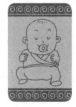

妈妈最怕宝宝腹痛

腹痛是婴幼儿常见症状，因受其年龄特点所限，宝宝不能准确表达其腹痛部位及特点，往往以哭闹为表现形式，那么妈妈如何判断宝宝是否腹痛？宝宝腹痛的常见原因有哪些？妈妈应怎样观察和护理呢？

▶ 妈妈如何判断宝宝是否有腹痛？

如果宝宝突然出现尖锐和持续不绝的哭声，伴腹部膨胀而紧张，下肢向上弯曲，两手握拳，肘部弯曲、紧贴躯干等现象（图128），妈妈抱起安抚、喂奶、玩具逗引等无效，按摩腹部哭闹有变化，哭声减低停止或加剧等可能表示腹痛。若同时出现腹泻、排气增多、呕吐、腹胀等消化道症状基本可确定宝宝的哭闹是由腹痛引起。

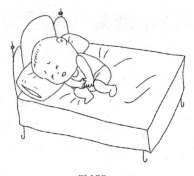

图128

▶ 宝宝腹痛的常见原因有哪些？

（1）婴儿肠绞痛：多见于3～4个月以下的小宝宝。

（2）肠痉挛：是小儿急性腹痛中最常见的原因。

（3）消化系统疾病：消化不良、急性胃肠炎、细菌性痢疾、肠蛔虫症、消化道溃疡等。

（4）急腹症：急性阑尾炎、肠套叠、肠梗阻、嵌顿疝等。

（5）肠系膜淋巴结炎：多与呼吸道感染有关。

（6）其他疾病：大叶性肺炎、胸膜炎、过敏性紫癜、腹型癫痫、急性肾盂肾炎、尿路结石等，多见于年长儿，婴幼儿较少见。

▶ 腹部器质性病变的疼痛有哪些特点？

1. 持续性疼痛，阵发性加剧。

2. 局部压痛明显，按压腹部宝宝哭闹明显，且伴有痛苦表情。

3. 有腹肌紧张，按压腹部有抵抗感。

4. 肠鸣音异常：亢进或减弱。

▶ 腹部功能性病变的疼痛有哪些特点？

1. 发作性疼痛，反复出现，疼痛间歇期玩耍如常。

2. 局部压痛不明显，按揉腹部宝宝可能会停止哭闹。

3. 腹部柔软。

4. 肠鸣音可能无明显改变。

▶ 宝宝腹痛家长应该观察哪些表现呢？

1. 注意宝宝发病的急缓、腹痛的时间长短、是阵发性还是持续性的。

2. 有无精神萎靡、烦躁不安，有无发热，有无皮疹黄疸、面色苍白。

3. 是否呕吐，呕吐物的颜色、形状，是否为喷射性。

4. 是否排便、排气，有无腹泻，观察大便颜色、性状。

5. 有无尿频、尿急、排尿时哭闹、血尿等。

▶ 什么样的腹痛妈妈应立即带宝宝到医院就诊？

1. 起病急骤，宝宝哭闹剧烈，持续时间长。

2. 腹痛伴发热、呕吐、腹泻、便秘、肛门不排气、腹胀等。

3. 按压腹部哭闹加剧，腹肌紧张或者腹部有包块等。

4. 伴有尿频、尿急、排尿时哭闹、血尿等。

▶ 婴儿肠绞痛有哪些表现呢？

多发生于 3～4 月龄以下的婴儿，可能与喂养不当、食物过敏、中枢神经系统发育不完善等有关。腹痛是由于肠道痉挛发生排气障碍引起。轻者仅表现烦躁不安，典型者出现阵发性剧烈啼哭，伴面颊发红、口唇苍白、腹部紧张、下肢蜷曲、双手握拳（图 129），持续约 5 分钟，然后乏力入睡，但不久再次发作，反复发作可持续 3～4 小时。

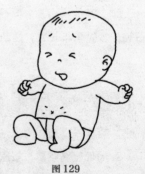

图 129

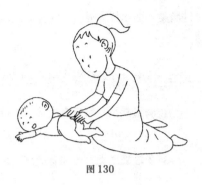

如何处理婴儿肠绞痛?

1.避免进冷食，喂奶后竖抱起宝宝轻拍背，待嗳气后再平卧。

2.发作时用开塞露或肥皂头塞进肛门（图130），使其排气，或腹部热敷或置宝宝于俯卧位，观察有无排气。

经上述处理如无缓解，须及时到医院就诊。

图130

肠痉挛引起的腹痛有哪些特点?

肠痉挛是由于肠壁肌肉强烈收缩引起的阵发性腹痛，表现为健康小儿突然发生阵发性腹痛，每次发作数分钟至十分钟，时痛时止，反复发作，腹痛可轻可重，严重的持久哭叫、翻滚，肚子稍硬，喜按，可伴有呕吐，吐后精神好。间歇时全腹柔软，玩耍如常。其发生的原因与多种因素有关，如受凉、暴食、大量冷食、婴儿喂乳过多等。本病属于单纯的功能性变化，为非器质性病损，故预后较好，多数可自愈。

宝宝过敏性腹痛有哪些特点?

如果腹痛是在食用牛奶、蛋类、鱼虾等食物后发生（图131），一般为过敏性腹痛，只要停止给小儿食用这类食物，腹痛就会好转。

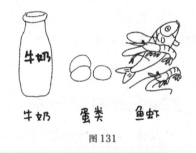

牛奶　　蛋类　　鱼虾

图131

宝宝腹痛伴随呕吐可能患了哪些疾病?

若呕吐出现得早，呕吐物为胃内容物，同时排稀水样或黏液便，可能为肠道感染。

若呕吐出现得晚，呕吐物可为胆汁或粪样物，并伴有明显腹胀，不排便、不排气，可能为肠道梗阻。

若呕吐物带血，可能为溃疡病出血。

宝宝腹痛伴随大便性状改变可能为哪些疾病?

腹痛伴随腹泻，大便蛋花汤样，可能为轮状病毒性肠炎；大便为黏液脓血便可能是细菌性痢疾；大便为果酱样血便可能是肠套叠；大便呈腐肉样、红豆汤样可能是急性出血性坏死性肠炎；血水样大便，同时伴有皮肤紫癜，可能为腹型过敏性紫癜。

▶ 宝宝腹痛伴发热可能为哪些疾病？

1. 肠道感染：常先有发热、呕吐，继之出现腹痛、腹泻。

2. 肠系膜淋巴结炎：多先有发热、咳嗽、流涕、咽痛等呼吸道感染症状，然后出现腹痛。

3. 急性阑尾炎：可先有腹痛，后出现发热，伴恶心、呕吐、腹部拒按等表现。

▶ 腹痛伴随泌尿系统症状可能是哪些疾病？

腹痛伴有尿频、尿急、尿痛，可能是泌尿系统感染，伴血尿、尿流中断可能是膀胱结石。

▶ 急腹症引起的腹痛有哪些特点？

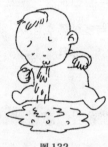

急性剧烈腹痛，宝宝表现为持续哭闹，阵发性加剧，伴有其他症状，如呕吐、便血、面色苍白（图132）、意识改变、腹胀、不排便、不排气、腹部拒按等，可能是急腹症，如肠套叠、肠梗阻、肠穿孔、过敏性紫癜、胃肠的扭转、胰腺炎等。这时应当立即带宝宝看医生。

图132

▶ 宝宝慢性腹痛可能有哪些原因？

小儿慢性复发性腹痛就其发病的本质而言，可分为功能性与器质性两类：

（1）功能性慢性复发性腹痛：最为常见，约占所有慢性腹痛的95%。功能性慢性复发性腹痛是由于胃肠道功能发生紊乱，蠕动过强，胃肠道肌肉收缩过剧。例如肠痉挛、肠激惹综合征、功能性消化不良等。

（2）器质性慢性复发性腹痛：消化性溃疡、慢性阑尾炎、肾盂肾炎、慢性胆囊炎等。

虽然宝宝慢性复发性腹痛大部分为功能性的，但家长应引起足够重视，不要因为有的腹痛持续时间短，程度不剧烈就掉以轻心，应尽早到医院就诊，以明确有无器质性病变。

▶ 宝宝腹痛妈妈应该怎么办？

小儿出现腹痛后，一定要请医生检查，弄清病因，在未弄清原因前要做到以下几点：

（1）若宝宝伴有呕吐、腹胀时，暂不要吃东西，可试少量多次喂水。若宝宝不排便、不排气、腹胀明显，应严格禁食。

（2）不要乱用止痛药，以免掩盖病情。

（3）注意观察宝宝腹痛的特点、持续时间、伴随症状等，以便给医生提供准确的病史，有利于医生做出正确的诊断。

（4）若宝宝有腹泻、便血、排尿异常的症状，要用干净的不透水的容器装上 1 小时之内的粪便或尿标本（图 133），就诊时带上，以便及时化验。

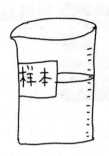

宝宝尿液样本

图 133

宝宝腹痛可能做哪些检查？

1. 血、尿、便常规，大便查虫卵。

2. 腹部 B 超。

3. 腹部立位 X 射线平片。

5. 胃镜、肠镜。

4. 胸片、脑电图等。

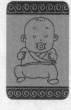

妈妈最怕宝宝腹泻

婴幼儿期的宝宝每天排便的次数，随个人体质及喂养方式而有差别。一般来说，从3天1次到1天3次都算是正常的，喂母乳的婴儿每天排便的次数会比喂配方奶粉的婴儿多，较小婴儿的排便次数会比较大婴儿多，那么什么是小儿腹泻？引起宝宝腹泻的原因有哪些？腹泻会有什么危害？妈妈应怎样预防和护理宝宝腹泻呢？

➤ 什么是小儿腹泻？

腹泻的定义是指大便的"量"、"次数"及其中的"含水量"增加，与宝宝平日的排便习惯比较，若排便的次数及量明显地比平日多，大便性状有改变，含水量增多，成为稀便或水便就可诊断为腹泻。

➤ 宝宝为什么容易患腹泻？

1. 胃肠道发育不够成熟，酶的活性较低，但营养需要相对地多，胃肠道负担重。

2. 神经、内分泌、循环系统及肝、肾功能发育均未成熟，调节机能较差。

3. 婴儿免疫功能不完善。

➤ 宝宝急性腹泻常见原因有哪些？

急性腹泻是指病程在2周内的腹泻，其常见原因有：

（1）致病微生物引起肠道感染：宝宝进食了不洁食物，可以是病毒感染，如轮状病毒、腺病毒、肠病毒。细菌感染，如沙门氏菌、志贺氏杆菌、致病性大肠埃希菌等。

（2）消化功能紊乱：如饮食不当、受凉、过敏，或感冒、肺炎等肠道外感染所致。

➤ 肠道感染引起的腹泻有哪些特点？

1. 大便次数明显增多，且水分增加，有些可见黏液、脓血。

2. 可伴有发热、呕吐、腹痛等。

3. 仔细回忆可发现不洁饮食史，如进食冷饮、未加热的熟食，宝宝喜吃手、啃咬玩具等（图134）。

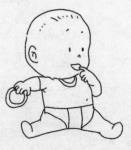

图134

4.密切接触的人群中有腹泻病人。

消化功能紊乱引起的腹泻有哪些特点?

1.大便次数略增多,可为糊状,有奶瓣或未消化的食物残渣,无黏液、脓血。

2.精神好,玩耍如常,一般无发热、呕吐、腹痛。

3.好发于小婴儿,1岁以内多见。

4.多有饮食不当诱因,如辅食添加过多、过杂,进食凉食、油腻食物等。

宝宝急性腹泻妈妈应该怎么办?

1.注意观察宝宝大便的性状,有无黏液、脓血,记录大便次数。

2.注意观察宝宝有无发热、呕吐、腹痛,精神状态,尿量等。若宝宝出现发热、呕吐、腹痛、精神弱或烦躁不安、尿量减少等现象应及时就诊。

3.留取大便标本,若大便中有黏液、脓血,取有黏液、脓血部分,装在不透水的干净容器内,1小时内送医院化验便常规。

不同原因的腹泻大便常规化验会有哪些特点?

1.消化不良:大便外观有奶瓣,化验可见脂肪滴。

2.病毒性肠炎:大便为蛋花汤样稀便,化验可有少量白细胞(3 ~ 5/HP),或无白细胞,可有脂肪滴。

3.细菌性肠炎:大便有黏液或脓血,化验有大量白细胞(>10/HP),有时可见红细胞(图135)。

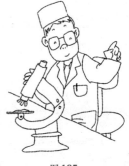

图135

什么情况下需要做便培养?为什么?

如果宝宝急性感染性腹泻用抗生素治疗效果不好,或宝宝腹泻迁延不愈,便常规检查总有红、白细胞,应做便培养。

便培养就是将粪便标本接种在培养基上,观察有无致病菌生长,一般需要3 ~ 7天。若出现致病菌,可做药物敏感试验,以确定该细菌对哪种药物敏感,以便针对性用药,避免滥用抗生素。

▶ 送检便培养标本应注意什么？

1. 粪便标本要新鲜，不要超过 1 小时。

2. 盛装标本的容器要清洁，不透水。

3. 送检前 3 天内不要使用抗生素。

▶ 宝宝慢性腹泻的常见原因有哪些？

当宝宝腹泻超过 2 个月以上就可以称为慢性腹泻。其常见原因有：

1. 对糖的不耐受：原因是缺少双糖酶使大量糖不能吸收，在肠道内形成渗透压增高，使大量水分渗透到肠腔中，形成腹泻。

（1）继发性双糖酶缺乏多见，是由于急性胃肠炎后肠黏膜受损，致使双糖酶缺乏，这种腹泻可持续数月。

（2）原发性乳糖酶缺乏，在出生后不久即有腹泻，比较少见。

2. 对食物过敏：如牛奶过敏、麦类过敏。进食此类食物即会出现腹泻。

3. 菌群失调：当宝宝应用大量广谱抗生素治疗时，对抗生素敏感的肠道内正常细菌受到抑制，而不敏感的致病菌就会大量繁殖引起长久的腹泻。

4. 营养不良：容易使腹泻迁延不愈，持久的腹泻又容易营养不良，这样互为因果，形成恶性循环。

5. 免疫功能低，对致病微生物的抵抗力低下，易反复感染，腹泻迁延不愈。

6. 微量元素缺乏，如缺锌、缺铁等影响肠黏膜修复，可使腹泻迁延不愈。

▶ 宝宝慢性腹泻妈妈应该怎么办？

1. 妈妈应仔细观察宝宝的腹泻是否与进食某些食物有关。若有关则应避免进食此类食物。

2. 若宝宝有急性胃肠炎病史，腹泻迁延不愈，可能存在暂时性乳糖酶缺乏，可给宝宝吃低乳糖奶粉，待腹泻恢复后再换回原奶粉。

3. 妈妈不要盲目给宝宝服药，应带宝宝看医生，最好看小儿消化专科，给宝宝做全面检查，明确腹泻原因，以对症治疗。

▶ 宝宝慢性腹泻一般常做哪些检查？

1. 便培养。如果宝宝发病初期有急性感染症状，便常规经常出现红、白细胞，应做便培养。

2. 便涂片。如果宝宝抗生素使用时间较长，粪便涂片查球菌、杆菌比例，真菌菌丝、孢子等。

3. 免疫功能。

4. 微量元素。

5. 过敏原检测。

▶ 宝宝腹泻会引起哪些危害？

1. 急性腹泻可引起水电解质紊乱、脱水、酸中毒、低血钠、低血钾、低血钙等，重者可导致低血容量性休克而危及生命。

2. 慢性腹泻可由于腹泻迁延不愈，常伴有消化吸收障碍导致营养不良、贫血、维生素缺乏、反复感染和生长发育落后等，严重危害宝宝的身心健康。

▶ 如何识别腹泻宝宝有无脱水症状？

由于呕吐、腹泻严重时丢失的水分过多，进食少，摄入水分不足而导致脱水。表现为精神差，皮肤弹性差，眼窝、前囟凹陷，尿量减少等。

如宝宝出现烦躁哭闹、口唇稍微干燥、尿量稍减少、眼窝微凹，则提示已经出现了轻度脱水，应及时补水。

如宝宝出现精神萎靡、淡漠、昏睡，皮肤发灰、发凉、干燥，眼窝凹陷明显，皮肤弹性差，尿量明显减少（可十来小时无尿），则提示发生了严重的脱水（图 136、图 137），应立即到医院治疗。

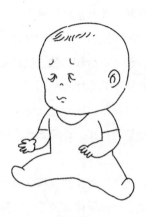

图 136

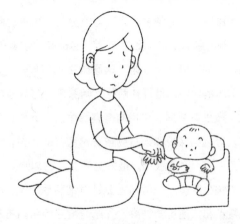

图 137

▶ 如何有效预防宝宝腹泻？

1. 提倡母乳喂养。

2. 合理添加辅食：添加辅食时，要注意婴儿的消化能力，每次只能增加一种，从少到多，逐渐增加。

3. 注意饮食质量：不给宝宝吃生、冷、油腻食物，食欲不振时，不宜强制进食。

4. 加强饮食卫生：给宝宝烹调食物和喂哺宝宝时要注意操作过程中的清洁卫生，宝宝的奶瓶、餐具要及时清洁消毒。

5. 加强体弱婴幼儿护理：营养不良、佝偻病及病后体弱小儿应加强护理，更要注意饮食卫生，避免各种感染。

6. 合理应用抗生素：避免长期滥用广谱抗生素，以免肠道菌群失调。

▶ 对腹泻的宝宝护理时应注意哪些？

1. 遵医嘱，按时给宝宝服药。

2. 注意观察宝宝腹泻情况及尿量。

3. 若大便水分多，尿量减少，要尽早给予口服补液盐（ORS）以预防和纠正脱水。若口服补液困难，出现明显的脱水现象，应到医院就诊给予静脉补液。

4. 饮食上给予易消化的流食或半流食，少食多餐。

5. 注意臀部皮肤清洁，便后用温水或湿棉布擦洗，再涂抹护肤膏。

▶ 宝宝腹泻常用哪些药？服用时应注意什么？

宝宝腹泻用药非常多，大致可以分为抗生素、肠黏膜保护剂、微生态调节剂。

（1）肠黏膜保护剂：如思密达、必奇等。这类药能覆盖在肠黏膜上，吸附病原体和毒素，增强肠黏膜的屏障功能，阻止病原微生物的攻击，并能减少大便的水分和次数。服这类药需注意它与水的比例，最好在两餐之间服用，与其他药物一定要分开1小时以上。

（2）微生态制剂。常用的有整肠生、培菲康、妈咪爱、丽珠肠乐、金双歧、促菌生、乳酶生等，可起到保护和维持肠道正常菌群的存在，恢复肠道功能的作用。注意此类药物不能与抗生素在同一时间服用，最好分开2小时以上。

（3）抗生素类。这类药主要针对细菌性肠炎。品种很多，选药时医生往往根据患病宝宝的临床特点和大便检查结果，并结合宝宝的用药史及过敏史等，所以服用这类药一定要遵医嘱，切忌自行增减药量和次数，一般需要吃 5 ～ 7 天，由医生根据腹泻恢复的情况及大便化验结果决定是否停药。

头孢类抗生素能治疗细菌性肠炎吗?

宝宝患细菌性肠炎时，医生常常使用头孢 3 代抗生素，如头孢曲松、头孢唑肟、头孢克肟、头孢他美酯等抗感染，细心的家长仔细阅读药物说明书发现其治疗的疾病中无肠道感染，感到很疑惑，其实药物说明书不可能把所有能治疗的疾病都一一写上，头孢 3 代属于广谱抗生素，它对肠道感染的细菌如大肠埃希菌、痢疾杆菌等有较强抗菌作用，医生是根据它的抗菌谱选药的，所以家长可以放心服用，而且应遵医嘱，足量、足疗程服用。但头孢 1 代如头孢拉定、头孢唑啉、2 代如头孢克洛、头孢呋辛等对杆菌的作用要弱，不建议用于肠道感染。

宝宝腹泻时滥用抗生素有什么危害?

有些妈妈心急，擅自增加抗生素药量或药物种类，或担心药物的不良反应而擅自减量或停药，或家长不规律用药，时服时停，这些做法都属于滥用抗生素，它最严重的后果是肠道菌群紊乱，耐药细菌大量繁殖，导致药物难以控制的肠炎，即抗生素相关性腹泻。若治疗疗程不足，抗菌治疗不彻底，也可造成腹泻迁延不愈。

锌能治疗腹泻吗?

锌是人体所需重要的微量营养素，是体内数十种酶的主要成分，为蛋白质合成、细胞生长和分化所必需，锌对维持上皮和黏膜组织正常，防御细菌、病毒侵入、促进伤口愈合等均有妙用。一项荟萃分析表明在治疗方案中增加锌治疗儿童腹泻可缩短腹泻病程，减少迁延性腹泻（腹泻时间大于 14 天）的发生。所以锌可以作为治疗腹泻的辅助用药。尤其腹泻迁延不愈的宝宝补锌可有助于疾病的恢复。

妈妈应怎样给宝宝服用口服补液盐?

口服补液盐（缩写 ORS，各医院及药店均有售）是世界卫生组织制定的配方，用于治疗腹泻引起的轻度及中度脱水。口服补液盐应用不当会加重病情，甚至导致不良后果，所以，不能滥用，应注意以下几点：

（1）严格按照说明书用温开水冲调（图138），不可过浓或过淡，一般1次冲1包或半包，切忌1次倒出一点儿，冲一点儿水。

（2）根据体重及脱水程度正确估计需用液量。一般轻度脱水每公斤体重50毫升（如宝宝10公斤服500毫升），中度脱水每公斤体重80毫升（如宝宝10公斤服800毫升）。

（3）少量、多次、慢服。一般可每隔2～3分钟喂2～3茶匙，每小时每公斤体重服10～20毫升，在4～6小时内喂完所需液量，而后酌情间断喂奶。

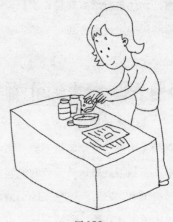

图138

（4）若宝宝无脱水，但大便水分多，可根据大便丢失的情况酌情服用，丢多少，补多少，维持尿量正常，预防脱水。

（5）配制好的溶液最好放在干净密闭的容器内，要注意清洁，防止污染。喂服时可放在热水中温烫，不宜加热，以防变质。

注：中华医学会儿科学分会消化学组推荐儿童腹泻家庭治疗四原则：

（1）给患儿口服足够的液体以预防脱水；

（2）补充锌；

（3）持续喂养患儿；

（4）对病情未好转或出现下列任何一种症状的患儿须及时送医院治疗：

①腹泻剧烈，大便次数多或腹泻量大；

②不能正常饮食；

③频繁呕吐，无法口服给药；

④发热（小于3个月，体温大于38℃；3～36个月，体温大于39℃）；

⑤明显口渴，发现脱水体征，如眼窝凹陷、泪少、黏膜干燥或尿量减少等；神志改变，如易激惹、淡漠、嗜睡等；

⑥粪便带血；

⑦年龄小于6个月、早产儿，有慢性病史或合并症。

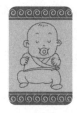

妈妈最怕宝宝便秘

宝宝便秘也是让妈妈着急的症状，看到宝宝用力排便憋红的小脸，听到宝宝因排便困难而大声地哭叫，妈妈会急得不知所措。那么宝宝为什么会便秘，如何预防宝宝便秘？宝宝便秘了妈妈怎么办？

▶ 什么是小儿便秘？

便秘是指大便干燥坚硬，秘结不通，排便时间间隔较久（大于 2 天），或虽有便意而排不出大便。

▶ 宝宝便秘的常见原因有哪些？

（1）饮食不足：婴儿饮食太少，消化后液体吸收，残渣少，使大便少而稠。饮食中糖量不足，肠蠕动弱，使大便干燥。长期饮食不足，营养不良可使肠肌收缩力减弱，加重便秘。

（2）食物成分不当：饮食中蛋白质含量过高使大便呈碱性、干燥。宝宝喜食肉食，少吃或不吃蔬菜，膳食纤维摄入不足（图 139），易发生便秘。食物中含钙多也会引起便秘。

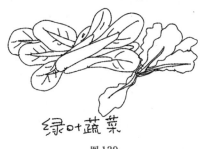

绿叶蔬菜

图 139

（3）肠道功能失常：由于生活没有规律或缺乏定时排便的训练，或个别小儿因环境突然改变，均可出现便秘。佝偻病、营养不良、甲状腺功能低下的患儿肠壁肌肉无力，功能失常也会引起便秘。

（4）体格与生理异常：肛裂，肛门周围炎症，大便时肛门口疼痛，小儿因怕痛而不解大便，导致便秘。先天性巨结肠的患儿，出生后不久便有便秘、腹胀和呕吐。腹腔肿瘤压迫肠腔时大便不能顺利通过，也可引起便秘。

▶ 宝宝便秘有哪些危害？

（1）肛裂：便秘时肛门承受的压力增大，会造成肛门撕裂损伤而出血，便后滴鲜血，肛周疼痛。

（2）便秘会导致腹痛、食欲下降、营养不良。

（3）影响智力：便秘时食物长期滞留于肠道，产生大量的有害气体和毒素，经肠壁吸收进入血液循环系统，运转到各个器官和大脑，从而阻碍脑神经的正常传导功能，影响智力的发挥。

（4）遗尿：临床资料表明，便秘可导致直肠膨胀压迫膀胱壁，使其容量减少，同时又刺激膀胱壁，从而缩短尿液在膀胱中的滞留时间，增加排尿次数，引起宝宝遗尿。

如何预防宝宝便秘

1. 均衡膳食：宝宝的饮食一定要均衡，不能偏食，五谷杂粮以及各种水果蔬菜都应该均衡摄入（图140），小宝宝则可以吃一些果泥、菜泥，或喝些果蔬汁，以增加肠道内的纤维素，促进胃肠蠕动，通畅排便。

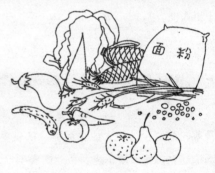

图140

2. 定时排便：训练宝宝养成定时排便的好习惯。一般来说，婴儿3个月左右，父母就可以帮助他逐渐形成定时排便的习惯了。从3个月开始，每天早晨喂奶后，父母就可以帮助宝宝定时坐盆，注意室内温度以及便盆的舒适度，以使宝宝对坐盆不产生厌烦或不适感。

3. 保证活动量：运动量不够有时也容易导致排便不畅。因此，要保证宝宝每日有一定的活动量。

4. 腹部按摩：父母要经常给宝宝揉揉小肚子，顺时针方向按摩（图141）。

宝宝便秘妈妈如何处理？

1. 饮食调整：小婴儿除喂人乳或配方奶外，加用润肠辅食，如加糖的菜水或果汁。4个月以上可加菜泥或煮熟的水果泥。再大一些可加较粗的谷类食物如玉米粉、小米、麦片等制成的粥。在1～2

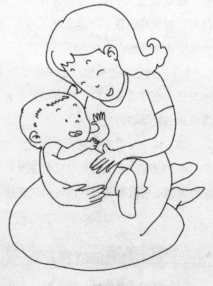

图141

周岁，可多吃粗粮食品、红薯及胡萝卜等蔬菜等，减少蛋白质类饮食。

2. 按摩法：右手四指并拢，在孩子的脐周按顺时针方向轻轻推揉按摩。这样不仅可以帮助排便而且有助消化。

3. 口服药：妈咪爱、整肠生、金双歧片、四磨汤口服液等。

4. 人工通便：若妈妈用了上述方法无效，宝宝3天以上未排便，大便干，有便意但排不出，可用开塞露或肥皂条通便。

5. 如果怀疑是疾病引起应及早到医院就医。

▶ 妈妈给宝宝人工通便应怎样操作？

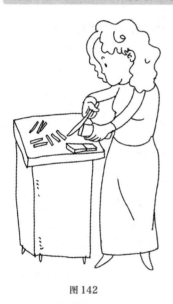

图142

1. 开塞露通便：妈妈洗干净双手，先将开塞露内液体挤出少量涂抹于细管壁上，使欲插入肛门内的管壁润滑，然后让宝宝俯卧，扒开小屁股，露出肛门，轻轻将已润滑了的细管部分全部插入肛门，挤压圆球部分，使其内液体全部进入宝宝的直肠，然后拔出细管，用手捏住宝宝的小屁股以免挤入的液体流出，1~2分钟后，若宝宝有用力排便的表现，可松开手，让宝宝坐便盆，小宝宝垫好尿布，宝宝很快先排出挤入的液体，随之排便。

2. 肥皂条通便：把肥皂削成铅笔粗细、3厘米长的肥皂条（图142），用水润湿后插入婴儿肛门，可刺激肠壁引起排便。

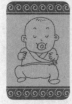

妈妈最怕宝宝便血

便血在婴幼儿期虽然不是很常见，但一旦出现，妈妈就会很紧张，那么宝宝常见的便血原因有哪些？发现宝宝便血妈妈应该怎么办呢？

▶ 什么是便血？

血液经消化道自肛门排出为便血。可表现为大便带血，或鲜红色、暗红色血便，或呈柏油样大便。便血的原因有很多，它可以是全身性疾病的一个症状，也可由消化道、呼吸道、口腔局部的病变引起。

▶ 婴幼儿便血常见原因有哪些？各有什么特点？

（1）细菌性痢疾——大便中带有血液及黏液。

（2）肛裂、直肠息肉——新鲜血液，一般附在大便表面。

（3）肠套叠——果酱样大便。

（4）出血性小肠炎——赤豆汤样大便。

（5）胃溃疡或十二指肠溃疡出血、鼻出血下咽、吃了各种动物的血制食品或服用了补血的铁剂——柏油样大便。

▶ 肛裂引起的便血有什么特点？

肛裂便血特点为大便后滴下少量点滴鲜血，与大便不相混，大便干硬同时伴有排便时肛门痛，因此宝宝不愿排便，从而加重症状。

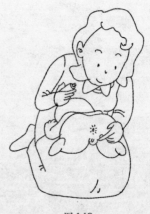

图143

▶ 对肛裂的宝宝如何护理？

保持肛周局部清洁，用油质外用药（如金霉素软膏）涂在宝宝肛门口（图143），增加含纤维素丰富的食物，3个月以上的婴儿就可以训练定时排便，以便养成每日排便的习惯。

➤ 宝宝便血妈妈应注意哪些症状？如何处理？

婴儿出现便血首先应仔细观察便血的色泽、出血量，与排便的关系，是否与粪便相混或伴有黏液；小儿有无鼻出血或牙出血，还需注意有无发烧、腹痛、呕吐、面色苍白、皮疹、烦躁、面色青紫、冒冷汗等其他症状。家长留取 1 小时内的血便标本，带宝宝及时到医院进行诊疗。

➤ 如何区分真假血便？

吃了西瓜或西红柿后，大便中也会混有西瓜或西红柿的渣，色红，与新鲜血相似。如果不能肯定，可送医院化验，如果是真正的血液，从大便中可以找到很多红细胞或便潜血阳性。

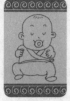
妈妈最怕宝宝厌食

"大夫：我的孩子不吃饭，怎么办呢？"经常遇到满脸焦急的妈妈，期待我们给她一个满意的答复，那么宝宝为什么会厌食？厌食有什么危害？应怎样纠正呢？

▶ 什么是厌食症？

食欲好的孩子把进食看做一种快乐的事，而食欲不好的孩子把进食看做一种负担，对美食也不感兴趣，这种饮食状态就叫厌食。如果厌食持续时间长就会影响小儿的正常生长发育，称为厌食症（图 144 ）。

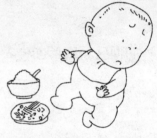

图 144

▶ 厌食症如何诊断？

1. 厌食时间达到 6 个月及 6 个月以上。

2. 食量：3 岁以下儿童每天摄取的谷类食物不足 50 克，3 岁以上儿童每天摄取的谷类食物不足 75 克，同时，肉、蛋、奶等摄入极少。

3. 生长发育：身高、体重均低于同年龄正常平均水平（除遗传因素外）；厌食期间身高、体重未增加。

4. 味觉敏锐度降低，舌乳头肥大或萎缩。

▶ 引起宝宝短期厌食的因素有哪些？

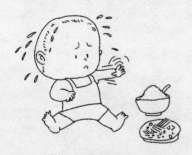

图 145

1. 急性疾病：小儿常见的上呼吸道感染、中耳炎、肺炎、肠炎等，孩子患了这些病几乎都伴有食欲减退，但随着疾病的逐渐好转，食欲多能渐渐恢复。

2. 环境改变：进食和环境关系密切，如果孩子在陌生的环境或者和以前熟悉的环境反差太大时，小儿也会出现食欲减退。

3. 心理因素：小孩受了委屈、批评，感觉不痛快

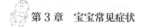

时，食欲就会差一些，过度紧张、焦虑、惊吓、缺乏爱抚时都可引起厌食，如刚刚入托、与父母分离等心理一时无法适应。

4. 其他：夏季酷暑，宝宝苦夏（图 145）；过于兴奋，活动过度等也可导致小儿厌食的现象发生。

哪些不良的饮食习惯能引起宝宝厌食？

1. 辅食添加不当：过迟添加辅食，在婴儿辅食添加的关键时期，没有给宝宝适宜的锻炼，使宝宝的咀嚼能力落后于同龄儿童。6 个月以后急于添加辅食，使宝宝一时无法适应，产生厌食。或是在给宝宝添加断奶食品期间，发现宝宝爱吃的食物就任其多吃，使之产生厌烦；也可能是在宝宝不想吃的时候强给硬塞，使宝宝产生逆反。

2. 过多摄入甜食：宝宝过多食用含糖量高的食物，会导致血液里的血糖增高，使大脑摄食中枢感觉饱和，不想进食，进而产生厌食（图 146）。

3. 零食过多：这在厌食宝宝中最为多见。一些宝宝每天在正餐之间吃大量的高热量零食，所以到了吃正餐的时候就根本没有胃口，过后又以点心充饥，造成恶性循环。

4. 饮食单一化，宝宝吃厌了，就提不起食欲。

5. 偏食、挑食、喜食冷饮、进餐不定时、不吃早餐等不良的饮食习惯，都能引起宝宝厌食。

不良的饮食习惯如果不加以纠正，日积月累，必然对中枢神经系统产生不良影响，影响消化系统的正常功能，出现长期厌食，就会影响儿童的生长发育。

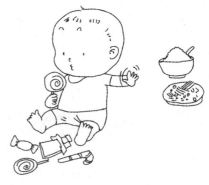

图 146

药物会引起厌食吗？

孩子有病需要适当的药物治疗，如果不注意药物的合理搭配，同时服用两三种作用类似的药物，药物的毒副作用就会加大，直接加重对孩子胃肠功能的损害，严重影响孩子的食欲。因此，在给孩子用药时，一定要慎重，要在医生的指导下合理使用。

哪些疾病能引起宝宝厌食？

1. 消化系统疾病：消化功能紊乱、肠道寄生虫病、慢性胃炎、习惯性便秘、牙齿疾病等。

2. 非消化系统疾病：结核病、神经性厌食、心脏病、肾脏病、血液系统疾病等。这些疾病都能造成孩子的厌食。

▶ 微量元素缺乏能引起厌食吗？

1. 锌缺乏症能引起小儿厌食：锌是人体的主要微量元素之一，与小儿的生长发育及免疫功能有密切关系。孩子缺锌后会出现味觉减退、消化功能降低、复发性口炎。缺锌后，口腔黏膜增生，容易脱落，阻塞舌乳头的味蕾小孔，不产生味觉，因而食欲缺乏。

2. 缺铁性贫血能引起小儿厌食：孩子患缺铁性贫血会引起胃肠功能减退，厌食、抗病能力降低，易反复发生呼吸道感染。

▶ 宝宝厌食有哪些危害？

1. 营养不良：长期厌食，营养摄入不足。

2. 生长发育落后。

3. 免疫功能低下，容易发生各种细菌、病毒和真菌等感染（图147）。

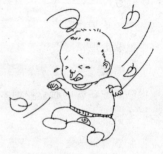

图147

▶ 什么情况下的宝宝厌食可能是正常的？

1. 接近断奶期（约6个月以上）的宝宝，因味觉开始发育，希望尝试新的口味，对奶水会产生厌恶感。此时父母可以选择适宜的幼儿食品，一方面满足宝宝的口味需求，另一方面可补充奶水营养的不足。

2. 不同品牌的奶粉，在口味上各有不同，宝宝可能特别喜爱某种口味的奶粉，是很正常的现象，这就需要父母细心的观察。也许原本厌奶的宝宝，在更换了奶粉的品牌后，就吃得很好了。

3. 人的高矮胖瘦虽然与后天饮食营养的摄取有关，但最重要的还是先天遗传，所以只要宝宝健健康康的，而且活动力良好，就算长期比别的宝宝食量少也是正常的。

▶ 宝宝为什么会出现厌奶？

宝宝厌奶的现象普遍发生在六个月之后，甚至有的宝宝在四个月左右便有厌奶的现象，其发生的原因可能为：

（1）随着宝宝的生长发育，其生理发育及感官功能愈来愈成熟，开始对周围的环境产生好奇并喜欢探索，自然就容易对"吃"分心，这是厌奶的主要原因。

（2）4个月之后开始为宝宝添加辅食，宝宝在吃了与牛奶不同的多样化食物之后，很可能会"喜新厌旧"，变得不再只钟情于"奶"这种单一口味的东西（图148）。

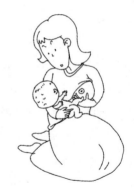

图148

厌奶的发生并非就代表着宝宝会营养不良，如果宝宝的成长曲线属于正常，且活动力一如往昔，无其他异常的现象发生，这种情形通常持续几天后即恢复正常，父母就无须过于担忧。

如何预防宝宝厌食？

1. 科学喂养：及时断奶，适时添加辅食。

2. 定时进餐，适当控制零食。

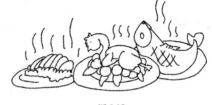

图149

3. 节制冷饮和甜食。

4. 饮食合理搭配。

5. 讲究烹调方法，注重菜肴的色、香、味、形（图149）。

6. 防止挑食和偏食。

7. 保证充足睡眠，适量活动，定时排便。

8. 创造一个安静、舒适、愉快的进餐环境（图150）。

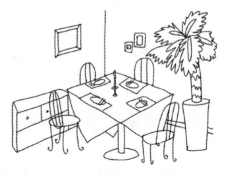

图150

如何纠正非疾病因素引起的厌食症？

对于宝宝的厌食，在排除病理因素之后，妈妈应给予合理的教育和正确的心理诱导。

（1）掌握宝宝进食心理，开展正确的心理诱导。

①顺其自然：孩子食欲不振，少吃一顿并无大碍，反而可借此使已疲劳的消化系统有一个休整机会，多数孩子饿了自然会产生食欲。

②诱发食欲。经常变换食物的花色品种，色、香、味、形俱佳的食物可引起摄食中枢兴奋，产生食欲。

③进餐前应保持愉快的情绪：饭前让孩子看看有趣的画报，听听有趣的笑话，做做游戏，以保持愉快的情绪，提高摄食中枢的兴奋性，使胃肠消化液分泌增多，肠蠕动增强，以

促进食欲。

④合理安排作息时间：保证充足的睡眠，开展
适当的活动以促进新陈代谢，加快食物的消化吸收，
但活动量不宜过大，特别是饭前不能玩得太高兴，
以免过度疲劳或一时安静不下来而影响食欲。

（2）培养宝宝良好的饮食习惯。

①饭前准备：每次饭前要进行桌面清洁消毒工
作。宝宝饭前须洗手（图151），饭前半小时不要饮水。

②按时就餐：每天3餐要按时，每次用餐的时

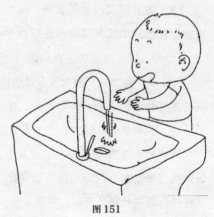

图151

间掌握在半小时左右为宜。进餐环境安静，培养宝宝细嚼慢咽的习惯，不要边看电视边吃饭。
另外要养成宝宝自己吃饭的习惯，一般来说，宝宝1岁半就会拿匙吃东西，2岁幼儿完全可
以练习自己拿匙吃饭，以后逐步让他们学习使用筷子和其他食具。不追着宝宝喂饭。

③定点定量：每次进餐要有固定的地方。每餐饭菜应根据宝宝的需要量供给，注意营养
全面，品种多样。注意不要让宝宝用汤泡饭。限制零食，尤其餐前不要给宝宝零食吃。节假
日不要让宝宝进食无度，以免伤害宝宝胃肠，造成消化不良。

④少盛多添：妈妈不要把饭盛得太多、太满，也不要将菜一下子全盛到宝宝的饭碗里，
最好是吃完再添，并及时表扬，使宝宝情绪愉快地进食。

▶ 治疗厌食症有灵丹妙药吗？

引起厌食症的原因非常多，但是最常见的是由于不良的饮食习惯、不合理的饮食搭配、
不好的进食环境及家长和孩子的心理因素造成的，少部分是由于疾病所致。许多家长看到孩
子吃饭少，渴望找到灵丹妙药，盲目吃了很多药，但收效甚微。因为绝大多数孩子所患的厌
食症不是疾病引起的，用药物治疗就不会有效，有的还会加重厌食症。因此孩子患厌食症后，
家长不要盲目用药，从改善饮食习惯入手，养成孩子良好的进餐习惯，建立良好的生活制
度，并纠正家长对小儿饮食的不正确态度。

如果厌食症是疾病引起的，经过医生的检查和化验，对症下药，原发病治好了，厌食也
会随着消失了。例如：锌缺乏症，经过化验血锌或发锌明确诊断后，经过口服甘草锌等补锌
药品，4周至3月后，血锌达到正常水平，孩子的食欲就会大增。其他的如缺铁性贫血和肠
道寄生虫病，这些病容易诊断，也有特效药物治疗，治疗效果都很好。

对症治疗应着重恢复小儿的消化功能，主要用中药健脾开胃或捏脊疗法。

如何为宝宝创造愉快融洽的进餐气氛?

尽量为孩子创造一个安静、舒适、愉快的进食环境,使他感到吃饭是一种乐趣。家长不要为吃饭给孩子心理上增加压力,不要在饭桌上训斥甚至体罚孩子。孩子吃多吃少应坦然处之,这顿吃不下,下顿就可能多吃了,"饥饿是最好的厨师",不要逼着孩子吃,追着孩子喂,这样会激起孩子心理上对吃饭的反感情绪。不要把食物作为儿童表现良好行为的一种嘉奖,也不能用剥夺孩子进食作为一种惩罚。

如何培养宝宝良好的饮食习惯?

定时、定量给孩子进食,减少正餐间的零食,养成不挑食、不偏食、吃得杂、吃得全的习惯。吃饭时不要逗孩子说笑(图 152),不要让孩子边看电视边吃饭,这样会影响胃肠蠕动和消化腺的分泌,导致消化不良。

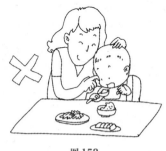

图 152

如何诱导宝宝食欲?

给宝宝吃的食物,要注意新鲜和品种多样化,应注意荤素搭配,并以清淡食物为主(如米、面、蛋、奶、蔬菜等),脂肪食品为辅,还应有各种蔬菜瓜果。实践证明,饭菜多样化、艺术化,色香味俱全,是刺激儿童食欲的好方法。

宝宝吃饭时边吃边玩怎么纠正?

有些宝宝养成了边吃边玩的习惯,或吃饭期间心不在焉(图 153),切不可强迫或哄骗,可以给孩子一个吃饭的时间限度(例如 15 分钟或 20 分钟),若吃不完,不要大惊小怪,而要不动声色地把食物拿开,孩子少吃一点或不吃一餐,是没有什么问题的。当他喊饿时,绝对不要给零食吃。运用这种方法时,家庭成员必须统一,共同执行,有一次迁就或有一个人让步就难奏效。

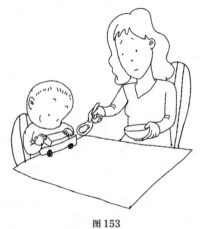

图 153

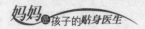
➤ 如何预防和纠正宝宝偏食、挑食?

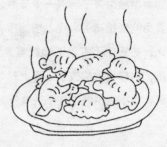

图 154

1. 给孩子做出好榜样。事实表明，如果父母挑食或偏食，则孩子多半也是个厌食者，所以不要在宝宝面前谈论自己对某种食物的喜恶，以免对宝宝产生直接的影响。婴儿初次接触某种食物时，家长可给食物以适当的评价，成人的正确评价可起导向作用。

2. 注意引导。当孩子不愿吃某种食物时，大人应当有意识有步骤地去引导他们品尝这种食物，既不无原则迁就，也不过分勉强。

3. 对食欲不好、挑食、拒食的宝宝，妈妈不要在进餐时批评指责，以免进一步影响食欲。

4. 如果是单纯挑食，可在烹调中变些花样，注重菜肴的色、香、味、形。例如，对不喜欢吃肥肉和蔬菜的宝宝，可以把肥肉和蔬菜剁成馅，包在饺子里给宝宝吃（图 154）。

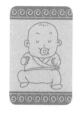

妈妈最怕宝宝尿频

尿频是宝宝不能表达的症状，而是要靠妈妈的观察发现的，那么什么情况要考虑是尿频，尿频的常见原因有哪些？妈妈应如何处理？

▶ 什么情况考虑尿频？

哺乳期婴儿，进水量较多而膀胱容量小，日排尿可达 20 次左右，1 岁时日排尿 15 次左右，至学龄前期和学龄期儿童则日排尿 6 ~ 7 次，如排尿次数过多则为尿频。

▶ 宝宝尿频的原因有哪些？

小儿尿频是很常见的现象。引起尿频的原因有很多，但可分为两大类，即病理性（由疾病引起的）的和生理性的。

（1）病理性尿频：由疾病引起的尿频，如尿路感染、结石、肿瘤或异物，糖尿病、尿崩症等，以尿路感染最多见。尿道口发炎，包皮过长，蛲虫刺激也可引起小儿尿频。

（2）生理性尿频：由饮水过多、天气寒冷、裤子不合身等生活因素及精神心理因素引起（图 155）。最常见的是精神性尿频。

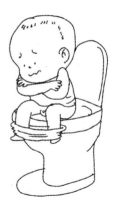

图 155

▶ 发现宝宝尿频妈妈应该怎么办？

1. 注意宝宝尿频出现的时间有无规律，如总是在睡前，出门前，吃饭时、不高兴时等。

2. 注意观察有无诱因，如饮水过多、天气寒冷、裤子过紧、精神紧张等因素。

3. 注意尿频有无伴随症状，如尿急、尿痛、尿流中断，口渴、多饮、多食、消瘦等。

4. 看看宝宝的会阴部，男宝宝的包皮是否过长，包皮内有无尿碱等包皮垢沉积，龟头部是否发红。女宝宝的尿道口周围是否发红，有无皮疹等。晚上检查宝宝的肛门处有无白色线头样小虫。

5. 用干净的容器接宝宝的中段尿送到医院化验。

6. 妈妈不要紧张，也不要呵斥宝宝，要顺其自然，也可通过游戏等分散宝宝的注意力，观察宝宝的尿频有无好转。

尿路感染尿频常伴有哪些表现？

宝宝尿路感染以后，每次尿量不多，但排尿次数却明显增加，并可有尿急、尿痛等症状。由于疼，宝宝排尿时往往哭闹。此外，宝宝患了尿路感染后，通常伴有全身症状，如体温增高、食欲减退、呕吐等。做尿常规检验可帮助诊断。

宝宝精神性尿频有哪些特点？

1. 宝宝夜尿不增加；

2. 精神集中时小便次数减少；

3. 有便意时，可因其他事件转移注意力而暂时忘记上厕所；

4. 无发热等全身不适；

5. 尿化验检查正常；

6. 妈妈越关注，越训斥，症状越重。

宝宝精神性尿频妈妈怎么办？

1. 寻找原因，进行心理疏导：宝宝是否存在精神紧张的因素，如怕尿裤子、怕尿床，新入托，新换环境等，若存在这些因素要有针对性地进行疏导。如告诉宝宝，偶尔尿床、尿裤子是很正常的，不要紧张。

2. 不要紧张地追问孩子这呀那的，也不要大惊小怪地逢人就询问治法，以免强化孩子"尿尿"的想法。

3. 妈妈对宝宝要耐心，不要打骂或训斥，更不能呵斥孩子"不许尿"。

4. 家长应反复告诉孩子，他们是健康的，尿频症状很快会改善，消除患儿的不良心理因素。要多与宝宝做一些轻松愉快的游戏，转移分散宝宝的注意力，消除紧张心理（图156）。

5. 适当鼓励宝宝：家长应教会和鼓励宝宝将两次排尿间隔的时间尽可能延长，当患儿有

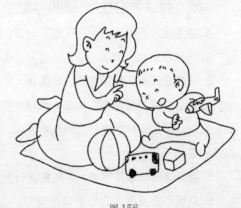

图156

进步时马上适当给予奖励。鼓励将会明显改善宝宝的症状。

如何预防和治疗宝宝尿频？

1. 要注意宝宝会阴部的清洁卫生，勤洗澡换衣，裤子不要过紧。

2. 要给宝宝适量饮水。

3. 若宝宝包皮过长，更要注意局部清洁，必要时可行手术。

4. 宝宝出现尿床、尿裤子情况时，家长不要训斥，也不要因怕宝宝尿裤子而总是催促宝宝尿尿。

5. 针对尿频的病因进行治疗，如果感染引起，遵医嘱抗感染治疗，因蛲虫所致给予驱虫。精神紧张引起要及时进行心理疏导。

2 ~ 3 岁宝宝尿床正常吗？可采取哪些措施预防宝宝尿床？

2 ~ 3 岁的宝宝大脑神经控制肌肉的能力还不十分成熟，尤其是在熟睡时难以察觉大脑发出的信号，所以尿床是正常现象，妈妈对此事不必过于着急。当发现宝宝尿床不要斥责他，可采取以下措施预防宝宝尿床：

1. 为宝宝制定一个合理的生活制度，晚上避免让他喝太多的汤，睡前1小时不要给宝宝喝太多的水。

2. 临睡前一定要让宝宝排尿后再睡觉，夜间妈妈最好每隔3 ~ 4小时，叫宝宝起床排尿。

3. 宝宝起床排尿时，要让他醒透后再坐尿盆，否则不利于形成自觉排尿的习惯。

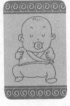

妈妈最怕宝宝排血尿

平时宝宝的尿液是无色透明或呈淡黄色，如果看到宝宝的尿呈现红色，妈妈一定会不知所措，那么尿呈红色一定是血尿吗？宝宝为什么会出现血尿？妈妈应该怎么办呢？

▶ 什么是血尿？

只要尿里有红细胞就称其为血尿（图157）。一般人们用眼睛能够看出的血尿叫"肉眼血尿"；尿液外观正常，需要在显微镜下才能查出红细胞的血尿叫"镜下血尿"。镜下血尿的诊断标准为离心沉渣尿，每个高倍镜视野红细胞数大于5个，不经沉淀的新鲜尿每高倍视野红细胞数大于1～2个。

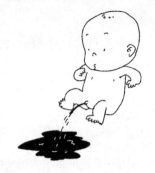

图 157

▶ 如何鉴别真假血尿？

当宝宝排出的尿颜色发红时，家长不要紧张，首先要鉴别真性血尿还是假性血尿，如服了水杨酸、酚酞、利福平等药物或吃了甜菜、辣椒、番茄汁等，都会引起红色尿，鉴别的方法是将尿液送到医院做尿常规检查，如显微镜下见不到红细胞，就是假性血尿。更简单的方法是，观察停止使用或食用上述药物或食物后红色尿是否消失，如消失则为假性血尿。

▶ 引起宝宝血尿的常见原因有哪些？

1. 泌尿系统疾病：肾炎、尿路感染、膀胱炎、尿路结石、肾脏畸形、尿道外伤等。

2. 其他系统疾病：血小板减少性紫癜、再生障碍性贫血、急性白血病、血友病、全身性感染性疾病，肾母细胞瘤，溶血性尿毒综合征等。

3. 某些药物可以使肾脏受到损伤而使宝宝发生血尿，如磺胺药、庆大霉素、卡那霉素、安痛定、感冒通、头孢拉定等。

➤ 宝宝血尿妈妈应该怎么办？

1.仔细观察血尿的情况，初步确定血尿是发生在排尿的最初阶段（初期血尿）、排尿的最后阶段（终末血尿），还是从头到尾都是均匀一致的红颜色（全程血尿）。若观察不清，可将宝宝的尿分前中后 3 段保留，然后比较 3 段尿色的深浅（称为尿 3 杯试验）。

2.观察宝宝有无尿频、尿痛、排尿哭闹、尿流中断、尿量减少等伴随症状。

3.注意宝宝有无发热、皮肤出血点、浮肿、黄疸等其他表现。

4.回忆宝宝有无用药史。

5.带宝宝到医院就诊，同时带着宝宝的尿标本以备化验。

➤ 为什么要观察血尿出现在排尿的哪个阶段？

观察血尿出现在排尿的哪个阶段有助于判定血尿的原因，仅第 1 杯是血尿则为初期血尿，表明是膀胱以下的第 1 段尿道有疾病，如尿道外伤、结石；如果仅第 3 杯是血尿为终末血尿，表明疾病是在膀胱或接近膀胱出口部位的后尿道，如膀胱炎；如果 3 杯呈均匀的血尿为全程血尿，提示病变在膀胱颈以上的输尿管或肾脏，或其他系统疾病。

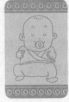

妈妈最怕宝宝心跳快

宝宝自己不能表达心慌的感觉，但宝宝的胸壁薄，细心的妈妈在宝宝的左侧胸壁能看到或触到宝宝的心跳，有时看到宝宝的心跳快就会很紧张，那么宝宝的心跳多少是正常？什么情况考虑心动过速，常见原因有哪些？妈妈应如何处理？

妈妈如何计数宝宝心跳次数？

在宝宝的左侧胸壁乳头附近能看到或触到宝宝的心跳（图158），若跳动整齐，可计数15秒钟，然后乘4，就会知道宝宝1分钟心跳多少次，即宝宝的心率。若心跳不整齐应计数1分钟。也可用触摸宝宝的颈动脉搏动的方法计数心率。

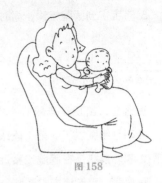

图 158

宝宝正常的心率是多少？

年龄越小，心率越快，新生儿为 120 ~ 140 次 / 分，1岁以下110 ~ 130 次 / 分，2 ~ 3岁 100 ~ 120 次 / 分。

宝宝心率多少考虑心动过速？

新生宝宝心率 >160 次 / 分；1岁以内宝宝心率 >140 次 / 分；1 ~ 6 岁宝宝心率 >120次 / 分，可考虑心动过速。

宝宝心动过速的常见原因有哪些？

1. 正常的代偿性反应：宝宝在发热、哭闹、运动或情绪紧张时可出现心动过速，这种心动过速心跳是整齐的，当宝宝体温下降，哭闹停止，安静、情绪稳定后心率会降至正常。

2. 病理情况：先天性心脏病、心肌炎、心力衰竭、贫血等。这种心动过速安静睡眠时仍然存在，有时伴有心跳不整齐。

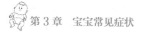

➤ 发现宝宝心跳快妈妈怎么办？

1. 注意观察宝宝有无发热，心跳快是否与哭闹、活动、精神紧张有关。

2. 待宝宝体温正常、安静时重新计数宝宝的心跳，若仍有心动过速，要带宝宝看医生。

3. 若宝宝心跳快同时伴有心跳不整齐、呼吸急促、面色苍白、烦躁不安等异常时要立即就医。

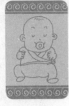

妈妈最怕宝宝惊厥

惊厥就是俗称"抽风"，妈妈见到宝宝瞪着双眼，手脚不停地抖动，呼之不应，一定会急得惊慌失措，甚至会哭天喊地。那么如何判断宝宝是否是惊厥发作？宝宝惊厥的常见原因有哪些？发现宝宝惊厥妈妈应该采取哪些应急措施？

▶ 什么是惊厥？

惊厥是多种原因所致大脑神经元暂时性功能紊乱的一种表现。典型的惊厥发作时表现为意识丧失、双眼凝视或上吊，口吐白沫、四肢强直抖动，可伴大小便失禁。有些宝宝可能只表现为意识丧失，肢体强直，双眼凝视，也有的宝宝表现为一侧肢体抽动（图159）。

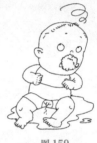

图159

▶ 宝宝惊厥的常见原因有哪些？

1. 高热惊厥，这是引起宝宝惊厥最常见的原因。

2. 感染：脑炎、脑膜炎、中毒性痢疾、中毒性脑病等。

3. 低钙血症、低血糖、低钠血症等。

4. 癫痫。

5. 颅内出血、肿瘤。

▶ 宝宝为什么容易出现高热惊厥？

高热惊厥是指由中枢神经系统以外的感染（如上感、肠炎等）引起发热，体温在38℃以上时出现的惊厥。婴幼儿容易出现高热惊厥的原因有：

（1）婴幼儿脑处于发育不完善期，大脑皮层的抑制功能差，神经髓鞘未完全形成，一旦受到高热刺激，兴奋容易扩散而引起抽搐。

（2）婴幼儿时期引起高热的原因比较多见，其中以上呼吸道感染占大多数。

（3）亲属中有高热惊厥或癫痫的病史，宝宝更容易高热惊厥。

▶ 宝宝高热惊厥发作有哪些特点？

典型的高热惊厥多见于 6 个月～3 岁小儿，6 岁以后罕见。多发生于急骤高热 (39～40℃) 开始后 12 小时内，惊厥呈全身性发作，一般持续数秒至 10 分钟，很少超过 15 分钟，惊厥停止后神志即可恢复正常，宝宝一般情况好。大部分宝宝在一次发热过程中只出现一次惊厥，但 30%～50% 的宝宝以后发热时还易出现惊厥，一般到学龄期不再发生。

若发作年龄在六个月内或六岁以后，惊厥时间在二十分钟以上，二十四小时内有惊厥复发，发作表现是局部发作，而不是全身抽搐者叫做复杂性高热惊厥。

若高热不退，反复惊厥或持续惊厥不止，应注意排除中枢神经系统或其他系统的严重疾病。

▶ 宝宝惊厥妈妈应采取哪些措施？

宝宝惊厥发生时妈妈要进行紧急处理，对于在家中发生高热惊厥的宝宝，家长不要惊慌，应马上用指甲掐按宝宝的鼻下人中穴、双手虎口部的合谷穴及双手腕上的内关穴（图 160）。侧卧位防止口中黏液、食物呛入气管，并置筷子或牙刷柄包上干净的软布放于上下牙齿之间，防止咬伤舌头，然后迅速送至医院儿科抢救治疗。

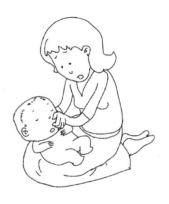

图 160

▶ 妈妈应如何预防宝宝高热惊厥？

预防高热惊厥的关键在于退热。遇到 6 个月至 3 岁的宝宝发烧，体温在 38.5℃ 以上时应采取积极的退烧方法。如果宝宝既往曾有过高热惊厥史，或有高热惊厥家族史，当宝宝体温 >37.5～38℃ 时，即应采取退热处理。（退热方法详见妈妈最怕宝宝发热）

▶ 宝宝高热惊厥反复发作有无危害？

一般单纯性典型的高热惊厥不会造成神经系统损害，如果是复杂性高热惊厥，有少数可以转成癫痫。若惊厥发作频繁，持续时间长，可能会影响智力发育。复杂性高热惊厥应做脑电图检查。

▶ 有哪些情况需要与惊厥鉴别？

1. 屏气发作：宝宝大声哭喊后即屏气，面色青紫，重者意识丧失，抽动数秒钟后缓解，见于脾气大的宝宝。这种屏气发作不会变成癫痫或影响大脑。

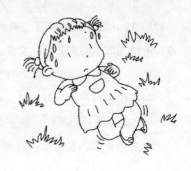

2. 寒战：发高烧的宝宝有时会身体或肢体抖动，这是因为可能因发冷而寒战。这种情况宝宝神志清醒，叫他（她）会有回应，一般伴有手脚发凉。

3. 交叉擦腿动作：多见于女孩，表现为两腿交叉内收并进行擦腿动作（图161），伴有面颊潮红、两眼呆视、额部出汗，叫她亦不理睬等症状。

图 161

▶ 宝宝惊厥常需做哪些检查？

1. 血常规。

2. 脑电图。

3. 血钙、血镁、血糖、血钠等。

4. 脑脊液检查。

5. 头颅 CT。

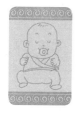

妈妈最怕宝宝黄疸

看到宝宝的小脸发黄，或手脚发黄，妈妈一定会很担心，那么皮肤黄就是黄疸吗？什么是黄疸？怎样区分真假黄疸？哪些疾病可能引起黄疸？宝宝黄疸妈妈应怎么办？

▶ 什么是黄疸？

由于血胆红素增高，巩膜、黏膜、皮肤等处因胆红素沉着而呈现皮肤黄染称为黄疸。

▶ 如何区别真假黄疸？

血清胆红素增高所致的皮肤、巩膜黄染称为真性黄疸；血清胆红素不增高的其他原因所致的皮肤黄染称假性黄疸，假性黄疸一般分布于手足掌心，额部及鼻翼部，很少出现巩膜黄染。查血清胆红素可鉴别。

▶ 什么原因引起假性黄疸？

长期摄食含丰富胡萝卜素的胡萝卜、西红柿、南瓜、柑橘等，手足掌、额部、鼻翼等处皮肤可出现黄染，哺乳母亲大量食用以上食物其婴儿也可发生。停用这些食物后皮肤的黄染会逐渐减轻、消失。

▶ 引起宝宝真性黄疸的常见疾病有哪些？

甲、乙型传染性肝炎，溶血性贫血、胆囊炎、先天代谢性疾病、胆道闭锁等。新生儿黄疸有其特殊原因，详见新生儿章节。

▶ 妈妈应该注意哪些与黄疸伴随的症状？

宝宝是否有贫血、发热、厌食、呕吐、腹胀、腹泻、尿色、大便颜色、皮肤瘙痒等症状。

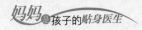
➤ 宝宝出现黄疸家长应如何处理?

　　发现宝宝有黄疸应及时到医院检查判断其是真假黄疸,并且做相关的检查:血尿便常规、肝功能、B超检查等以明确黄疸原因,进行针对性治疗。

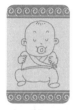

妈妈最怕宝宝出皮疹

　　皮疹是妈妈一眼就能看到的体征，看到宝宝稚嫩的皮肤上长了红红的小疙瘩，妈妈一定很着急，那么妈妈应对宝宝的皮疹如何初步识别呢？以皮疹为主要表现的疾病有哪些？宝宝起什么样的皮疹妈妈不用担心，什么样的皮疹妈妈要立即带宝宝看医生呢？

▶ 妈妈如何识别出血性皮疹和充血性皮疹？

　　1. 出血性皮疹特点

　　皮肤表面光滑呈红色斑点，有的仅针尖大小（小于 2mm），有的为黄豆大小或更大（瘀点：3 ~ 5mm 或瘀斑：大于 5mm）。用手触摸皮疹不高出皮肤或略高于皮肤，按压皮疹不褪色。这类皮疹常见于血小板减少性紫癜、过敏性紫癜、败血症、流行性脑脊髓膜炎（流脑）等。

　　2. 充血性皮疹特点

　　皮疹突出皮肤，能用手触摸到，按压皮肤皮疹可消退。手松开后皮疹迅速出现。这类皮疹常见于小儿湿疹、荨麻疹及风疹、麻疹、水痘、幼儿急疹等。

▶ 皮疹按形态分为几类，各有哪些特点？

　　皮疹按其形态大致可分为：

　　（1）斑丘疹：

　　①斑疹：不高出皮肤、红色、指压可褪色，大小不等，并可融合成片状。

　　②丘疹：突出于皮肤表面，可为红色或皮肤色，丘疹也可大小不等，分散或群集，亦可融合成片。

　　③斑丘疹：指斑疹和丘疹的特点同时存在。

　　斑疹（不高出皮肤、红色、指压可褪色，大小不等，并可融合成片状）。

　　丘疹（突出于皮肤表面，可为红色或皮肤色，丘疹也可大小不等，分散或群集，亦可融合成片）。

　　斑丘疹（指斑疹和丘疹的特点同时存在）。

　　（2）疱疹：

　　①水疱：是高于皮面，内有空隙，具有界限性的隆起，内含清晰或混浊的浆液。最终结

痂、脱痂，大多不留瘢痕。

②脓疱：是含有脓液的水疱，多由水疱并发感染所致，愈后可能遗留深浅不一的瘢痕。

水疱：是高于皮面，内有空隙，具有界限性的隆起，内含清晰或混浊的浆液。最终结痂、脱痂，大多不留瘢痕。

（3）紫癜：皮肤表面先有鲜红色斑点，形状大小不一，指压不褪色，以后变紫而转青，最终变为棕黄色而消失。针头大小的圆斑为瘀点，较瘀点大者为瘀斑，出血多而成扁平隆起为血肿。

▶ 宝宝起斑丘疹常见于哪些疾病？

1. 出疹性急性传染病：风疹、麻疹、猩红热、手足口病等。

2. 病毒感染：幼儿急疹、传染性单核细胞增多症等。

3. 药物疹。

4. 婴儿湿疹。

5. 荨麻疹、丘疹性荨麻疹。

6. 川崎病。

▶ 宝宝起疱疹常见于哪些疾病？

1. 水痘；

2. 单纯疱疹；

3. 脓疱病；

4. 新生儿脓疱疮。

▶ 宝宝出紫癜常见于哪些疾病？

（1）血小板数量减少或功能异常：

①血小板减少性紫癜；

②血小板衰弱症；

③再生障碍性贫血；

④白血病。

（2）过敏性紫癜。

（3）败血症、流脑等。

发现宝宝出皮疹妈妈应该怎么办？

妈妈发现宝宝皮肤起疹子了不要紧张，先仔细观察，翻开衣服看看皮疹的分布，形态、大小、用手压是否褪色，宝宝是否发热，精神食欲如何，有无抓挠。回忆出疹前有无用药史，特殊饮食史。

宝宝长什么样的皮疹妈妈可先观察处理？

如果皮疹是散在的几个丘疹，分布于暴露部位，多与蚊虫叮咬有关，可局部用些花露水、虫咬水、无极膏等。

如果几个月的小宝宝面部出现红疹，摸上去很粗糙，哭闹或受热加重，大多可能是湿疹，注意不要给宝宝穿太多，轻者可涂些郁美净儿童霜等，重者需要看皮肤科，最好看小儿皮肤科，以便使用小儿适用的药物。

如果是在夏季，宝宝在皮肤皱褶多，容易积汗的部位出现红色小疹子，大多是痱疹，可用十滴水洗澡，然后涂上爽身粉。注意调节室温。

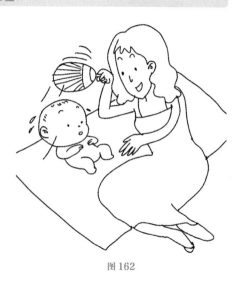

图 162

什么样的皮疹妈妈要立即带宝宝看医生？

1. 皮疹分布广泛，面部、躯干、甚至四肢都有。

2. 皮疹为出血性，指压不退，或为疱疹。

3. 伴有发热、精神差、食欲下降等。

4. 出疹前有用药史、特殊饮食史，如吃了从前未吃过的某种食物。

宝宝被蚊虫叮咬后局部肿包要紧吗？

有些宝宝被蚊虫叮咬后，局部会肿起一个大包，有时肿的有半个鸡蛋大小，看上去很吓人，其实妈妈不必紧张，这可能是因为宝宝的皮肤敏感，对蚊虫叮咬过敏出现过敏性水肿，这种肿胀宝宝不会有疼痛感，局部无明显发红、发热，按压宝宝不哭闹，而且可能会多次出现。局部涂些治疗蚊虫叮咬的药膏，慢慢就会消退。但如果宝宝局部肿胀发红、发热、按压哭闹，有疼痛感，可能已合并感染，需要带宝宝看医生。

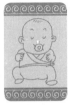

妈妈最怕宝宝淋巴结肿大

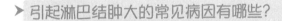

很多妈妈无意中发现宝宝的后枕部、耳后或颈部有小包包，就急匆匆赶到医院，以为宝宝长了什么不好的东西，其实大部分是正常的淋巴结，那么正常淋巴结有哪些特点？什么情况会引起淋巴结肿大？发现淋巴结肿大妈妈应怎么办？

▶ 正常淋巴结有哪些特点？

一般健康宝宝的身体浅表部位如枕后、耳后、颌下、颈部、腋窝、大腿根等处都可能摸到淋巴结（图 163）。正常的淋巴结一般不超过黄豆粒大小，多为单个，质软，无痛感，可在皮下滑动，与周围组织不粘在一起。

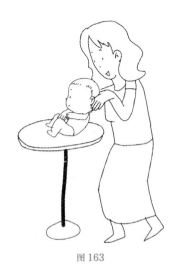

图 163

▶ 引起淋巴结肿大的常见病因有哪些？

1. 上呼吸道感染：咽、扁桃腺的急性感染会合并急性淋巴结炎。

2. 传染性单核细胞增多症。

3. 川崎病。

4. 结核感染。

5. 口腔炎、龋齿、牙龈炎可引起颌下淋巴结肿大。

▶ 发现淋巴结肿大妈妈应怎么办？

发现淋巴结肿大时，妈妈首先要看宝宝的全身情况如何，同时检查一下淋巴结的部位、大小，能不能移动，压上去痛不痛。观察一下体温有没有改变，淋巴结是否在继续增大。

如果全身情况很好，不发热，胃口也很好，体重在增加，面色正常，那就可以放心。如果肿大的淋巴结只限于枕部、耳后、颈部、颌下，可以活动，没有压痛，淋巴结也不是很大（直径 1 厘米以内），不用特殊处理，注意观察其大小的变化。若出现于感冒时或附近有过脓疮，应积极治疗原发病。

　　如果继续增大，就应该每天测几次体温，看看有没有低热，全身情况如精神、胃口有没有改变，如果有了改变，体重又不增加，甚至减少时，就应该请医生检查。

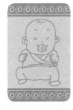

妈妈最怕宝宝多汗

儿科门诊经常遇到妈妈带着宝宝来看多汗，妈妈担心宝宝出汗多是由疾病引起的，那么宝宝为什么会多汗？如何区分生理性多汗和病理性多汗？宝宝多汗妈妈应怎么办呢？

▶ 同在一个环境中为什么宝宝出汗比成人多？

汗液由皮肤汗腺分泌，婴幼儿皮肤含水量较大，皮肤表层微血管分布较多，所以由皮肤蒸发的水分也多，而且小儿时期新陈代谢旺盛，平时活泼好动，所以出汗比成人多。小儿对冷热的自我调节能力比较差，即使晚上也爱出汗，这也是正常现象。

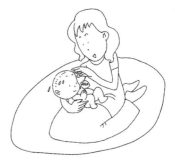

图 164

▶ 生理性多汗常见于哪些情况？

大多数宝宝出汗属于正常的生理现象，医学上称为"生理性多汗"，一般都可以找到明显的外部原因或诱因。如：

（1）气候炎热，室内温度过高而致宝宝多汗；

（2）宝宝游戏、跑跳、剧烈的运动后出汗多；

（3）宝宝衣服穿得过多；

（4）晚上被子盖得太厚，使宝宝过热而出汗多；

（5）吃了辛辣刺激性的食物，如辣椒等也会导致多汗。

另外父母一方如果有多汗的表现，宝宝也可遗传多汗。

▶ 病理性多汗常见原因及特点？

病理性多汗则是指由于某些疾病原因引起的多汗，病因比较复杂。

（1）小儿佝偻病：多汗是佝偻病活动期的重要表现特征，通常还伴有夜间哭闹、枕秃、乒乓头、方颅、前囟门增大且闭合延迟等症状。

（2）低血糖：表现为面色苍白，出冷汗，甚至大汗淋漓，四肢发冷。

（3）药物性多汗：吃退热药过量，引起大量出汗，甚至虚脱。

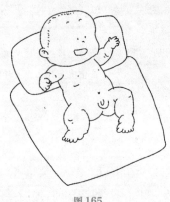

（4）小儿心肺疾病：小儿先天性心脏病、肺炎合并心衰的患儿也常常会大量地出虚汗。

（5）急慢性感染性疾病：伤寒、败血症等。

（6）结缔组织疾病：类风湿病、红斑狼疮或血液病疾病等。

（7）儿童肥胖症：肥胖宝宝即使动一动或平时走走路也会大汗淋漓（图165）。

图165

（8）小儿结核病：患有结核病的宝宝不仅前半夜汗多，后半夜天亮之前也多汗，称为"盗汗"。同时还伴有胃纳欠佳，午后低热或高热，面孔潮红，消瘦等表现，有的还会出现咳嗽、肝脾肿大、淋巴结肿大等症状。

▶ 宝宝出汗妈妈怎么办？

宝宝多汗，妈妈不必过分担忧，首先应该积极寻找宝宝多汗的原因。如有无室温过高、穿衣过多，盖被过厚，或活动量过大等引起生理性多汗的原因，如果是生理性多汗，只要去除导致宝宝多汗的外界因素就可以了。

要鉴别宝宝多汗的病理性原因，必须去医院进行相关检查，详细描述宝宝的症状，请医生结合病史、体征等因素综合分析，以便及时做出正确的诊断和治疗，切不可擅自下结论，更不可随便给宝宝用药。

▶ 宝宝多汗妈妈应怎样护理？

1. 经常开窗换气。每天早、中、晚坚持定时通风换气，尽量做到每次开窗10～30分钟（图166）。

2. 如果是炎热的夏天，有条件的家庭可使用电扇或空调降温，但要注意风不能直接对着宝宝吹，尤其是宝宝睡着后，皮肤毛孔开放，身上有汗，直接吹容易受凉。

3. 衣服及被子不可太厚。宝宝的内衣宜选择透气性好、吸水性强的棉质衣料。衣着和被子的厚薄应与大人相当，尤其是冬天不要穿得过厚，盖得太多，否则宝宝容易出汗。从小锻炼宝宝的耐寒能力，也有助于增强宝宝的抵抗力。

4. 勤洗澡。勤给宝宝洗澡，以保持皮肤清洁、干燥。因为宝宝的皮肤十分娇嫩，过多的

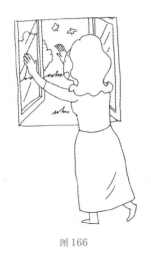

图 166

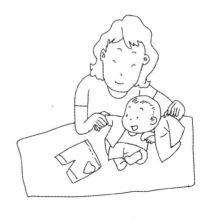

图 167

汗液积聚在皮肤褶皱处如颈部、腋窝、腹股沟等处，容易导致皮肤溃烂并引发皮肤感染。如果条件不允许，可以经常给宝宝进行擦浴，以保证不让汗液伤害宝宝的皮肤。

5. 及时更换衣服（图 167）。衣服被汗液浸湿，如果不及时更换，宝宝就得用自己身体的温度来焐干，这样容易让宝宝受凉，引起感冒、发热及咳嗽等不适。

6. 补充水分。出汗严重的宝宝，由于体内水分丧失较多，如果不及时补水，就有可能脱水。可适量喂宝宝一些淡盐水，这是因为出汗还会使身体失去一定量的钠、氯、钾等电解质，淡盐水则可有效补充这些物质，对维持体内电解质平衡、避免脱水而导致虚脱有重要作用。

7. 中医中药治疗。多汗的宝宝可以在医生的指导下吃些中药汤剂或中成药协助止汗。

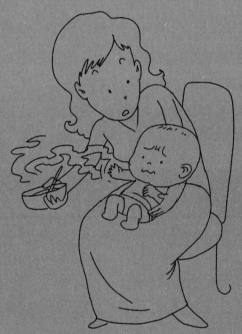

第4章

宝宝常见疾病

所谓疾病是指在一定病因作用下，机体发生的异常生命活动，并引发一系列的功能、结构等的变化，表现为症状，体征和行为的异常。那么宝宝常患哪些疾病，这些疾病有哪些表现，妈妈该如何应对呢？

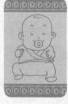

妈妈最怕宝宝患急性上呼吸道感染

急性上呼吸道感染，简称上感，是小儿时期最常见的疾病，是鼻、咽、喉部急性炎症的总称。急性上呼吸道感染包括急性鼻咽炎（感冒）、扁桃体炎、咽炎、喉炎等。那么上感的病因有哪些？上感可引起哪些并发症，不同部位的感染各有哪些特点？如何治疗？妈妈护理应注意什么呢？

▶ 宝宝上感的常见病原体有哪些？

宝宝上感常见的病原体有各种病毒、细菌及肺炎支原体等。

90% 以上的感冒是由病毒引起的，其中鼻病毒、冠状病毒约占 60%，其他病毒如呼吸道合胞病毒、流感病毒、副流感病毒、腺病毒、柯萨奇病毒、埃可病毒、EB 病毒等有几百种病毒。一般病毒感染后，经 2 ~ 3 天后可继发细菌感染，而直接由细菌引起的感冒不超过 10%。常见的细菌有肺炎链球菌、流感嗜血杆菌及金黄色葡萄球菌、卡它莫拉氏菌及溶血性链球菌等。

▶ 宝宝为什么容易患上感？

1. 上呼吸道的解剖生理特点：婴幼儿时期气道发育未完善，鼻腔短，无鼻毛，黏膜柔软，血管丰富，易患呼吸道感染。

2. 免疫功能低，容易患病。

3. 某些疾病如维生素 D 缺乏性佝偻病、营养不良、贫血、先天性心脏病等更容易反复患上感。

▶ 宝宝上感的常见诱因有哪些？

1. 护理不当，未随气候冷暖改变增减衣服而受凉、未多饮水（图 168）。

2. 居住环境不佳：拥挤不堪、空气混浊、冬天过冷等。

3. 营养不良、缺乏锻炼、过敏体质等。

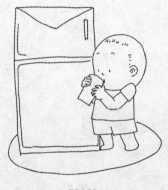

图 168

▶ 上感的并发症有哪些？

患上感如不及时治疗，可引起并发症，在婴幼儿时最多见。并发症可分 3 类：

（1）感染波及邻近器官或向下蔓延，出现鼻窦炎、口腔炎、喉炎、中耳炎、颈淋巴结炎、支气管炎、肺炎等。

（2）病原通过血液循环播撒至全身，细菌感染并发败血症，可导致化脓病灶如骨髓炎、脑膜炎、泌尿系统感染等。

（3）感染引起变态反应，出现急性肾小球肾炎、风湿热、心肌炎等疾病，多见于年长儿。

▶ 宝宝患上感时如何进行家庭治疗与护理？

1. 小儿要注意多休息、多饮水，给予清淡易消化、有营养的半流质或流质饮食（图 169），以利及早恢复。

2. 不到公共场所，避免发生交叉感染。

3. 小儿居住的室内要定时通风，保持室内空气新鲜，维持室内湿度在 55% ～ 60% 为宜。

4. 给服一些清热解表的小儿中成药或抗病毒药物。

5. 合理使用抗生素：抗生素仅在有细菌感染时

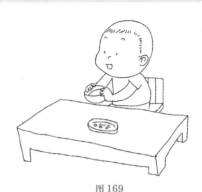

图 169

才使用，滥用会造成耐药及菌群失调。因上感多由病毒引起，一般最初 3 天内可不用抗生素，何时使用应在医生指导下进行。

6. 对症治疗与护理：①如发热时要监测体温变化，当体温超过 38.5℃以上时及时给予退热处理，避免高热引发惊厥。②如鼻塞严重时应先清理鼻腔分泌物，然后用 0.5% 麻黄素液滴鼻，每日 2 ～ 3 次，每次 1 ～ 2 滴，小婴儿宜在哺乳前 15 分钟给药，能保证吸吮顺利进行。③如咽痛时，可给予雾化吸入或喷咽药液，并多饮水。④如有咳嗽时，给予止咳化痰的药物。

7. 预防并发症：观察症状的变化，症状超过一周未好，要到医院看医生，寻找原因。

▶ 患上感后怎样合理使用抗生素治疗？

1. 由于上感绝大多数是由病毒感染引起的，呈自限性，病程一般不超过 7 天；多不需给予抗生素治疗，尤其在最初 3 天内可不用抗生素，以对症治疗为主。

2. 若明确是由细菌感染引起的如化脓性扁桃体炎，或明确并发有细菌感染的如化脓性中耳炎、鼻窦炎时应使用抗生素。

3. 若感冒症状3天后持续不缓解或反而加重，或伴发热、白细胞增高、C反应蛋白增高，则提示有细菌感染存在，由医生决定给予使用何种抗生素，同时积极寻找感染部位。

4. 感冒早期使用抗生素不能改变疾病的病程及转归，也无预防细菌并发症的作用，反而引起滥用抗生素的后果。

▶ 宝宝患上感后什么时候需要去看医生？

小儿患上感后，若仅有打喷嚏、流涕、鼻塞症状，无发热或低热，食欲好，精神好，玩耍如常，可在家里护理，多饮水，暂不需去医院。若食欲差，精神不好，嗜睡，眼睛无神，呕吐、腹泻时要去医院；若咳嗽频繁难以入睡或夜间睡觉时咳醒，发热超过38.5℃长时间不退，或出现惊厥时，需要立即去医院看医生。

▶ 怎么预防上感呢？

1. 积极锻炼身体，坚持户外活动，增强体质。

2. 合理护理，避免诱发因素，如及时增减衣服，避免被动吸烟，多饮水等。

3. 避免交叉感染，勤洗手、勤通风，减少探视病人。

4. 对反复感染者可给予药物预防，如核酪口服液、黄芪颗粒、槐杞黄颗粒、玉屏风等。

5. 注射疫苗。

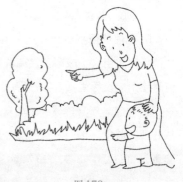

图170

▶ 感冒有哪些表现？

感冒时病毒常先从鼻咽部侵入，在受凉后1～3天以内起病出现症状（即潜伏期）。轻症者以鼻咽部症状为主，典型表现为打喷嚏、流涕、鼻塞、干咳、咽痛，有时出现不同程度的发热。重症者有高热、发冷寒战、头痛、纳差、乏力、恶心、呕吐、腹泻、脐周疼痛、烦躁，个别甚至有惊厥。查体可见咽部充血，扁桃体肿大。病程3～5天，大多不超过1周。若1周后症状不改善或反而加重，或伴有发热、白细胞增高、C反应蛋白增高，要寻找感染的部位及有无并发症发生。

如何区分普通感冒与流行性感冒？

普通感冒的特点：散在发病，以呼吸道局部症状为主，全身中毒症状不明显或没有。如有明显打喷嚏、流涕、鼻塞、干咳、咽痛；可有发热，但持续高热罕见。可有恶心、呕吐、腹泻、脐周疼痛等胃肠道症状。无严重周身疼痛。发病较缓慢，引发并发症的少。

流感的特点：有明显的流行病学史（聚集发病，有传染性），呼吸道症状轻，全身中毒症状重。如有严重高热、肌肉关节酸痛、头痛等；而咳嗽、流涕、咽痛等呼吸道症状相对轻或不明显。

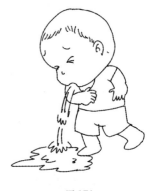

图 171

宝宝咽炎有哪些表现？

急性咽炎表现为以发热、咽痛为主，可有流涕、咳嗽。张口检查可见咽峡部充血，咽后壁红肿，个别有明显滤泡。若反复感染或感染迁延易导致慢性咽炎，而表现为咽部不适、发干、干咳、异物感，咽部可见滤泡增生。

宝宝患了咽炎时如何进行治疗？

因有咽部炎症，要多饮水，少吃甜、凉、咸、辣等刺激性食物，使用有抗炎作用的口含片；或雾化吸入治疗；必要时抗炎治疗。

为什么小儿时期易患扁桃体炎？

因为扁桃体在小儿时期发育旺盛，1岁末开始逐渐增大，在4～10岁期间发育达到高峰，到14～15岁时逐渐退化。所以，扁桃体炎在1岁内婴儿少见，在学龄前期与学龄期多见。

急性扁桃体炎的表现有哪些？

本病表现为发热，可呈高热、伴发冷寒战；有咽痛，尤其在有吞咽动作时疼痛比较明显；

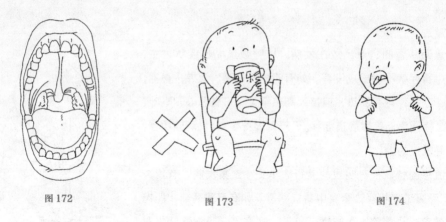

图 172   图 173   图 174

恶心、呕吐，食欲差；头痛。而打喷嚏、流涕、鼻塞不明显。查体见以扁桃体红肿为主，表面可有黄白色渗出物，颈部淋巴结肿大、压痛（图 172～图 174）。

▶ 患急性扁桃体炎后如何区分病毒性感染与细菌性感染？

要想区分病原是细菌还是病毒，应到医院进行检查。病毒感染一般扁桃腺无分泌物，或分泌物为白色，或有疱疹。细菌感染扁桃腺红肿明显，分泌物为黄色脓性，查末梢血常规：若白细胞（WBC）总数偏低或在正常范围，中性粒细胞百分数不高，多为病毒感染；若白细胞增高，中性粒细胞百分数增高，多为细菌感染。血 C 反应蛋白（CRP）：若在正常范围内为病毒感染；若 CRP 增高则提示为细菌感染。明确为细菌感染后要规范使用抗生素治疗。

▶ 患急性扁桃体炎后如何进行治疗与护理？

判断病原后，可针对性使用药物。细菌感染时要用有效抗生素，如青霉素类、头孢菌素类、红霉素类，一定要遵医嘱，足量、足疗程使用抗生素，以彻底清除感染灶，一般细菌感染抗生素用至体温正常后 3 天，化脓性扁桃腺炎疗程需要 7～10 天。病毒感染时用抗病毒制剂，如利巴韦林、干扰素等。高热时给予退热。多饮水，少喝甜凉饮料，进食清淡、易消化的半流食物。

▶ 小儿扁桃体反复发炎者是否应当摘除扁桃体？

因扁桃体是免疫器官，具有免疫功能，可抑制细菌与病毒的生长、扩散，对人体有保护作用，尤其在 3～5 岁时免疫功能最活跃，所以不能轻易切除扁桃体。但是，若经彻底治疗

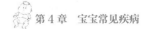

后仍反复化脓、经久低热，有引起急性肾炎或风湿热的可能，最好在 5 岁以上时，考虑行扁桃体切除术。

小儿疱疹性咽峡炎的发病原因是什么？

引起本病的病原体是柯萨奇 A 组病毒。疱疹性咽峡炎是一种特殊类型的上呼吸道感染。

疱疹性咽峡炎的表现特点是什么？

本病表现为高热、咽痛、流口水、不思饮食、呕吐。若让小儿张口时可见咽峡部充血，软腭部出现疱疹或小溃疡，周围红肿。一般病程约 1 周。

患疱疹性咽峡炎的宝宝怎样治疗与护理？

要多饮温水，进流食，可少量多餐；多休息；对症治疗，高热以物理降温与退热药物相结合，避免因高热引起惊厥；可使用有清热作用的中成药以及抗病毒药；继发细菌感染时加用抗生素。若在高热不退时应去看医生。

咽结合膜热发病原因是什么？

本病是由腺病毒 3、7 型感染引起。咽结合膜热是另一种特殊类型的上呼吸道感染。

小儿咽结合膜热的表现是什么？

本病以发热、咽炎、结膜炎为主要特征。表现为高热，咽痛、咽部充血，眼部痛、结膜充血、有分泌物；病程一般为 1 ~ 2 周。咽结合膜热有时可在托幼机构中形成小流行，对病儿要给予隔离治疗。

患咽结合膜热时怎样进行治疗与护理？

结膜炎的治疗要用抗病毒眼药水滴眼。其他治疗与护理，包括休息、饮食、对症治疗同上呼吸道感染。

小儿喉炎的病因是什么？

急性感染性喉炎，简称喉炎，常为急性上呼吸道病毒或细菌感染的一部分，有时在麻疹、流感以及其他急性传染病时并发。引起喉炎的病原有病毒：副流感病毒、流感病毒、呼吸道合胞病毒等感染；或细菌：金黄色葡萄球菌、流感嗜血杆菌、肺炎链球菌、溶血性链球菌等。

喉炎的主要表现有哪些？

喉炎表现为起病比较急，可有不同程度的发热，体温高低不定，咳嗽声犹如狗叫，又称犬吠样咳嗽，此为标志性症状；声音嘶哑，吸气时有喉鸣；严重者出现呼吸困难，表现吸气时在胸骨上、下方及肋骨间出现凹陷，可有口唇青紫、烦躁不安，甚至窒息死亡。

为什么宝宝患喉炎要立即就医？

由于小儿的喉腔狭窄，在声带处最窄，软骨柔软，黏膜内血管及淋巴丰富，黏膜下组织疏松，有炎症时容易引起黏膜充血水肿，而发生喉梗阻，严重者会出现窒息死亡。

患喉炎后如何进行治疗？

急性喉炎是一种急重症，需要立即给予治疗。

（1）要保持呼吸道通畅，防止发生缺氧，必要时给予吸氧。

（2）抗生素治疗：急性喉炎病情进展迅速，要选择足量的广谱抗生素控制感染。

（3）肾上腺皮质激素：雾化吸入激素如布地奈德，或口服肾上腺皮质激素，如强的松，严重者静点激素，如甲强龙、氢化考的松、地塞米松等减轻喉部黏膜水肿，缓解症状，疗程不超过3天。

（4）对有严重喉梗阻表现缺氧严重者，应立即进行气管插管通气，或立即进行气管切开术。

宝宝患急性喉炎妈妈应怎么办？

（1）多饮水，尽量减少不必要的哭闹。

（2）进食流食或半流食、易消化食物。避免进食甜、咸及辛辣食物（图175）。

（3）遵医嘱按时给宝宝服药。

（4）注意观察宝宝声音嘶哑的变化、呼吸有无费力。若声音嘶哑严重，哭无声，呼吸费力，吸气有喉鸣，要立即带宝宝就医。

（5）急性喉炎夜间容易加重，所以妈妈夜间更要注意观察。

（6）患过喉炎的宝宝，再感冒很容易诱发喉炎，一旦宝宝出现声音嘶哑要立即看医生，及时用药。

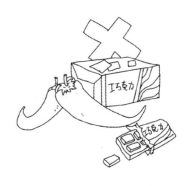

图 175

▶ 宝宝会患鼻窦炎吗？

鼻窦包括额窦、上颌窦及筛窦，鼻窦炎的好发年龄为 5 ~ 8 岁（图 176），但由于筛窦发育最早，2 ~ 3 岁即可发生炎症，故婴幼儿可患筛窦炎，其表现为眼眶周水肿，及蜂窝织炎，鼻黏膜充血、水肿，鼻道有黏稠脓液。

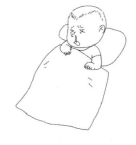

图 176

▶ 宝宝患鼻窦炎如何治疗？

因鼻窦炎多是急性鼻炎并发细菌感染引起，所以必须用抗生素治疗，同时要保证鼻腔引流通畅，可用洗鼻液洗鼻，用麻黄素等滴鼻，减轻鼻堵。

▶ 宝宝为什么容易患中耳炎？

与宝宝的耳部解剖特点有关，与成人相比，宝宝的咽鼓管位置呈水平状，且较宽、直、短，故宝宝患上呼吸道感染时，鼻咽部的细菌或病毒容易通过咽鼓管侵入中耳，引起急性化脓性中耳炎。

▶ 宝宝中耳炎有什么样的表现？

宝宝常会感觉到耳朵跳痛或刺痛，在吸吮、吞咽及咳嗽时耳痛就会加剧。较大的宝宝会说耳痛，但婴幼儿由于不能表达自己的痛苦，常表现为烦躁、哭闹、夜眠不安、摇头或用手揉耳等。由于吸吮和吞咽时耳痛会加剧，所以患中耳炎的宝宝往往不肯吃奶。患中耳炎的宝宝还常伴有发热、畏寒、呕吐及腹泻等症状。

宝宝患中耳炎会影响听力吗？

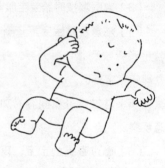

如果宝宝患中耳炎能早期发现，并给予及时有效的治疗，一般不会影响听力。如果宝宝有不肯吃奶、夜间啼哭、摩擦单侧耳朵、耳朵出现分泌物等症状（图177），就应该考虑是否为小儿中耳炎，妈妈要带宝宝到耳鼻喉

图 177

科就诊。频繁复发的中耳炎会影响孩子的听力，如果耳内渗出的积液留存达3个月，就可能使宝宝丧失部分听力。因此，不论是急、慢性中耳炎，家长都应带宝宝及时治疗，不可拖延。

宝宝患中耳炎应如何治疗？

（1）抗感染：中耳炎有一部分是病毒引起的，因不容易和细菌性中耳炎区分，所以目前治疗时，如果是急性中耳炎必须使用抗生素治疗一疗程。

（2）局部用药：使用鼻滴剂使局部鼻塞缓解来打开耳咽管，宝宝须躺着滴入鼻腔几滴药物，然后头部转向耳朵发炎的那侧，如此可使药物流经耳咽管，使血管收缩、黏膜消肿，从而使耳咽管打开。

（3）特别需注意的是，有些家长用偏方治中耳炎，也就是将某些中药或药片磨成粉吹进耳朵里，这是很危险的。如果药末堵塞鼓膜的穿孔处，内耳鼓室内的脓液引流不畅，长期刺激、腐蚀鼓膜，可使炎症向周围组织扩散。严重时脓液可向颅内蔓延，引起硬脑膜外脓肿、化脓性脑膜炎、脑脓肿等并发症。颅外并发症如耳后骨膜下脓肿、迷路炎和周围性面瘫等，这些并发症的发生将会有生命危险。所以宝宝患了中耳炎，妈妈一定要带宝宝到正规的医院就诊。

如何预防宝宝患中耳炎

1. 积极预防感冒，避免病菌感染。

2. 宝宝感冒后鼻腔分泌物较多时，不要捏住两侧鼻孔擤鼻涕，正确的方法是压住一侧鼻孔擤鼻涕，然后换另外一侧。但当宝宝鼻塞特别厉害时最好不要擤鼻涕，以防鼻涕和细菌经咽鼓管进入中耳，引致急性中耳炎。

3. 洗澡或游泳后，最好用棉签给宝宝掏掏耳朵，吸干耳朵里的水（图178）。已经有慢性中耳炎的宝宝，不要游泳。

4. 需注意喂乳姿势，应该抱起婴幼儿喂乳，人工喂奶时不要太多、太急。婴幼儿患中耳炎往往和喂奶姿势不正确也有关。让婴儿平卧喂奶，或人工喂养时喂奶过多、过急，使婴儿来不及吞咽而呛咳，均可以使乳汁逆流入鼻咽部，从咽鼓管进入中耳而致急性中耳炎。

5. 平时要注意宝宝的口腔卫生。

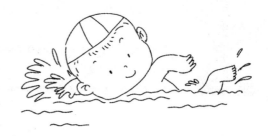

图178

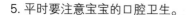

宝宝患急性淋巴结炎会有什么表现？

小儿颈淋巴结炎多起源于感冒合并细菌感染。小儿颈部淋巴结发炎时，先见局部淋巴结肿大、发红、发热，并有独痛，一般体温升高到 38 ~ 40℃。如不及时治疗，可引起化脓及严重的周身症状。在新生儿及婴儿时期，急性淋巴结炎易于扩散并在短时间内化脓破溃或发生败血症。

宝宝患急性淋巴结炎如何治疗？

急性淋巴结炎多由细菌感染引起，因宝宝的抵抗力低，若不及时治疗容易引起淋巴结化脓，甚至发生败血症，所以要早期使用足量、强效的抗生素抗感染。一般需采用静脉用药，以有效控制感染，防止感染扩散。

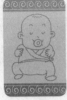

妈妈最怕宝宝患急性下呼吸道感染

急性下呼吸道感染是指在下呼吸道部位发生的炎症，包括气管炎、支气管炎、毛细支气管炎、肺炎。由于急性支气管炎常同时累及气管，也有时称为急性气管支气管炎。那么这些疾病的病因、表现各有哪些特点？如何治疗护理呢？

▶ 宝宝会得气管炎吗？

婴幼儿气道短，抵抗力低，当上呼吸道感染向下蔓延时，很快累及气管及支气管，很难只局限于气管，所以宝宝的气管炎大多与支气管炎同时存在。

▶ 小儿支气管炎的病因是什么？

急性支气管炎是支气管黏膜发生炎症。常在上感之后向下蔓延引起，或为急性传染病的一种临床表现。主要由感染引起。病原体为病毒、细菌、肺炎支原体、衣原体。一般初始病原以病毒为主，如合胞病毒、流感病毒、副流感病毒、腺病毒、鼻病毒等。当有基础疾病（如免疫功能缺陷、营养不良等）、小婴儿或病程超过1周时病原为细菌性的可能性明显加大。细菌病原主要有肺炎链球菌、流感嗜血杆菌、卡他莫拉氏菌、葡萄球菌、百日咳杆菌等。

▶ 支气管炎的主要表现是什么？

支气管炎是婴幼儿时期的常见病。主要表现有发热、咳嗽、咯痰。其中以咳嗽为主要症状，病初为干咳，以后有痰。在婴幼儿时期因不会咯痰，常听到"嗓子里"有痰的呼噜声。可有发热，重者可出现高热，体温可超过39℃。可有呕吐、腹泻等胃肠道症状。查体肺部体征少，双肺呼吸音粗，啰音不固定，一般无发绀。拍胸片肺纹理增粗，肺部无阴影。

▶ 对患有支气管炎的宝宝应如何治疗与护理？

1. 要保持室内湿度，可用加湿器（图179）；注意补充水分，多饮温开水；经常变换体位，有利于排痰。

2. 控制感染：若细菌感染或怀疑有细菌感染时，要合理使用抗生素，如用青霉素类、红霉素类、头孢菌素类，以口服为主；若考虑病毒感染时，以对症治疗为主，注意混合感染。

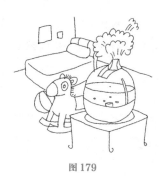

3. 对症治疗：使用止咳、化痰、平喘药或退热剂等；超声雾化吸入后痰液稀释了，要注意拍背排痰或吸痰。

图 179

➤ 急性支气管炎时合理使用抗生素的原则

1. 由于病毒感染引起急性支气管炎占多数，若无细菌感染指征不需使用抗生素。

2. 明确为细菌、支原体、衣原体感染，有基础疾病，病毒感染病程超过 1 周，咳嗽加重并伴有痰量增多，末梢血白细胞增多时是使用抗生素的指征。

3. 细菌感染首选青霉素类或头孢类抗生素，疗程一般为 7 ~ 10 天。

4. 百日咳杆菌、肺炎支原体、衣原体感染时，要选用大环内酯类抗生素，如红霉素、罗红霉素、阿奇霉素、克拉霉素。疗程一般为不少于 2 周。

➤ 宝宝为什么会患喘息性支气管炎？

喘息性支气管炎，简称喘支，是婴幼儿时期有喘息的急性支气管炎。病因有以下几种：

（1）感染因素：如当合胞病毒、腺病毒或肺炎支原体感染时常引起喘息。

（2）解剖特点：婴幼儿支气管细小，有炎症时黏膜肿胀，使管道狭窄，产生喘鸣音。

（3）过敏体质因素：如宝宝或亲属有湿疹、过敏性鼻炎、哮喘等过敏史，当病毒感染侵犯呼吸道时易引起喘息。

➤ 小儿喘息性支气管炎的表现是什么？

表现为年龄 3 岁以下，常在上感之后，有发热、咳嗽、喘息、痰堵；可反复发作，多与感染有关；少数几年后发展成支气管哮喘。

➤ 宝宝患喘息性支气管炎应如何进行治疗与护理？

1. 对因治疗：控制感染。

2. 对症治疗：退热、止咳、化痰、平喘。患喘支的宝宝，止喘治疗很重要，常用支气管扩张剂，如喘乐宁压缩雾化吸入，盐酸丙卡特罗口服，严重者用激素，如布地奈德雾化吸入、甲泼尼龙、地塞米松、氢化考的松等静脉滴注。

3. 喘支小儿年龄越小，症状越重，越易发生心衰，妈妈护理时要注意观察宝宝的精神状态、呼吸情况、有无青紫等，若宝宝烦躁不安、呼吸急促、口周青紫要立即就医，需要住院治疗。

➤ 什么是毛细支气管炎？

毛细支气管炎是一种主要由呼吸道合胞病毒引起的常见的下呼吸道感染，仅见于2岁以下的婴幼儿，特别是1～6个月的小婴儿，病变主要发生在细小支气管，但肺泡也可受累，因此它属于特殊类型的肺炎。北方多数病例发生在冬春季，南方地区夏秋季也有发病。可有小范围的流行。

➤ 毛细支气管炎有哪些表现？

毛细支气管炎常常在上呼吸道感染2～3天后出现持续性干咳和发作性喘憋，常伴中、低度发热。病情以咳喘发生后的2～3天为最重。咳喘发作时呼吸浅而快，常伴有呼气性喘鸣音即呼气时可听到像拉风箱一样的声音，每分钟呼吸60～80次，甚至更快，心率快可达到每分钟160～200次，同时有明显的鼻翼扇动。严重的患儿可出现口周、口唇及指甲发绀，可合并心力衰竭、脱水、代谢性酸中毒及呼吸性酸中毒等酸碱平衡紊乱。

➤ 毛细支气管炎如何治疗？

因本病多发于小婴儿，喘憋较重，很容易引起心力衰竭、呼吸衰竭而危及生命，所以大多需要住院治疗，主要为氧疗、控制喘憋、抗病原体药物治疗及其他疗法。

（1）氧疗：大部分患儿有低氧血症，因此重症患儿可采用不同方式吸氧，如鼻前庭导管给氧，面罩或氧帐等。

（2）控制喘憋：可用沙丁胺醇（喘乐宁）雾化吸入。糖皮质激素用于严重的喘憋发作或其他治疗方法不能控制时使用。

（3）抗病原体药物治疗：如系病毒感染所致，可用三氮唑核苷静脉滴注或雾化吸入，亦可试用 α–干扰素肌肉注射。怀疑支原体感染者可应用大环内酯类抗生素，有细菌感染者应用适当的抗生素。

（4）其他治疗：镇静、保证液体摄入量，纠正酸中毒，并及时发现和处理心力衰竭、呼吸衰竭等。

毛细支气管炎的护理

1. 环境的调整：保持病室环境舒适，空气流通，中央空调温度设定在 22 ～ 24℃，湿度 55％ ～ 65％，保持患儿安静，各种治疗护理集中进行，减少耗氧量（图 180）。

2. 密切观察宝宝的呼吸、面色、神志、意识、紫绀等，随时调整给氧浓度。

3. 要保持呼吸道通畅，可行雾化、吸痰。

4. 补充营养和水分：饮食宜高热量，高蛋白，高维生素。多饮水，以流质饮食为主，加蔬菜水及其他营养物，并观察消化吸收情况。

5. 遵医嘱用药，严格控制输液速度，使用输液泵。

6. 基础护理：保持口腔清洁，喂奶进食后多饮水，清洁口腔，预防口腔炎、鹅口疮，促进食欲，保持皮肤清洁干燥。

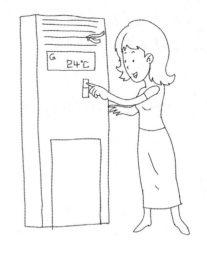

图 180

小儿肺炎的常见原因是什么？

当炎症由支气管向下蔓延到肺泡，就叫肺炎。肺炎是小儿时期常见疾病，在我国也是小儿第一大死亡原因。病原体以病毒及细菌为主，也可为肺炎支原体、衣原体或军团菌等。具体病原同急性支气管炎。资料表明：发达国家中小儿肺炎以病毒感染为主，发展中国家则以细菌感染为主。当小儿有营养不良、佝偻病、低出生体重儿以及先天性心脏病时容易发生肺炎。所以，要积极治疗营养不良、佝偻病、先天性心脏病。

宝宝的肺炎是发烧烧出来的吗？

很多妈妈只要宝宝一发烧就紧张得不得了，总是怕"烧成了肺炎"，其实肺炎是由病毒、细菌或支原体等致病微生物引起的，与发烧没有任何关系，发烧是宝宝对感染的反应，也就是宝宝的机体与病菌做斗争的表现，一般体温不超过 40℃ 对宝宝的身体是没有伤害的，但如果宝宝有高热惊厥的毛病，还是要注意控制体温，因为惊厥可能会对脑细胞有影响。

肺炎的主要表现有哪些？

小儿患肺炎时多表现有发热，体温常超过 38 ~ 39℃；咳嗽，较频繁，咯痰，小儿有痰因不会咳出有呼噜声，有时剧烈咳嗽可引起呕吐；呼吸加快；有鼻翼扇动、肋间凹陷、口周青紫，呼吸困难。小儿患肺炎后多精神不振、食欲不佳。听诊肺内有固定的水泡音。胸片肺内有点片状阴影。

重症肺炎会有哪些表现？

1. 心力衰竭：宝宝表现为烦躁不安，哭闹，呼吸急促，口周发绀，面色苍白等。

2. 呼吸衰竭：呼吸急促，或呼吸不规则，有暂停，或双吸气等，紫绀加重，严重者呼吸无力，微弱。

3. 中毒性脑病：惊厥、嗜睡，甚至昏迷。

4. 中毒性肠麻痹：呕吐、腹胀，肠鸣音消失。

什么是支原体肺炎？

支原体肺炎又称原发性非典型肺炎，是由一种比细菌小、比病毒大的肺炎支原体引起的肺炎，既不属于细菌性肺炎，也不属于病毒性肺炎。多在较大儿童中发生，近年来婴幼儿发病率逐渐增高。通过咳嗽飞沫传播，有一定传染性。一般 3 ~ 4 年出现 1 次流行高峰，流行期可长达 2 ~ 4 个月。在平时，一年四季也可散在发生，冬季相对较多。

支原体肺炎有什么特点？

支原体肺炎，一般在感染肺炎支原体 2 ~ 3 周发病。大多起病不急，大部分宝宝先出现上呼吸道感染的症状，如鼻塞、流涕、咽痛，伴有中等程度的发热，体温在 39℃ 左右，热型不定，多数咳嗽较重、频繁。初期为干咳，后转为顽固性剧烈咳嗽，体格检查肺部多无阳性体征，年幼儿可能出现喘鸣音。白细胞多数不高，而 X 射线检查肺部可有肺纹理粗重模糊、大片状阴影。

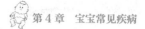

总之，支原体肺炎的特点是 X 射线表现与临床体征不一致，多为 X 射线表现很严重，而肺部体征很轻微，甚至无阳性体征发现。

若宝宝发热、咳嗽持续 3 天以上，而肺部听诊无异常体征，白细胞不高时应拍胸片。

宝宝患肺炎应如何进行治疗？

1. 一般治疗：

（1）最好保持宝宝居住的室内温度在20℃左右，湿度以 60% 为宜，空气流通或经常通风换气；

（2）给予有营养易消化的食物，少量多餐，并多饮水；

（3）经常变换体位，有利排痰。

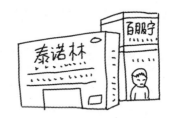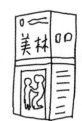

图181

2. 控制感染：按不同病原体选择药物。

（1）细菌感染时使用抗生素治疗，可选用青霉素、头孢菌素、红霉素类等；

（2）病毒感染时因为目前无理想的抗病毒药物，以对症、支持治疗为主，可用病毒唑、更昔洛韦以及干扰素等；

（3）肺炎支原体、衣原体感染选用大环内酯类抗生素。

3. 对症治疗：

（1）供给氧气，以减轻青紫、发憋、呼吸困难；

（2）高热时要退热，物理降温或用退热药，如泰诺林、百服咛、美林等（图181）；

（3）用止咳化痰药；

（4）止喘药，扩张支气管，缓解喘憋；

（5）超声雾化吸入可使痰液稀释而有利排出，也可因加入止喘药物而止喘。

4. 对并发症的治疗：如控制心力衰竭给予强心剂。

使用抗生素治疗肺炎时有哪些注意事项？

1. 使用抗生素治疗原则：

（1）要选用敏感的抗生素药物；

（2）足量、足疗程，重症时要静脉途径给药。

2. 抗生素疗程：依不同病原而异。一般抗生素应使用到体温恢复正常后 5～7 天，临床症状基本消失后3天。停药过早不能完全控制感染，使用药物过长或滥用抗生素会引起体内菌群失调、致病菌耐药及真菌感染。

3. 使用抗生素的种类：对细菌感染首选青霉素类或头孢菌素类抗生素，如青霉素、羟氨苄青霉素或头孢克洛。支原体、衣原体、百日咳杆菌感染者选用大环内酯类抗生素如红霉素、阿奇霉素。重型肺炎时可联合用药，如大环内酯类加头孢曲松或头孢噻肟。

4. 用药途径：一般先用静脉输液途径给药，病情好转后改口服。轻型肺炎可以口服抗生素。

5. 疗效评价：在使用抗生素治疗后72小时症状无改善者可视为无效，需调整用药。

▶ 宝宝患肺炎多久才能减轻症状或痊愈？

若宝宝的肺炎是由细菌或支原体感染引起的，要使用抗生素治疗，药物有效一般在用药2～3天后体温开始逐渐下降，缺氧现象逐渐消失，咳嗽逐渐减轻，痰量逐渐减少，一般多在1～2周后明显减轻或痊愈。病毒性肺炎因无有效的抗病毒药物，以对症治疗、支持疗法为主，病情恢复稍微慢些，一般在5～7天后好转，需要2～3周痊愈。

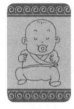

妈妈最怕宝宝反复呼吸道感染

　　儿科门诊经常会遇到一些宝宝反复感冒发烧，妈妈很着急，总是想从医生那儿获得灵丹妙药。那么什么情况下考虑反复呼吸道感染？什么原因会导致反复呼吸道感染呢？如何预防？宝宝反复呼吸道感染应如何治疗？

什么是反复呼吸道感染？

　　反复呼吸道感染是指 1 年内小儿发生上、下呼吸道感染的次数频繁，超过了一定范围。其诊断标准：

　　0～2 岁：上呼吸道感染每年 7 次，下呼吸道感染每年 3 次。

　　3～5 岁：上呼吸道感染每年 6 次，下呼吸道感染每年 2 次。

　　6～12 岁：上呼吸道感染每年 5 次，下呼吸道感染每年 2 次。

　　（1）两次呼吸道感染之间的间隔至少应在 7 天以上；

　　（2）如上呼吸道感染的次数未达到诊断标准，可加上下呼吸感染的次数；

　　（3）需观察一年。

宝宝为什么会反复呼吸道感染？

　　1. 与小儿呼吸道解剖生理特点有关：婴幼儿鼻腔小、鼻道狭窄，对空气中的灰尘及微生物阻挡能力差；肺泡数量较少，使肺含血多、含气少，故易感染。

　　2. 与小儿免疫功能低下有关：人体体液有抵抗呼吸道感染免疫功能（各种抗体）和细胞免疫功能。不论体液免疫功能低下，还是细胞免疫功能低下的孩子都容易反复患呼吸道感染。

　　3. 与慢性疾病有关：如营养不良、贫血、佝偻病、反复腹泻、慢性扁桃体炎、慢性鼻窦炎等。

　　4. 先天畸形：尤其是患有先天性心脏病、先天愚型、唇腭裂的婴幼儿。

　　5. 维生素和微量元素缺乏：维生素 A 缺乏症和锌缺乏症等。

　　6. 异物吸入。

　　7. 环境因素：气候变化、居住环境、被动吸烟等均为容易导致呼吸道感染的因素。

反复呼吸道感染对孩子有哪些危害呢？

1. 发展为慢性感染：如慢性咽炎、慢性扁桃腺炎、慢性鼻炎、鼻窦炎等，而这些慢性病灶在一定条件下，如受凉、疲劳又能诱发呼吸道感染急性发作，而且易于迁延不愈。

2. 反复呼吸道感染可引起肾炎、心肌炎或风湿热等不易治愈的慢性疾病。

3. 反复呼吸道感染还可影响孩子的生长发育，甚至形成营养不良状态，而营养不良本身又能引起免疫功能低下，这样就形成了恶性循环。

对于反复呼吸道感染的孩子应做哪些检查呢？

1. 血象检查。白细胞总数、中性粒细胞及淋巴细胞的百分数，可帮助判断呼吸道感染究竟是由细菌还是病毒所引起。一般细菌感染时，白细胞总数及中性粒细胞百分数都会升高，而病毒感染则白细胞数正常或偏低，淋巴细胞所占比例偏高。

2. 咽拭子培养。对于怀疑为细菌引起反复呼吸道感染的患儿，应做咽拭子培养，也就是咽部分泌物的培养及药物敏感试验，以了解感染是由哪种细菌引起及应用哪种抗生素有效。

3. 放射学检查。反复发生肺炎的宝宝必须做肺部 X 射线透视或拍片检查。

4. 免疫功能的检查。免疫功能检查包括两方面：体液免疫功能和细胞免疫功能，对反复呼吸道感染的宝宝，应做这项检查，以确定免疫功能是否正常。

5. 微量元素检查。锌缺乏、缺铁性贫血、缺钙佝偻病均可能使宝宝的抵抗力下降而引起反复呼吸道感染，故应检查锌、铁、钙等元素。

先天性免疫缺陷病引起的反复呼吸道感染有哪些特点呢？

原发性免疫缺陷病所发生的反复呼吸道感染与小儿通常患的呼吸道感染有所不同，具有以下几个特点：

（1）感染发病早，一般在新生儿时期或 1 岁以内即可发病。

（2）多为严重感染，如反复发生重症肺炎或其他重症感染、慢性腹泻等。

（3）感染迁延不愈，经多方治疗，感染仍不易痊愈，常发展成慢性感染。

（4）难于治愈，即使积极治疗，给予大量抗生素，感染也难于控制。

总体来说，免疫缺陷病所合并的呼吸道感染具有重症性、慢性化及难治性的倾向。通过化验检查有助于两者的鉴别。常作的化验检查有血清免疫球蛋白测定（包括血清 IgG、IgA、IgM、IgE）、唾液中的分泌性 IgA 测定、T 细胞亚类检查等。

妈妈如何预防宝宝反复呼吸道感染？

1. 应注意环境卫生，避免污染，室内空气要流通。

2. 适当运动，锻炼身体、增强体质，可带小孩多进行一些力所能及的户外活动（图182），增强适应环境的能力。

3. 按时接种疫苗。在流感流行期间少去公共场所，避免孩子接触病源，如果家里有人得了感冒，应减少病人与孩子的接触。

4. 避免接触过敏物质，如尘螨、花粉、油漆等。

5. 均衡摄取营养。要积极治疗原发病如营养不良、佝偻病、鼻窦炎；如果检查有微量元素缺乏如锌缺乏，

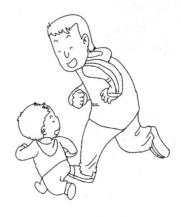

图182

应在医生的指导下正确补充，预防疾病的发生。反复呼吸道感染迁延不愈需要检查免疫功能。

宝宝反复呼吸道感染如何治疗？

如果宝宝反复呼吸道感染，应带宝宝到医院进行详细检查，查明原因，采取针对性治疗。

（1）治愈急性感染。如宝宝患急性化脓性扁桃腺炎，一定要遵医嘱足量足疗程使用抗生素，以彻底清除感染灶。

（2）清除慢性病灶。反复患化脓性扁桃腺炎应切除扁桃腺，腺样体肥大影响通气而易诱发呼吸道感染应手术治疗。

（3）免疫学治疗。免疫功能低下的患儿在医生的指导下，可选用免疫调节剂治疗，增强免疫功能。

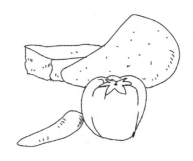

图183

（4）治疗慢性原发病：先天性心脏病及唇腭裂的孩子要进行手术修补。

（5）营养治疗：营养不良及各种营养缺乏的孩子要给予相应的治疗。佝偻病的婴幼儿予以补充维生素D和钙；贫血的孩子补充铁剂或富含铁的食物（猪肝、猪血等）；锌缺乏的孩子补充甘草锌或葡萄糖酸锌；维生素A缺乏的孩子予以补充维生素A及胡萝卜素等（图183）。

（6）有咳喘反复发作的哮喘儿童，要在医生指导下针对哮喘坚持较长时间的治疗。

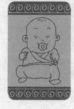

妈妈最怕宝宝患支气管哮喘

提到哮喘，妈妈一定很紧张，那么哮喘是一种什么样的疾病？为什么宝宝会患哮喘？婴幼儿哮喘分为哪几类？什么情况就可以诊断为哮喘呢？婴幼儿哮喘应如何治疗和护理呢？

▶ 支气管哮喘是什么病？

支气管哮喘，简称哮喘，是一种常见的气道慢性、非特异性炎症性疾病，它不同于一般的细菌、病毒感染引起的炎症，是一种变态反应性疾病。由于气道高反应性，一些外界刺激会引起气道收缩、狭窄，造成呼吸不畅，可有反复发作的胸闷、咳嗽、喘息、呼吸困难等。

▶ 支气管哮喘的病因是什么？

病因复杂，受遗传与环境的共同影响。过敏性体质这一遗传因素是疾病的基础，是内因。多数病儿曾有婴儿湿疹、过敏性鼻炎、食物或药物过敏史，或有家族史，如父母中有过敏性疾病、对花粉过敏等。环境是疾病的诱因，也是外因。当接触或吸入尘螨、蟑螂、霉菌、皮毛、花粉等过敏原引起发病（图184）；或呼吸道感染、寒冷刺激、运动、某些药物引起；或食物中摄入了鱼虾蛋奶等异类蛋白引起。内因、外因综合作用导致哮喘发病。

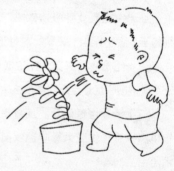

图184

▶ 5 岁以下儿童哮喘分为几类？

（1）早期一过性喘息。多见于早产儿和父母吸烟者，喘息主要是由于环境因素导致肺的发育延迟所致，随着年龄的增长使肺的发育逐渐成熟，大多数生后 3 岁之内喘息逐渐消失。

（2）早期起病的持续性喘息（3岁前起病）。有典型的与急性呼吸道病毒感染相关的反复喘息，本人无特应性体质，无家族过敏性疾病史。喘息症状一般持续至学龄期，有部分患儿 12 岁仍有症状。

（3）迟发性喘息 / 哮喘：症状持续到学龄期乃至成人期，有典型的过敏背景，常伴湿疹。

支气管哮喘的主要表现有哪些?

由呼吸道(病毒性)感染引起哮喘发病的均呈慢性发作,逐渐加重;由接触过敏原后引起发病呈急性发作。婴幼儿哮喘多为前者。哮喘发作时表现有干咳、喘息、呼吸加快、烦躁不安、呼吸困难;病情进展出现剧咳,咯大量白黏痰,强迫坐位,大汗。若由感染引起者可有发热,若由过敏引起者则不发热,若查体双肺内有大量哮鸣音。

哮喘的主要症状是喘息,但有喘息者不一定是哮喘。所以,有喘息症状者,在排除其他疾病后,应首先考虑哮喘。

婴幼儿哮喘的诊断标准是什么?

年龄 < 3 岁的婴幼儿:

(1)喘息发作 ≥ 3 次;

(2)发作时双肺闻及以呼气相为主的哮鸣音,呼气相延长;

(3)具有特应性体质,如婴幼儿湿疹、变应性鼻炎等;

(4)一级亲属中有哮喘病等过敏史;

(5)排除其他婴幼儿时期的喘息疾病。

凡具有以上第 (1)、(2)、(5) 条即可诊断为哮喘。若喘息仅 2 次,又具备第 (2)、(5) 条时,先诊断为可疑哮喘。若同时具备第(3)或第 (4) 条时,可进行哮喘试验性治疗,阳性者诊断为哮喘。

对于症状不典型的患儿,同时在肺部闻及哮鸣音者,可酌情采用以下任何 1 项支气管舒张试验协助诊断,若阳性可诊断为哮喘:

(1) 速效 β2 受体激动剂如喘乐宁溶液或气雾剂吸入;

(2) 以 0.1% 肾上腺素 0.01ml/kg 皮下注射 (最大不超过 0.3ml/ 次)。在进行以上任何 1 种试验后的 15 ~ 30 分钟内,如果喘息明显缓解,哮鸣音明显减少者为阳性。

支气管哮喘如何进行治疗?

1. 糖皮质激素,如丙酸倍氯米松、氟替卡松气雾剂等,年幼儿在应用定量气雾剂时应配合面罩储雾罐吸入,吸入定量气雾剂有困难或重症患儿可用布地奈德悬液,0.5 ~ 1mg/ 次,压缩泵雾化吸入,每日 1 ~ 2 次。

2. 支气管扩张剂,如沙丁胺醇、特布他林、丙卡特罗、氨茶碱、异丙托溴铵等 (图 185)。

3. 过敏介质释放抑制剂

（1）白三烯受体调节剂，如孟鲁司特钠（顺尔宁），能抑制气道高反应。可用于 2 ~ 5 岁儿童，4mg 口服，每天 1 次。

（2）抗组胺药物，如色甘酸钠，氯雷他定、西替利嗪等，后两者用于哮喘中的作用较弱，但可以用于伴有变应性鼻炎的哮喘患儿，应用于反复呼吸道感染或对螨虫、蒿花粉过敏的婴幼儿，可以减少哮喘的发生。

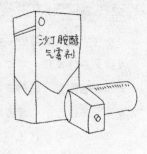

图 185

4. 其他药物

（1）免疫调节剂

因反复呼吸道感染诱发喘息发作者可酌情加用免疫调节剂，如胸腺肽、卡介菌核糖核酸、黄芪、槐耳等。

（2）中药

急性发作期辨证施治。缓解期以健脾、补肾扶正等方法进行预防治疗。

5. 抗生素应用

一般过敏因素引起的哮喘发作不必用抗生素，如有细菌感染可根据感染情况选用相应抗生素。

▶ 哮喘为什么要用激素治疗？激素治疗不良反应大吗？

哮喘是气道的过敏性"炎症"，激素能抑制这种炎症反应，是治疗和长期控制哮喘最有效的药物，所以患哮喘的宝宝要用激素。

目前多采用激素吸入治疗，吸入性激素是抑制气道黏膜下炎症最有效的药物，并能增加 $\beta 2$ 受体激动剂的支气管扩张作用，而在适当剂量的作用下，不会有全身激素应用的不良反应。通过近年来的观察，认为较早吸入皮质激素可以防止哮喘发展成不可逆性的气道阻塞，并对儿童发育无影响，若不用激素或治疗不足所引起的后果要比糖质激素所产生的不良反应更严重。

▶ 妈妈应如何护理哮喘宝宝？

1. 妈妈首先要为宝宝建立一份"病案"。通过细致观察，把孩子每次哮喘发作的时间、地点、轻重程度和发病当天的天气变化、周围环境等记录下来（图186）。注意孩子当时的情绪，有无接触化学物品，有无疲劳或剧烈活动以及其他特殊事件，从而逐步积累经验，以便找出与哮喘发作有关的因素，采取措施加以避免。

2. 要为孩子创造良好的生活环境，尽可能避免接触过敏原。因为属于特异性体质的婴儿接触过敏原越早、时间越长，其发病就可能既早又重。室内要清洁、通风，严禁吸烟；尽量不用皮毛、丝棉、羽绒等制成的被褥；桌上、床下等处的灰尘要经常打扫；家里不要养猫、狗、兔子等动物；在花粉飞扬的季节，要减少户外活动；不要在孩子的生活场所摆放油漆、化学药品、汽油、有浓烈气味的化妆品等；不要在孩子面前抖面袋、拍打灰尘等。

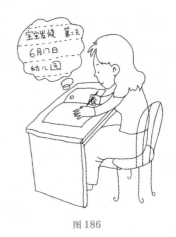

图 186

3. 要注意生活习惯。牛奶、鸡蛋、大豆是容易引起宝宝过敏性哮喘的食物，一旦发现某种食物能引起哮喘，就要立即停止食用。其他易引起过敏反应的食品还有鱼、虾、螃蟹、葱、韭菜等，也要少吃或不吃（图187）。但高蛋白食物长期禁食不利于儿童的生长发育。由于大多数食物的过敏都可在2至3年之内逐渐消失，所以发现儿童对某种食品过敏时，停食6～12个月后，还可以试着再次进食，如不过敏就不必再禁食。不嗜食过甜、过咸的食物。

4. 要加强宝宝身体锻炼，每天都应到户外活动，多呼吸新鲜空气。婴幼儿可做被动体操，稍大一点的儿童可自己做操，散步或慢跑，这样可以锻炼肺的功能。

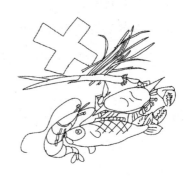

图 187

5. 要注意孩子的冷暖，特别是季节变换与寒冷时，及时增减衣服，尽量避免上呼吸道感染。

6. 儿童哮喘发作前常常有先兆，如连续打喷嚏、流眼泪、烦躁、精神不振、呼吸加快等。家长要用心观察，掌握哮喘发作前的表现，以便及时治疗，以防哮喘发作对身体产生损害。

7. 反复频繁发作，伴湿疹、过敏性鼻炎的宝宝看哮喘门诊，在医生的指导下口服孟鲁司特或吸入小剂量激素预防反复发作。

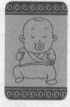

妈妈最怕宝宝患口腔炎

　　口腔炎是口腔黏膜的炎症，可波及颊黏膜、舌、牙龈、上腭等处，婴幼儿很常见，常常影响宝宝的进食，因疼痛而引起宝宝哭闹，宝宝痛苦，妈妈心焦。那么宝宝为什么会患口腔炎？口腔炎有几种？各有什么特点？如何护理和治疗？

▶ 宝宝为什么会患口腔炎？

　　1. 常由病毒、真菌、细菌感染引起。

　　2. 可单独发生，亦可继发于全身疾病如急性感染、腹泻、营养不良、久病体弱和维生素 B、维生素 C 缺乏等。

　　3. 不注意食具及口腔卫生可导致口腔炎的发生（图 188）。

▶ 口腔炎常见有几种？

　　（1）卡他性口腔炎；

　　（2）鹅口疮；

　　（3）疱疹性口腔炎；

　　（4）急性溃疡性口腔炎。

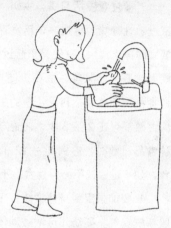

图 188

▶ 卡他性口腔炎有什么特点？

　　卡他性口腔炎是最轻的一种，多见于婴幼儿，常因为吃过热、过硬的事物，使黏膜受到损伤而感染，也可继发于急性感染、腹泻、营养不良、久病体弱、维生素 B、维生素 C 缺乏。

　　只有黏膜的轻度病变，口腔黏膜出现充血、水肿，呈红线状。饮食时疼痛，食欲差，大便时有干燥。重者表现为舌苔表层剥脱，口涎比较多。

▶ 卡他性口腔炎如何治疗？

　　1. 口腔护理：多饮水，可用 0.05% 高锰酸钾溶液、1% ~ 3% 的过氧化氢或淡盐水清洗口腔，保护口腔的清洁及湿润，防止感染。

2. 局部用药：冰硼散、1% 龙胆紫、2.5% 金霉素鱼肝油或甘油、青黛散等。

3. 对症处理：有全身症状者及时治疗，及时补充维生素 B$_2$ 及维生素 C 等。

宝宝为什么会患鹅口疮？

鹅口疮是由白色念珠菌感染引起的真菌性口炎。此病与新生儿出生时产道感染或宝宝的乳具被真菌污染有关，此外菌群失调也是引起发病的一个重要的原因 (如长期滥用抗生素)。

鹅口疮有哪些表现呢？

主要是在宝宝的口腔黏膜上出现白色乳凝块样物，可有一处或多处同时发病。这些白膜可以发生在口腔内的任何部位，常见于上下唇内侧，颊黏膜、舌面、牙龈、软硬腭上，有时也能波及咽部。开始为乳白色点状或小片状，逐渐融合成大片乳白色膜，略微凸起，周边不红。不易擦去，若强行擦拭后局部潮红，可有溢血。一般无全身症状，重者可出现食欲低下、拒奶、哭闹不安、低热等现象。

妈妈应如何护理和预防鹅口疮？

1. 一般用 2% ~ 3% 碳酸氢钠溶液清洗口腔，每日 2 ~ 3 次 (图 189)。

2. 面积较大时，可用制霉菌素 10 万 U 加水 1 ~ 2ml 涂患处，1 天 3 次，一般 3 ~ 4 天即可治愈。也可用制霉菌素研成末与鱼肝油滴剂调匀，涂搽在创面上，每 4 小时用药 1 次，疗效比较显著。症状严重的宝宝也可口服一些抗真菌的药物，如制霉菌素或克霉唑等，进行综合治疗。

3. 注意宝宝奶瓶、奶嘴及妈妈乳头的清洁。

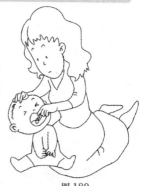

图 189

4. 宝宝生病时应合理用药，避免长期滥用抗生素，以减少本病的发生。

疱疹性口腔炎由什么引起？

主要由病毒引起，为单纯疱疹病毒感染，多见于 5 岁以下宝宝，尤以 6 个月至 2 岁的幼儿为多见，多发生在机体抵抗力降低时。本病有自限性，抗生素治疗无效，但易反复发病。

▶ 疱疹性口腔炎有哪些症状表现?

1. 常在发病前 2～3 天即有发热、唾液增多、躁动不安、啼哭、拒食等表现。

2. 发病急,体温可迅速上升至 40℃左右,宝宝烦躁不安,因疼痛而哭闹、拒食,随后口腔黏膜充血、水肿,在唇、颊、舌等处出现针头大小的透明水疱(图 190),散在或密集成簇,水疱可于数小时后溃破形成溃疡,并相互融合成边缘不规则的较大片的溃疡面,表面覆盖黄白色假膜。

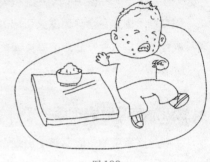

图 190

3. 唇周皮肤发病时,先出现红斑,有灼热、瘙痒感,随后出现成簇的直径 2～3 毫米的水疱。水疱很快破裂、干燥,形成黄痂或血痂,最后痂皮脱落而痊愈。此病痊愈后仍可再次感染,但症状明显减轻。

▶ 疱疹性口腔炎如何治疗?

1. 尚无特效疗法,主要是对症治疗,保持口腔清洁,充分卧床休息。宝宝发热时,可酌情给予退热镇静药物,还可适当给予抗生素防止继发感染。

2. 给予高热量易消化食物及大剂量维生素 C 及复合维生素 B,以促进愈合。

3. 局部可用西瓜霜喷雾剂(图 191)。

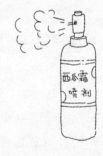

图 191

▶ 急性溃疡性口腔炎有哪些特点?

急性溃疡性口腔炎又称为细菌性口腔炎,可见于任何年龄的宝宝,以婴幼儿发病较多、较重。一般是由于细菌感染引起的,口腔不洁、黏膜干燥等均可导致细菌增生繁殖。

症状表现:口腔黏膜充血、水肿、唾液增多。牙龈、舌、颊、唇内侧及上腭等处出现大小不等、散在的溃疡,有时亦可连成大片。溃疡周边较规则,有较厚的纤维素性渗出物,形成灰白色或黄色假膜覆盖创面。假膜剥离后呈出血性糜烂面,取假膜作涂片或培养可发现病原菌。溃疡处疼痛明显。有轻微口臭、局部淋巴结经常肿大。全身症状轻重不一,多有发热、烦躁、食欲减退或因局部疼痛而不能进食。

▶ 急性溃疡性口腔炎如何治疗?

1. 及时控制感染，局部和全身治疗同时进行。宜用抗生素全身治疗，如青霉素等。

2. 每日较彻底地清洗口腔 1～2 次。常用 0.1%～0.3% 的利凡诺溶液或 1：2000 的洗必泰溶液清洗，再局部涂药，一般用 2.5% 的金霉素鱼肝油、锡类散、1% 的龙胆紫或冰硼油。

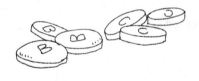

图 192

3. 对宝宝要注意保持口腔黏膜的潮湿，勤喂水，进流质、糖水，饮料宜温凉，防止口内细菌繁殖，补充维生素 B、维生素 C 等，高热时给予药物或物理降温（图 192）。

▶ 宝宝患口腔炎妈妈应如何护理?

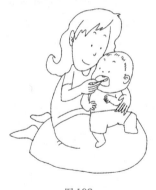

图 193

1. 清洁口腔。

用棉签蘸生理盐水或冷开水，或 0.05% 的高锰酸钾溶液，或 3% 的硼酸水，每天为宝宝清洗数次（图 193）。

2. 局部用药。

清洗后为宝宝涂上药物，涂药宜在饭后进行，动作应轻柔、迅速、准确，尽量减少宝宝的痛苦，以免其产生畏惧心理，拒绝治疗和影响喂养。

3. 饮食。

供给宝宝温凉的流质或半流质的饮食。食物应营养丰富，注意色、香、味的调配，以促进宝宝的食欲。同时，忌给宝宝吃刺激性的食物，不要过热、过酸或过咸，以减轻疼痛。要给宝宝多喝水，保持口腔的清洁和湿润（图 194）。

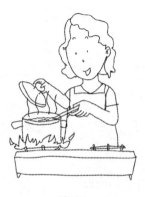

图 194

4. 观察宝宝口腔黏膜的病变情况，有无表层剥脱、进食疼痛及流涎等症状。注意观察溃疡面的大小、深浅及分布的部位。还要注意宝宝有无体温升高、拒食、消瘦等全身症状，以便及时处理。

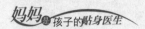

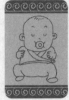

妈妈最怕宝宝患胃肠道疾病

胃肠道承担着食物的摄入、消化、吸收功能，由于宝宝的胃肠道功能尚未发育完善，很容易出现异常，宝宝最常见的胃肠道疾病有哪些？各有哪些原因和表现？如何治疗和护理？

▶ 什么是急性胃炎？引起的原因有哪些？

急性胃炎是由不同原因引起的胃黏膜急性炎症。

引起原因分为感染因素及非感染因素两类。感染因素：如摄入由细菌及其毒素污染的食物。非感染因素：①饮食不当引起，如吃了过冷或过热的饮食，或吃过多不易消化粗糙食物等；②某些药物引起，如阿司匹林、消炎痛、红霉素、抗肿瘤药等；③腐蚀性物质引起，如误服强酸、强碱物质；④应激性因素引起，如败血症、窒息；⑤食物过敏引起。

▶ 急性胃炎有哪些表现？

发病急，表现食欲差、恶心、呕吐、上腹痛，严重时呕血、脱水，若感染因素引起者有发热表现。

▶ 急性胃炎如何治疗与护理？

1. 治疗要去除病因。感染引起者应使用抗生素治疗，如药物引起者应立即停用。

2. 呕吐明显者给予止吐药。

3. 有脱水者要给予口服补液，纠正脱水；呕吐严重、口服困难者静脉输液。

4. 饮食上以进食清淡流食或半流食为主，少量多餐，避免进食生、冷、油腻食物（图 195）。

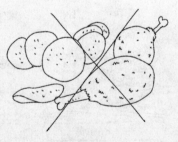

图 195

什么是秋季腹泻？引起秋季腹泻的病因是什么？

秋季腹泻，顾名思义，是发生在秋冬季的腹泻病。病原为轮状病毒，故又称为轮状病毒肠炎。经过粪～口传播，或呼吸道感染传播。发病年龄多在 6 ～ 24 个月。发病季节多在每年的 10 ～ 12 月份。

秋季腹泻（轮状病毒肠炎）有哪些表现？

1. 起病急，初期常伴有感冒症状，如咳嗽、鼻塞、流涕，半数患儿还会发热（常见于病程初期），一般为低热，很少高热。

2. 大便次数增多，每日 10 次左右，呈白色、黄色或绿色蛋花汤样大便，带少许黏液，无腥臭味（图 196）。

3. 半数患儿会出现呕吐。呕吐症状多数发生在病程的初期，一般不超过 3 天。

4. 腹泻重者可出现脱水症状，如口渴明显，尿量减少，烦躁不安。

5. 大便化验见不到红、白细胞。

6. 病程有自限性，病程一般 5 ～ 7 天，营养不良、佝偻病和体弱多病者，腹泻的时间可能更长。

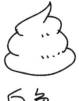
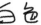

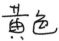
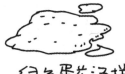

图 196

怎样治疗秋季腹泻？

秋季腹泻是自限性的，自己会好，如果早期合理使用药物，可以缩短病程，减轻症状。

1. 抗病毒。目前还没有针对该病毒特效的药物，利巴韦林、干扰素可以减轻症状，缩短病程。

2. 消化道黏膜保护剂蒙脱石散（思密达），有吸附作用，可减少大便次数和水分。

3. 微生态制剂，如培菲康、妈咪爱、金双岐等，可帮助改善胃肠道的功能，缩短病程。

4. 补液。因秋季腹泻时会从粪便中丢失大量的水分，很容

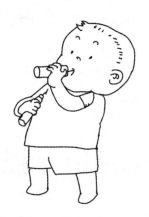

图 197

易引起脱水，故应及时给予口服补液（按要求配制）（图197），若呕吐重，口服困难可给予静脉补液。

5. 饮食要点。要鼓励孩子进食，可少量多餐，以流质和半流质为主，也就是以奶、米汤、粥为主，避免过敏性食物，例如海鲜、鸡蛋等，不吃生冷、坚硬、油炸和脂肪多的食物。炖苹果可以止泻。

▶ 如何预防秋季腹泻？

1. 最好以母乳喂养。由于母乳中富含免疫球蛋白，有助于增强婴幼儿胃肠道的免疫能力，母乳喂养的宝宝较少得秋季腹泻，即使得，病情也会轻很多。

2. 注意饮食卫生，防止病从口入。

3. 合理喂养、定时定量，循序渐进地添加辅食，切忌几种辅食一起添加。

4. 少吃富含脂肪的食物，多吃新鲜蔬菜，补充维生素 B，改善胃肠功能（图198）。

5. 加强体格锻炼，增强体质。

6. 及时治疗营养不良、佝偻病、贫血、微量元素缺乏等慢性疾病。

7. 接种轮状病毒疫苗。6 个月 ~ 3 岁的宝宝，每年要接种轮状病毒活疫苗，在每年 7 ~ 9 月份，即秋季腹泻流行季节来临之前接种，每年一次。

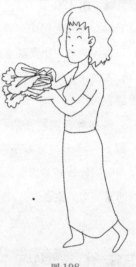

图 198

▶ 什么是食饵性腹泻？

由饮食不当引起，比如喂养不定时，间隔时间过短或过长；饮食量不当，奶量过多或过少；突然改变食物种类，或过早喂给淀粉或脂肪类食物造成胃肠道负荷过重引起的腹泻，称为食饵性腹泻。

▶ 食饵性腹泻有哪些表现特点？

病初大便不成形，或黄稀便，或黄稀水样便；大便中可见未消化的食物残渣；每日腹泻多在十次以内；不发热、多不引起脱水。

▶ 食饵性腹泻如何进行防治？

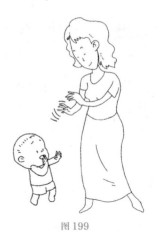

1. 人工喂养的婴儿应调整饮食，喂奶要定时（如每 4 小时 1 次）定量，并根据大便消化情况逐渐增加奶量（图 199）。

2. 按照年龄月份逐步添加辅食。添加辅食原则：由少到多，由稀到稠，由一种开始添加到多种，循序渐进。

3. 避免夏季断奶。

4. 口服微生态制剂，如妈咪爱、金双歧等助消化，大便水分多可服思密达。

图 199

▶ 什么是症状性腹泻？

症状性腹泻是指由胃肠道以外部位的感染所引起的腹泻，比如患上呼吸道感染、中耳炎、急性传染病、肺炎、败血症时，可因发热和病原体的毒素作用，导致胃肠道功能紊乱，而出现腹泻。

▶ 症状性腹泻的主要表现是什么？

除表现有原发感染病灶的症状外，还有以腹泻为主的胃肠道症状，大便情况同食饵性腹泻；可有恶心、呕吐等现象。

▶ 对症状性腹泻的宝宝如何进行治疗与护理？

应积极控制原发病，对高热采取积极降温等对症处理。发生腹泻后，注意调整饮食供给，并多饮水，防止脱水；给予助消化及止泻药物，如妈咪爱、金双歧、整肠生、思密达等。

▶ 什么是过敏性腹泻？

食物过敏是食物中的抗原（过敏原）所引起的免疫反应。过敏性腹泻是指过敏体质的人对食物中某些蛋白质过敏而引发的腹泻，比如对牛奶、大豆、鸡蛋或鱼虾等蛋白过敏而引起腹泻。除腹泻外，还有其他过敏反应症状，甚至发生过敏性休克。

▶ 过敏性腹泻主要表现是什么？

当婴儿食入某种过敏食物（如牛奶）后，很快在几分钟到几小时内可出现腹泻，呈水样便，有时可见肉眼血便或大便潜血阳性；可伴有腹痛、呕吐以及其他过敏症状，如出现皮疹或神经血管性水肿或支气管哮喘发作。饮食中若去除过敏原后，急性腹泻 48 小时内消失，为本病一个特点。

▶ 对过敏性腹泻的宝宝如何进行治疗与护理？

1. 若出现食物过敏症状时，家长要将近几小时内吃的食物一一列出，由医生逐一排查从中找出致敏食物，今后限制食用。

2. 若判定是由于对牛奶或大豆过敏引起腹泻，则应停用而改用其他饮食。

3. 不能因怕过敏而随意限制饮食，以免造成营养失衡。

▶ 什么是乳糖不耐受症？

乳糖不耐受症是由于小肠黏膜（原发性或继发性）乳糖酶缺乏，导致乳品（母乳或牛奶）中的乳糖，在肠道中不能消化、吸收，造成乳糖堆积，使肠腔内渗透压升高，引起腹泻（也称糖原性腹泻）。

▶ 乳糖不耐受症的表现有哪些特点？

原发性（或叫先天性）乳糖酶缺乏者，从出生后开始接触乳品（喂母乳或牛奶）起，很快出现腹泻，大便呈稀水样便，含泡沫，有酸臭味。酸性粪便刺激皮肤容易出现臀红、糜烂。不及时治疗可引起脱水和营养不良。禁食后或去除乳糖后，腹泻症状可迅速改善，这是一个特点。继发性（或称后天性）乳糖酶缺乏者，是由于发生肠炎时小肠黏膜损害而引起乳糖酶缺乏，在原发病恢复后 2 ~ 3 周内，乳糖酶的功能恢复正常。

▶ 对乳糖不耐受症的宝宝如何进行治疗与护理？

原发性（或叫先天性）乳糖酶缺乏者，可采用豆浆替代乳品，方法为每 100 毫升鲜豆浆中加 5 ~ 10 克葡萄糖，按牛奶需要量计算喂养；或给予酸奶；或选用低乳糖或不含乳糖的奶粉，可明显减轻症状直至腹泻停止。如果是由于肠炎等引起乳糖酶缺乏（即继发性或称后天性）可短期进食低乳糖奶粉，在原发病恢复后 2 ~ 3 周内，乳糖酶的功能恢复正常，腹泻期间对症处理，多饮水，防止发生脱水；注意臀部护理，以防臀红发生。

▶ 什么是急性细菌性痢疾？

急性细菌性痢疾是指由痢疾杆菌引起的感染性腹泻病，简称急性菌痢，是夏季常见的急性肠道传染病。病原体为痢疾杆菌；传染源为病人和带菌者；传播途径是病菌随粪便排出，通过污染的手、生活接触、食物、水源或借助苍蝇传播，经口感染（粪 – 口感染），人群普遍易感，可多次重复感染。

▶ 急性细菌性痢疾的主要表现是什么？

急性菌痢的潜伏期大多数为 1 ~ 3 天。夏秋季多见。典型表现为起病急，发热，可高热，伴发冷寒战；腹泻，黏液脓血便，每日可数十次；阵发性腹痛，恶心，呕吐，里急后重感，乏力，纳差。严重时出现惊厥、嗜睡、昏迷、皮肤发花、四肢发凉、休克。化验大便常规有较多的红、白细胞。多有不洁饮食史或痢疾病人接触史。

▶ 怎样防治小儿急性细菌性痢疾？

1. 预防要严把病从口入关。养成饭前便后洗手的卫生习惯；不喝生水；不吃变质的食物，生吃瓜果要洗净（图 200）。

2. 搞好环境卫生，灭苍蝇、灭蟑螂，防止传播病菌。

3. 密切接触者患菌痢时要注意隔离。

4. 要遵医嘱给宝宝服药，抗生素要足量、足疗程，一般需要用药一周，以彻底清除细菌，以免转为慢性菌痢。

5. 注意观察宝宝的精神状态、尿量、体温等，若宝宝出现嗜睡、惊厥、尿量减少、四肢发凉、持续高热等症状要及时看医生。

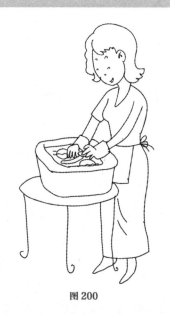

图200

➤ 小儿肠套叠是什么病?

肠套叠是婴幼儿期最常见的急腹症之一。病变部位肠管相互重叠在一起,即为上段肠管套入下段肠腔内,引起肠梗阻,并使肠管受压血液供应中断,造成肠管缺血坏死。

➤ 小儿肠套叠有哪些表现?

肠套叠多见于两岁以内的宝宝,尤以 4 ～ 10 个月的婴儿最多见。突然出现剧烈阵发性腹痛,婴儿则表现为阵发性哭闹,持续几分钟后缓解,间隔十几分钟后又出现哭闹,如此反复发作。伴呕吐,呈进行性加重,呕吐物可有胆汁。在发病后 6 ～ 12 小时排出果酱样黏液便。

➤ 对肠套叠的儿童如何处理?

宝宝一旦出现阵发性哭闹不缓解,并有进行性加重的呕吐,应及时就诊,以避免发生肠坏死。肠套叠发病在 48 小时内、一般情况良好者行空气灌肠整复;时间超过 48 ～ 72 小时可能会出现肠管缺血坏死,需立即手术治疗,切除缺血坏死的肠管。

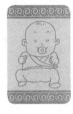
妈妈最怕宝宝患泌尿系统疾病

泌尿系统在排泄体内代谢产物、维持体内环境稳定方面起着重要作用，那么泌尿系统由哪些器官组成？婴幼儿常见的泌尿系统疾病有哪些？各有什么表现？如何治疗和护理？

▶ 泌尿系统包括哪些器官？各有什么作用？

1. 肾脏：位于腰部脊柱两侧，主要制造尿液。

2. 输尿管：连接肾脏和膀胱，是尿液从肾脏流入膀胱的通道。

3. 膀胱：储存尿液。

4. 尿道：一端连接膀胱，一端开口与体外相通，将尿液排出体外（图201）。

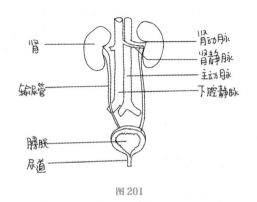

图201

▶ 什么是急性肾炎？

急性肾炎是急性肾小球肾炎的简称，是以血尿、蛋白尿、水肿、高血压和肾小球滤过率下降为特点的肾小球疾病。多由乙型溶血性链球菌感染引起，或与其他细菌、病毒感染有关。好发年龄3～8岁，3岁以下宝宝少见。

▶ 什么是肾病综合征？

肾病综合征是由于肾小球基底膜通透性增高，大量血浆蛋白从尿中丢失，引起一系列病理生理改变的临床综合征。主要特点：①大量蛋白尿；②低白蛋白血症；③高胆固醇血症；④水肿。

▶ 肾病综合征分为几类？

1. 先天性肾病综合征：先天发育异常，可能与遗传或母孕期感染有关，生后不久起病，预后差，较少见。

2. 原发性肾病综合征：病因不明的肾小球疾病引起的肾病综合征。分为：

①单纯性肾病；

②肾炎性肾病。

3. 继发性肾病综合征：继发于全身性疾病（如过敏性紫癜、红斑狼疮）、金属或药物中毒等。

▶ 肾病综合征的特点是什么？

小儿肾病综合症的四大特征

（1）高度浮肿：孩子下肢、头面、躯干都可有浮肿（图202），特别是组织疏松的部位更明显，如眼睑、男孩的阴囊。指压凹陷。水肿影响血液循环，使局部抵抗力降低，极易发生感染。

（2）大量蛋白尿：肾病综合征的尿液含有大量的蛋白质，尿常规检查发现尿蛋白可达（＋＋＋）至（＋＋＋＋），24小时尿蛋白排出量增高。

（3）低蛋白血症：血生化化验检查可发现血浆白蛋白小于30克/升。

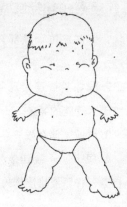

图202

（4）高胆固醇血症：血浆胆固醇增高，大于220mg/ml。

▶ 单纯性肾病有什么特点？

单纯性肾病，2～7岁多见。除肾病症状外，不伴有血尿或高血压，肾活检90％以上属微小病变型。激素治疗敏感，预后好。

▶ 肾炎性肾病有什么特点？

肾炎性肾病，发病年龄偏大，除肾病症状外，伴有镜检血尿或高血压，肾活检除微少病变外，有增殖性变型，膜性增殖型、硬化型。部分激素耐药，预后差。

▶ 肾病综合征的治疗原则及护理注意事项有哪些？

1. 治疗原则：是以肾上腺皮质激素为主的中西医综合治疗。治疗包括控制水肿、维持水电解质平衡、供给适量的营养、预防和控制感染、正确使用肾上腺皮质激素。反复发作或对激素耐药者配合应用免疫抑制药。

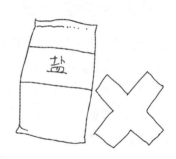

2. 护理：

(1) 休息和生活制度：除高度水肿、并发感染者外，一般不需绝对卧床。病情缓解后活动量可逐渐增加。缓解 3 ~ 6 个月后可逐渐参加正常活动，但宜避免过劳。

(2) 饮食：低盐饮食。水肿严重和血压高者忌盐（图 203）。高度水肿和 / 或少尿患儿应适当限制水量，但大量利尿或腹泻、呕吐失盐时，须适当补充盐和水分。

图 203

（3）预防感染：避免与患感冒、水痘、麻疹等病人接触，一旦感染应积极治疗。

哪些常用药物会引起药源性肾病？有哪些表现特点？

引起宝宝出现单纯性血尿的药物有氨基糖苷类，如庆大霉素、卡那霉素、头孢菌素类，抗生素如头孢拉啶、头孢唑林；解热镇痛抗炎如扑热息痛等。一般在用药后发病，表现为肉眼可见的单纯性血尿。

引起肾病患儿出现单纯性蛋白尿的药物主要由氨基糖苷类抗生素引起，临床表现以蛋白尿为主，水肿不明显，常不易被发现，以致误诊、漏诊。

引起肾病患儿出现急性肾功能不全临床表现的药物主要因氨基糖苷类抗生素引起，表现为急性肾功能不全，少尿、高血压、水肿，肾功能检查有中度以上改变。

什么是泌尿系统感染？

泌尿系统感染是指细菌侵入泌尿系统而引起的炎症，包括肾盂肾炎、膀胱炎和尿道炎。

宝宝为什么会患泌尿系统感染？

小儿的泌尿系统感染较为常见，尤其是女孩子发病率明显高于男孩子，因为女孩尿道直而短，加上年龄小穿开裆裤，常坐不洁之地，或用公用便盆，易污染尿道外口而引起感染，即所谓的逆行感染。病原以大肠埃希菌最为多见。另外长时间地憋尿也可引起泌尿系统感染。新生儿和小婴儿可出现血行感染，常见于脓疱病、肺炎、败血症等。

▶ 小儿泌尿系统感染的临床表现有哪些特点？

小儿泌尿系统感染典型症状表现为发热、寒战、尿频、尿急、尿痛，甚至血尿。不同年龄阶段症状表现不同：

（1）新生儿期：以全身症状为主，如发热、拒奶、苍白、吐泻、体重不增，有时出现抽搐、黄疸等。局部排尿症状不明显，易漏诊。

（2）婴儿期：仍以全身症状为主，泌尿系统症状随年龄增长而渐明显，排尿时哭闹（图204），尿频，顽固性尿布疹应想到本病。

（3）儿童期多有典型尿频、尿急、尿痛症状，统称尿道刺激症状。

（4）尿常规检查：清洁中段尿沉渣白细胞大于 5 个 /HP(显微镜高倍视野)。

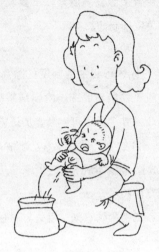

图204

▶ 如何预防宝宝泌尿系统感染？

1. 认真做好宝宝的外阴护理：便后冲洗臀部，及时更换尿布，反复使用的尿布要清洗干净，阳光照射消毒。

2. 宝宝用的毛巾、盆要与成人分开（图205）。

3. 尽量不穿开裆裤。穿开裆裤时要用干净的尿布兜住会阴部，防止会阴部直接与不洁的外界接触。

4. 多给宝宝喝水，尤其在天气炎热或宝宝感冒发烧、腹泻时。

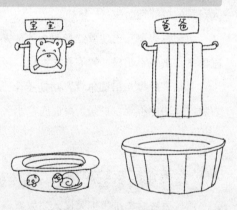

图205

▶ 宝宝患泌尿系统感染后如何进行治疗与护理？

1. 抗生素治疗：选用对细菌敏感且对小儿毒副作用小的抗生素，疗程 10 天，反复复发者疗程要更长。

2. 加强护理：多饮水，勤排尿，以冲洗尿道；女孩要勤洗外阴。

3. 反复发作者要积极寻找原因治疗，除先天泌尿系统畸形外，防止肾瘢痕形成。

什么是包茎?

包皮口狭小或包皮与阴茎头粘连,使包皮不能上翻显露尿道口和阴茎头(龟头)时称作包茎。若包皮长过尿道外口,但能上翻显露尿道口及阴茎头时称为包皮过长。包茎分为先天性和后天性两种。

(1)先天性包茎:宝宝出生时,包皮和阴茎头间都有粘连,使包皮不能上翻,这是正常的生理现象(生理性包茎)。生后数月这种粘连逐渐被吸收,在宝宝 2 岁以内,随着阴茎、阴茎头的发育及阴茎的勃起,绝大多数粘连逐渐自行分离,包皮上翻能显露阴茎头而"自愈"。少数宝宝包皮口非常细小,使包皮不能向上退缩,以致妨碍阴茎头甚至整个阴茎的发育。

(2)后天性包茎:多继发于阴茎头和包皮的损伤及炎症。

包茎有哪些临床表现?

1. 包皮口狭小者排尿缓慢,包皮隆起。严重者宝宝排尿时用力,哭闹不安。长期排尿困难和引起脱肛。

2. 包皮垢多,引起包皮和阴茎头的溃疡及形成结石。

3. 包皮垢呈乳白色的豆腐渣样从细小的包皮口排出,也可堆积于冠状沟部,隔着包皮可以看见略呈白色的小肿物。

包茎如何治疗?

1. 手法治疗:婴幼儿期的先天性包茎,可将包皮重复试行上翻,以便扩大包皮口,手法应轻柔,不可过分急于把包皮退缩上去,当阴茎头露出后,可清洁集聚的包皮垢,并涂液体石蜡等润滑,然后将包皮复原。

2. 手术治疗:先天性包茎已形成不易剥离的粘连,后天性包茎包皮口呈纤维性狭窄环,必须行包皮环切术。

什么是嵌顿包茎? 如何处理?

嵌顿包茎是包茎和包皮过长的一种并发症,当包皮被翻至阴茎头上方后,未及时予以复位,使包皮口的环落在冠状沟内,阻塞循环而引起水肿,以致包皮不能复位,就成为嵌顿包茎。包皮发生水肿后,包皮的狭窄环越来越紧,循环阻塞越来越重,水肿加重,形成恶性循环。宝宝疼痛严重，排尿困难，哭闹不安，时间长可出现包皮坏死、脱落。故发现嵌顿包茎应立即到小儿泌尿外科就诊，尽早手法复位，以免组织坏死。手法复位失败，要行包皮背侧切开术。

▶ 阴茎头包皮炎有哪些表现？如何处理？

包茎或包皮过长的男宝宝，若局部不经常清洗，包皮囊内积垢刺激可引起炎症，表现为包皮充血、水肿，尿道口有脓性分泌物，阴茎头红肿、疼痛、排尿困难。可口服抗感染药物，局部用 4% 硼酸溶液浸泡。

▶ 睾丸、附睾炎有哪些表现？如何处理？

宝宝患睾丸、附睾炎时表现为体温升高，阴囊肿痛，局部触到肿大的睾丸或附睾，并有压痛。多与其他部位的化脓感染有关。治疗应以抗菌药物控制感染。

▶ 女阴炎、阴道炎有哪些表现？如何预防和处理？

女阴炎、阴道炎的病原多为细菌，但也可由蛲虫、滴虫引起，表现为外阴部红肿，阴道可有少量黄白色分泌物，急性期可并发原发性腹膜炎。平时应注意女宝宝的外阴清洁，经常换洗内裤，与成人衣裤分开清洗，并煮沸消毒，尽量不穿开裆裤，有蛲虫或滴虫的宝宝要驱虫治疗。一般细菌感染用适量的抗菌药物治疗即易痊愈。若为淋球菌感染需给足量的青霉素治疗，并应注意隔离。

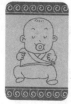

妈妈最怕宝宝患心脏疾病

心脏是维持生命的最重要器官，提到心脏病总是让人心惊胆战，那么婴幼儿常见的心脏疾病有哪些？产生的原因是什么？有哪些临床表现？如何防治呢？

➤ 引起先天性心脏病的病因是什么？

目前认为先心病是由遗传和环境因素共同作用所致。遗传因素有单基因、多基因及染色体异常。环境因素包括怀孕早期患病毒感染，比如风疹、流感等；或接触大剂量放射线，比如反复接触 X 射线拍片或透视；或引起子宫缺氧的慢性疾病，比如糖尿病；或怀孕早期有服药，比如抗癌药、降糖药、抗癫痫药等。妊娠早期酗酒、吸食毒品等。

➤ 先天性心脏病的种类有哪些？

可按血液动力学、解剖特点及分流方向分为 3 类：

（1）左向右分流型：即在左、右心之间或主、肺动脉之间有异常通道，血液由左向右分流，不青紫。比如室缺、房缺、动脉导管未闭。

（2）右向左分流型：因心脏构造异常，静脉血液从右心或肺静脉流入左心或主动脉，引起青紫。比如法四、大动脉转位。

（3）无分流型：左右心之间无通道，不分流。比如肺动脉瓣闭锁或狭窄（图 206）。

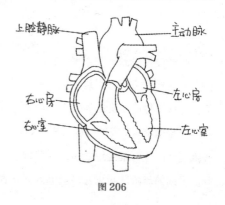

图 206

➤ 先天性心脏病主要表现是什么？

不同类型的先心病症状表现不尽相同。先心病常在 3 岁内被发现。有喂养困难，吸吮几口奶就停歇，伴有呼吸急促，大量出汗，发育缓慢。可有青紫，声音嘶哑。心前区胸廓隆起，心脏有杂音。超声心动图可证实有无先心病。严重先心病在新生儿时期就可出现严重青紫、呼吸困难、心力衰竭而导致死亡。

▶ 先心病如何防治?

1. 妈妈在怀孕早期避免到公共场合,避免感冒,不接触有毒物质,避免辐射,定期做好产前检查(图 207),发现有严重先心病的胎儿及时终止妊娠。

2. 出生后新生儿发现口鼻周围发青,喂养困难,体重增长缓慢,呼吸快及时就医。

3. 严重的先心病应尽早手术,不需要紧急手术者,定期到医院随访。尽力避免小儿感冒。

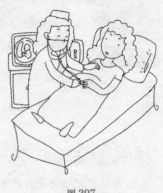

图 207

▶ 先天性心脏病应何时手术?

随着小儿心外科手术水平的迅速提高,手术年龄越来越小,成功率越来越高。手术时机取决于当地医疗技术条件、先心病的种类、病情的轻重程度。紧急时新生儿期行急诊手术,缓时根据先心病的种类选择不同的手术时机,手术理想的年龄是 3 ~ 6 岁,而且随着科技的发展,大部分手术不需要开刀,用心导管就可以完成手术。

▶ 何谓病毒性心肌炎?

病毒侵犯心肌,引起心肌细胞变性、坏死和间质性炎症,称为病毒性心肌炎。目前已证实能引进病毒性心肌炎的病毒有柯萨奇、埃可、脊髓灰质炎、流感、副流感、腮腺炎、麻疹、风疹、疱疹病毒等。病理改变轻重不等,以间质炎症为主,呈局限或弥漫性分布。随着病情进展,炎症可消散或纤维组织增生形成疤痕。病毒除侵犯心肌外还可累及心内膜、传导系统及冠状动脉。发病的年龄从新生儿、婴幼儿,一直到儿童和青少年,高发年龄是儿童和青少年时期。

▶ 宝宝患病毒性心肌炎有哪些表现?

1. 发病前 1 ~ 3 周或数天有上感、腹泻、呕吐、腹痛、发热等前驱症状。

2. 宝宝精神差、苍白、乏力、多汗(图 208)、厌食、恶心、呕吐、上腹部不适、疼痛。

3. 症状严重时可有浮肿、气促、活动受限等心功能不全表现。

4. 少数可突发心衰、肺水肿、严重心律失常、心源性休克、

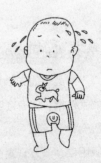

图 208

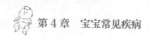

心脑综合征。

　　5. 心脏大小正常或增大，心音减弱，第一心音低钝。

　　6. 心律失常：心率增快、减慢、频发早搏。

哪些表现提示宝宝可能患病毒性心肌炎？

　　小儿病毒性心肌炎比较特殊，尤其是婴幼儿，不会说哪里不舒服，或说得不确切，给及早发现和诊断带来一定的困难。如果宝宝出现以下情况，可能是病毒性心肌炎的信号：

　　（1）先有感冒或腹泻症状，经过数天或2～3周，宝宝出现精神不好，没有以前活泼好动了，愿意坐着或躺着，喜长出气。"感冒"发烧退了，脸色却总缓不过来，面色发灰、眼眶发青、口唇发绀。严重的面色苍白，多汗，手足发凉。

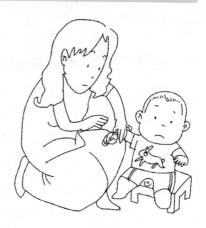

图209

　　（2）注意孩子的脉搏变化，安静时脉搏每分钟超过120次，或少于60次，过快或过缓（图209）。另外，如果摸着脉，感觉到跳了几次就出现比较长的间歇，脉率不齐，孩子可能出现了心律不正常。

　　如果出现以上症状，应尽快带宝宝去医院就诊，及时诊治，以免延误病情。

怀疑宝宝患病毒性心肌炎常做哪些检查？

　　1. 血常规；

　　2. 心电图；

　　3. 取血查心肌酶、肌钙蛋白、抗心肌抗体等；

　　4. 超声心动图；

　　5. 胸片；

　　6. 病毒学检查。

病毒性心肌炎如何治疗？

　　重症心肌炎一定要住院治疗，随时要监护心脏及心电图变化，以便密切观察病情，防止病情突然变化或猝死。轻、中型患儿可以在家进行治疗与护理，治疗原则：

（1）卧床休息，避免剧烈哭闹。

（2）增强心肌营养：静脉注射维生素C，1、6二磷酸果糖，口服辅酶Q10，黄芪颗粒等。

（3）抗心力衰竭治疗。

（4）心源性休克治疗。

（5）抗心律失常治疗。

▶ 宝宝患病毒性心肌炎应如何护理？

1. 休息：急性期应卧床休息，以减轻心脏做功的负担，并减少心肌的氧耗量；轻症者和一般病例应休息3～4周，对于有心功能不全（心脏扩大）的重症病儿，卧床至少3个月或待心功能恢复正常或扩大的心脏回复后，可逐步开始从室内而至室外活动，活动量逐渐增加。无须成年累月卧床不起。

2. 家长应密切观察病情变化，应每天坚持数脉搏，一天4次，注意脉搏强度、节律和频率，如频率比正常超过50%以上，或有脉率不齐，应及时找医生。如患儿感到憋气、心慌、烦躁不安等应立即到医院诊治。

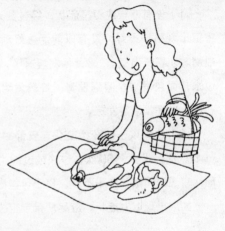

图 210

3. 饮食：宜选择清淡、易于消化、富含维生素的食物（如新鲜果汁、蔬菜、蛋、鲜奶、鱼及肉类、面食软饭等），每餐根据小儿胃口，少量多餐，逐渐恢复正常的膳食（图210）。

4. 注意保持居室环境安静、空气新鲜，通风时防止对流风，并应避免感冒，尽量不去公共场所，以免感染上疾病。

▶ 如何预防病毒性心肌炎？

1. 预防病毒性心肌炎，应当首先预防感冒、肠道病毒性感染。在感冒发生季节，要尽量少去人多拥挤的场所，注意防止各种病毒感染。

2. 经常参加体育锻炼，提高身体抗病能力，住室经常开窗通风，保持空气新鲜。

3. 一旦发现病毒感染后要注意充分休息，避免过度疲劳。

➤ 病毒性心肌炎会有后遗症吗?

对患病毒性心肌炎的宝宝,只要及时诊断和治疗,大部分是可以痊愈的,不会影响今后健康。少数呈暴发过程,因心源性休克或急性充血性心力衰竭于数小时或数日内死亡。个别病例因心律紊乱猝死。少数宝宝转成慢性,遗留心电图改变,或心力衰竭迁延不愈,甚至发展成扩张性心肌病。

妈妈最怕宝宝智力低下

每个妈妈都希望自己的宝宝聪明伶俐，她们最关心宝宝的智力发育是否正常，那么什么是智力？如何评价宝宝的智力？什么原因会导致智力低下？智力低下会有哪些表现？如何预防和干预？

什么是智力？

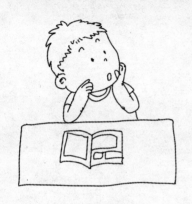

图211

近百年来，心理学家对智力问题进行了大量研究，提出了各种不同的关于智力的理论。由于智力问题极其复杂，至今心理学家还未取得一致的看法。

心理学家关于智力的观点主要有四种：①智力是对新环境的适应能力；②智力是学习的能力；③智力是处理复杂与抽象思维的能力；④智力是各种能力的总和。

智力是人观察力、注意能力、记忆能力、思维能力、想象能力等认识能力的综合。是获得知识的能力，是认识、理解事物和运用知识与经验解决问题的能力（图211）。

什么是智商？

智商是用来反映一个人智力水平的比值，它体现了一个人的观察力、注意力、记忆力、思维力、想象力等方面。智商 = 智龄 ÷ 年龄 ×100。

例如一个宝宝，实际年龄是 6 岁，智龄也是 6 岁，那么，智商 =6 岁 /6 岁 ×100=100；如果一个 5 岁的宝宝，测得的智龄为 7 岁，他的智商 =7 岁 /5 岁 ×100=140；智商多少才算正常？目前医学上的定义，正常智商范围是 70 ~ 130，平均值为100。也就是说如果宝宝的智商在 130 以上表示智力非常优秀，120 ~ 129 为优秀，110 ~ 119 为聪明，90 ~ 109 为中等，80 ~ 89 为中下，70 ~ 79 为临界状态。

如果一个宝宝智商在 70 以下，同时伴有社会适应能力低下的，可考虑为智力发育落后，应该去医院作进一步检查。智力发育落后也有等级之分，智商在 55 ~ 69 为轻度落后，

40 ~ 54 为中度落后，40 以下为重度落后。

智商如何测量？

　　智商是通过智力测验来测量的。智力测验是根据正常小儿中各年龄阶段智能发育的典型表现，设计出各种各样的项目，这些项目比较全面地反映出宝宝神经、精神、发育各方面的能力。如抬头、坐、爬、站、走等大运动能力，用手拿小东西（如小糖丸）、搭积木、写字、打活结等手的精细动作能力；宝宝的语言发育以及小儿的观察力、记忆力、想象力、思维能力等认识方面；自发微笑、模仿做家务等社交能力，等等（图212）。然后在正常的各年龄组宝宝中测验，得出每个年龄组完成这些项目的情况，作为正常标准，并且将得出的结果数量化。以后被测验的宝宝在同样条件下，进行同样项目的测验，得出结果与这些正常标准相比较，就可以评定宝宝智能发展水平了。

　　智力测验的结果仅仅反映了被测验宝宝当时的情况，而不能预测将来的智能水平。测验的结果不具有权威性，因为他会受到各主试者的态度、被试者的健康、情绪及测验环境等多种因素的影响，所以不能通过一次测定结果轻易下结论。

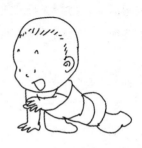

图 212

常用智力测验的方法有哪些？

　　我国近几年来婴幼儿智力测验开展得比较广泛，常用的分两大类：筛查性和诊断性智力测验。

　　（1）筛查性智力测验：是指一种比较简单、快速、经济的方法。在较短的时间内就可以筛查出在生长发育或智力方面有问题的宝宝。筛查性智力测验比较常用的方法有：

　　①丹佛婴儿发育量表（简称 DDST）：该方法包括小儿的个人—社会适应、精细动作、语言和大运动4方面的能力，共有104个项目，适宜于新生儿至6岁的宝宝使用。

　　②绘人试验：适宜于5 ~ 9岁宝宝。

　　③图片词汇测验：是一本画有120张图的测验本，每张图中由4幅画组成，其中有一幅代表一个词汇。可测定小儿对词汇的理解能力。适宜于4 ~ 9岁宝宝。

　　（2）诊断性测验：筛查出有问题者，可进行诊断性的测验，经诊断性测验后可得出智商或发育商。常用诊断性测验：

　　① Gesell 婴儿发育量表。

②斯坦福—比奈量表。

③韦克斯勒学前儿童量表和韦克斯勒学龄儿童量表等。

智力发育与哪些因素有关？

1. 遗传：宝宝的智商在一定程度上受父母遗传因素的影响。如爸妈的智能均低下，宝宝的智商也不会太高。此外，也与21-三体综合征、苯丙酮尿症等遗传、代谢性疾病与染色体及基因异常有关。

2. 环境：良好的生活环境、教养条件是促进智力发育的重要因素。在发展中国家，除疾病因素外，智能迟缓的发病率较高，主要与爸妈文化程度低，不知如何教育宝宝有关。智能一般的宝宝通过良好的教育，可以充分发挥他们的潜在智能，做出一番事业。相反，小时候智商很高的宝宝，如果不进一步培养、教育、引导，将来其智商很可能一般。

3. 营养：0~2岁是脑发育的关键期，这段时期严重的营养不良可使脑发育受到影响，从而影响智力（图213）。

4. 疾病：出生时缺氧窒息、颅内出血、低血糖、高胆红素血症，均可严重损害脑的发育和功能。出生后神经系统的损伤和感染，如脑炎、脑膜炎、脑外伤等有时会使脑的功能受到损害，对智能的影响较大。此外，有些疾病虽不影响脑的发育，但因宝宝不活泼、不惹人喜欢，或需卧床休息而减少了接受良好教育的机会，从而降低了他们的认知能力。

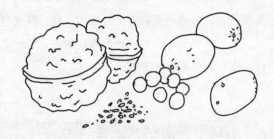

图 213

何谓智力低下？

智力低下是指发生在发育时期内（一般指18岁以下），一般智力能力明显低于同龄水平，同时伴有适应性行为缺陷的一组疾病。智商（IQ）一般在70（或75）以下即为智力明显低于平均水平。适应性行为包括个人生活能力和履行社会职责两方面。智力落后有各种名称。精神病学称为"精神发育迟缓"、"精神发育不全"、"精神缺陷"。教育、心理学称为"智力落后"、"智力缺陷"。儿科学称为"智力低下"、"智能迟缓"、"智力发育障碍"。特殊教育学校称为"弱智"、"智力残疾"等。

▶ 引起智力低下的因素是什么？

造成智力低下的因素很多，其中最重要的是先天脑发育情况和后天环境的影响。

（1）生物医学因素，是指大脑在发育过程中受到不利因素的影响，最后影响智力。

①感染与中毒：如胎儿宫内或出生后病毒感染以及核黄疸、铅中毒等影响。

②脑的机械损伤和缺氧：如产伤、窒息、颅内出血、颅脑外伤等。

③代谢、营养和内分泌性疾病：如苯丙酮尿症、甲状腺功能低下等。

④脑部结构性疾病：如脑肿瘤、脑血管病等。

⑤脑的先天畸形或遗传性综合征：如脑积水、小头畸形等。

⑥染色体畸变：如先天愚型。

⑦围产期其他因素：如早产儿、低出生体重儿、胎儿宫内发育迟缓、妊高征等。

⑧伴发精神病，如婴儿孤独症、精神分裂症。

⑨特殊感官缺陷，如聋、盲、哑等。

（2）社会心理文化因素，是指教养不当、感情剥夺、家庭结构不完整、父母有心理障碍、贫困等影响。

（3）病因不明。

▶ 智力低下有哪些表现？

智力低下儿童常有下列表现：

（1）生后数月内非常安静，不哭不闹，整天睡觉，甚至吃奶的要求都没有。

（2）出生后一两个月还不会笑。

（3）两眼对周围的人和物没有反应，不感兴趣，常被怀疑是眼盲。

（4）对周围声音缺乏反应，常被怀疑是耳聋。

（5）正常小儿在六个月后，在喂固体食物时有咀嚼动作，而智力低下儿童咀嚼动作很晚才出现（图214）。

（6）正常小儿三至五个月躺在床上时，常在眼前玩弄双手，并在六个月后这个动作消失。而智力低下儿在六个月后继续存在这个动作。

（7）两至三岁时还经常把玩具放在口中。

（8）三至四岁以后还经常流口水。

（9）在清醒时也出现磨牙动作。

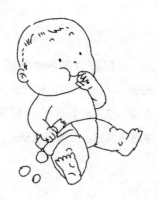

图214

（10）哭声发直，音调缺乏变化。

（11）对玩具兴趣不大，但是对一个简单物品却爱不释手。

（12）有些智力低下儿童由原来整天睡觉，变为活动过多，无目的多动，注意力不集中。

如何预防智力低下？

1. 采取婚前检查，避免近亲结婚，进行遗传病咨询；

2. 坚持围产期保健，避免孕期感染、加强营养，减少产伤、窒息、早产，积极治疗新生儿黄疸等；

3. 做好卫生宣教，婴幼儿保健，按时预防接种，避免中枢神经系统感染，纠正地区缺碘；

4. 加强早期教育，为孩子创造良好的生存环境。

智力低下如何诊断及治疗？

诊断：由专业人员进行智力测验与适应行为测验，评价有无智力低下；对有智力低下的儿童作出病因诊断。智力低下的诊断标准是下列三条必备：①智力明显低于平均水平，即智商（IQ）低于70（或75）；②适应行为缺陷，是指个人独立生活和履行社会职责方面都有明显缺陷；③表现在发育年龄内，一般指18岁以下。

干预：是有目的、有计划、有步骤给予内容丰富的环境刺激，使病儿智力潜能得到最大限度发挥，及早回归社会。病人一旦诊断智力低下即应开始干预治疗，年龄越小干预效果越好。婴幼儿时期是早期干预的关键时期，因为此时大脑处在形态和功能发育的关键时期，干预效果事半功倍。

智力低下的干预结果会怎样？

轻型智力低下者智商在50～70（或75）之间，伴有适应性行为轻度缺陷，占80%～90%，多由于社会文化原因引起，经教育可达到小学六年级水平，可独立生活。重型智力低下者智商在50以下，伴有适应性行为严重缺陷，多由于生物医学原因引起，特别是遗传病或出生前因素引起，需人长期指导和帮助。

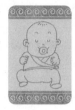

妈妈最怕宝宝患脑性瘫痪

　　脑性瘫痪是一个综合性名称，是由各种原因所致的非进行性中枢性运动功能障碍，严重的有智力低下，不随意运动及视、听或言语功能异常，抽搐发作与感觉障碍。那么为什么会出现脑瘫？脑瘫有哪些表现？如何治疗呢？

▶ 为什么会出现脑性瘫痪？

　　1. 出生前因素：胎儿本身有脑发育畸形、先天性脑积水；母亲因素有营养缺乏、感染、损伤、中毒、放射线。

　　2. 出生时因素：缺氧窒息、机械损伤（即产伤）、颅内出血。

　　3. 生后新生儿期因素：严重缺氧、惊厥、核黄疸、脑出血、早产和低出生体重、神经系统病毒或细菌性感染。

▶ 脑性瘫痪会有哪些表现？

　　1. 痉挛型脑瘫：占全部脑瘫的 2/3。表现肌张力增高，肢体活动受限，喂奶困难。

　　（1）三个月内婴儿运动减少，双手紧紧握拳，下肢往往过度伸直，抱起时有时双脚交叉。

　　（2）四到八个月时婴儿：拉小儿呈坐位时，头明显后垂，朝前坐时反复向后跌倒。患侧手拿东西时有异常姿势。

　　（3）九个月以上时：手的动作笨拙，若会走时用脚尖走路（图 215）。

　　2. 运动障碍型脑瘫：主要病变在椎体外系统。新生儿期有核黄疸或严重缺氧史。表现为不自主的多动，手足徐动，或为舞蹈样，睡眠时消失。

　　3. 共济失调型脑瘫：表现小脑症状，步态不稳，摇晃，上肢有意向性震颤。

　　4. 混合型：同时具有上述几种类型的症状。

　　5. 肌张力低下型脑瘫：表现为肌张力低下，自主运动减少，关节活动增大。多见于 8 个月以下的婴儿，2 岁左右肌张力渐增高，腱反射加强。

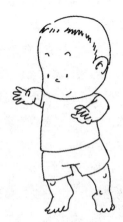

图 215

▶ 脑性瘫痪如何治疗？

1. 早期发现、早期治疗：婴幼儿运动系统处于发育阶段，早期发现运动异常，早期加以纠正，容易取得较好的疗效。

2. 促进正常运动发育，抑制异常运动和姿势：按小儿运动发育规律进行功能训练，循序渐进促使小儿健康正常发育。

3. 综合治疗：利用各种有效的手段对患儿进行全面、多样化的综合治疗，如推拿、按摩、针灸、功能训练、矫形器的应用、物理治疗、手术治疗等。除针对运动障碍进行治疗外，对合并的语言障碍、智力低下、癫痫、行为异常也需进行干预，还要培养他面对日常生活、社会交往及将来从事某种职业的能力。

4. 家庭训练和医生指导相结合：脑瘫的康复是个长期的过程，短期住院治疗不能取得良好的效果，许多治疗需要在家庭完成，家长和医生应密切配合，共同制定训练计划，评估训练效果，在医生指导下进行科学的康复训练。

▶ 如何护理脑瘫的宝宝？

1. 生活护理

（1）喂养：尽力照顾好宝宝的饮食，保证他们生长发育所需要的热量；由于脑性瘫痪的病儿都存在着不同程度的吞咽困难，所以喂他们进食时，应当非常小心，注意防止食物进入气管。

（2）日常生活护理：养成良好的生活习惯，讲究卫生，定期洗浴更衣，要有专人守护，注意安全，以免造成意外伤害。但家长不能替代患儿完成各种工作，主要是教会患儿正确的穿衣顺序、进食方法等（图216），对于那些长期卧床不能自己移动的宝宝还应当防止由于局部组织长期受压迫、血液循环发生障碍而引起褥疮。

（3）正确的抱姿：脑瘫患儿常常不能独立坐、站、走，父母喜欢将其抱在怀里，如果抱的姿势不正确，反而会使患儿的异常姿势更加强化，阻碍了孩子的正常发育。因此家长要根据宝宝的情况，在医生指导下采取正确的抱姿。

2. 心理护理

脑瘫患儿由于自身肢体缺陷和运动功能障碍，使他们的活动范围受限，与外界的接触机会减少，常导致心理上的异常，表现为少语、孤独、自卑感、缺少

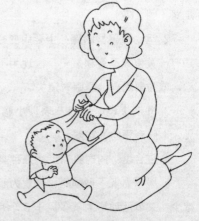

图216

自信心，甚至自我否定等。又由于脑瘫病程长，见效慢，家长易出现焦虑、忧愁，甚至有想放弃治疗的心理。

（1）积极有效的心理疏导可使其增强治疗疾病的信心，家长要面对现实，坚持科学治疗，对患儿要有耐心、爱心和信心，不要过分保护，不怜悯、不放弃、不恐吓、不与其他孩子相比，鼓励他们参加游戏和活动，对他们应以鼓励、表扬为主，帮助他们建立良好的心理状态。

（2）婴儿期以促进潜能的发展为主；幼儿期患儿要多进行情感交流，促进运动和智力发育。

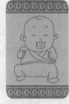

妈妈最怕宝宝患癫痫

癫痫，俗称"羊角疯"，听到这个病，妈妈会很紧张，那么究竟什么是癫痫？婴幼儿癫痫有什么表现？如何诊治？妈妈应如何护理患癫痫的宝宝呢？

▶ 什么是癫痫？

癫痫是大脑神经元突发性异常放电导致短暂的大脑功能障碍的一种慢性疾病，由于异常放电的神经元在大脑中的部位不同而有多种多样的表现，可以是运动、感觉、精神异常、植物神经功能紊乱等，伴有或不伴有意识的变化。

▶ 宝宝为什么会患癫痫？

现代医学认为发生癫痫的原因可以分为两类：原发性癫痫和继发性（症状性）癫痫。

1. 原发性癫痫：又称真性或特发性或隐原性癫痫。其真正的原因不明。虽经现代各种诊查手段检查仍不能明确，有些与遗传有关。

2. 继发性癫痫：又称症状性癫痫，指能找到病因的癫痫。

（1）脑部病变：脑发育畸形、染色体病、先天代谢性疾病引起的脑发育障碍、中枢神经系统感染，脑血管病，脑肿瘤、脑外伤等。

（2）缺氧性脑损伤：心肺疾患、窒息、休克、惊厥性脑损伤等。

（3）代谢紊乱：先天性代谢异常，电解质紊乱、维生素缺乏等。

（4）中毒：药物、金属、其他化学物质中毒等。

▶ 婴幼儿癫痫常见症状有哪些？

癫痫发作时的表现形式多种多样，但都具有突发突止和周期性发作的特点。小儿常见的有大发作、失神小发作及肌阵挛性发作。

（1）大发作时患儿突然四肢强直，双手握拳，然后转入阵发性抽搐（图217）。神

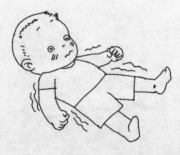

图217

志丧失，呼吸暂停，面色青紫，瞳孔散大，口吐白沫，发作一般持续 1 ~ 5 分钟。

（2）失神小发作的小儿表现为突然意识丧失，活动中断，两眼凝视或上翻，但不跌倒，不抽搐，历时 1 ~ 10 秒钟，发作后意识很快恢复。

（3）肌阵挛性发作：全身或某部分肌肉突然地、短暂地收缩，一次或多次。

宝宝如果出现上述表现要及时就医，进行脑电图等检查，以明确诊断，及时治疗。

宝宝患癫痫如何诊治？

癫痫的诊断首先要根据患儿的病史及发作时的症状，结合脑电图、CT 及磁共振的检查结果，其次确定是原发性还是继发性癫痫。如果是继发性癫痫需要查明病因并找出病变的部位。最后再根据患儿的情况制定合理的治疗方案。

宝宝癫痫大发作妈妈应怎么办？

出现先兆，首先要保护好舌头，抢在发作之前，将缠有纱布的压板放在宝宝上、下磨牙之间，以免咬伤舌头（图 218），若发作之前未能放入，待患儿强直期张口再放入，阵挛期不要强行放入，以免伤害宝宝。发作期使宝宝平卧，松开衣领，头转向一侧，以利于呼吸道分泌物及呕吐物排出，防止流入气管引起呛咳窒息。大发作时呼吸道分泌物较多，易造成呼吸道阻塞或吸入性肺炎，抽搐时口中不要塞任何东西，不要灌药，防止窒息。有人在患儿阵挛期强制性按压患儿四肢，试图制止抽搐而减少宝宝的痛苦，但过分用力易造成骨折和肌肉拉伤，反而会增加宝宝的痛苦。

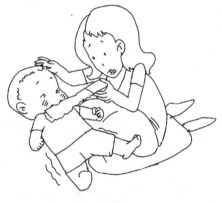

图 218

宝宝患癫痫妈妈应如何护理？

1. 癫痫并不是"不治之症"，但可以算是难治之症，如能坚持施以正确的治疗，约有一半患儿可完全治愈。所以对癫痫患儿必须坚持服用药物，不能随意停药，药物的减量也应在医生指导下进行。

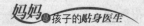

2.治疗期间应注意药物的不良反应，应定期检查肝、肾功能及血常规等。

3.应避免过度紧张、精神刺激及剧烈运动，不要在高处或水边玩耍，以免突然发病发生意外。

4.家长要仔细观察孩子发病的情况，如发作特点、持续时间以及可能的诱发因素等。

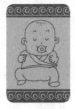

妈妈最怕宝宝患脑炎

"大夫：我的宝宝会不会得脑炎？"这是妈妈们经常向儿科医生提出的问题，那么什么是脑炎？什么原因会引起脑炎？脑炎有哪些表现？如何诊治及护理呢？

▶ 什么是脑炎、脑膜炎、脑膜脑炎？

中枢神经系统的主要器官是脑与脊髓，包裹其外面的是脑膜与脊髓膜（统称脑脊髓膜）。当脑本身受感染时为脑炎；脑膜受感染时为脑膜炎；脑与脑膜同时受感染时为脑膜脑炎。无论是脑膜炎还是脑炎都是中枢神经系统的感染性疾病。

▶ 引起脑炎、脑膜炎常见原因是什么？

1. 细菌：如脑膜炎双球菌、流感杆菌、肺炎链球菌等感染引起细菌性脑膜炎（化脓性脑膜炎）；

2. 病毒：如肠道病毒、虫媒病毒、腮腺炎病毒、单纯疱疹病毒等感染引起病毒性脑炎或脑膜脑炎；

3. 结核杆菌感染引起结核性脑膜炎；

4. 支原体等。

▶ 脑炎、脑膜炎常有哪些表现？

1. 发热，大多为高热；

2. 可有上感症状；

3. 精神萎靡不振，眼睛无神凝视，疲倦无力，食欲不振；

4. 呕吐，呈喷射性呕吐；

5. 有头痛或用手拍打头部；

6. 可有惊厥；

7. 可有皮肤出血点或皮疹；

8. 可有意识障碍如易激惹、嗜睡、昏迷（图219）。

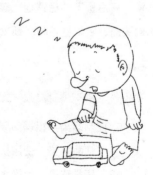

图219

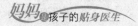

当有上述部分症状时就应积极到医院检查，以便早确诊、早治疗。

如何确诊脑炎、脑膜炎？

只有早做腰穿，及时进行脑脊液化验，才能明确有无脑膜炎或脑炎的诊断，并能进行病原学检查，明确是何种病原体感染引起的，采取有效的抗感染治疗。

给宝宝做腰穿会留后遗症吗？

小儿腰穿的部位是在腰椎下部的间隙，此处腰椎管膨大内已无脊髓，仅有似马尾的脊神经和脑脊液，穿刺放出少许脑脊液，绝对伤不着脊神经，是经过多年医学实践证明了的事实。没有任何后遗症，是安全、可行的医疗检查手段。因为本检查是有创伤性检查，所以在进行检查前需要经家长同意签字。

脑炎和脑膜炎有什么不同？

家长们常把小儿脑炎和脑膜炎混为一谈，以为是同一种病，其实它们是两种性质不同的疾病，二者之间有许多不同之处。

（1）病因和病变部位不同：脑炎，多为病毒感染，是脑实质组织受到损害后出现的病变；脑膜炎，多为细菌感染所致的脑膜部位的炎症。不过，部分病毒性脑炎的病儿同时有脑膜的病理变化。

（2）临床表现不同：虽然脑炎和脑膜炎都是中枢神经系统感染的疾患，其临床症状有一些相似之处（如发热、头痛、呕吐、食欲不振、颈项强直、精神萎靡、嗜睡或昏迷、抽风等）。但是，脑实质组织受到损害的脑炎，多会出现定位症状，即身体某部位出现麻痹或瘫痪，病后留下的后遗症也较多；而脑膜炎的病儿，则以脑膜症状为主，如前囟门饱满、剧烈的头痛、喷射性呕吐、颈项发硬发挺等颅内压力增高的表现。

患脑膜炎或脑炎后如何进行治疗与护理？

1. 控制感染：根据病原不同，选择有效的抗感染药物：

（1）细菌感染：使用抗生素治疗，原则是早期、联合、足量、足疗程、静脉输注；

（2）病毒感染：因绝大多数病毒无有效抗病毒药物，可用阿昔洛韦、干扰素等；

（3）结核菌感染时抗结核治疗；

（4）支原体感染用大环内酯类药物。

2.注意生命体征变化，防止发生脑疝。

3.保持呼吸道的通畅。

4.对症处理，如退热、止惊、降颅压等。

5.早期发现并发症。

6.对昏迷病儿的护理：保证入量，注意营养，做好口腔护理、翻身拍背等。

7.必要的康复治疗。

宝宝患脑炎、脑膜炎后会影响智力吗？

若早诊断、早治疗、足疗程，绝大多数病儿都会痊愈，不留任何后遗症，仅有极少数的患儿由于各种原因如治疗不及时，或病情严重、过于凶险，或发生并发症等情况造成预后不良，可导致死亡或留有后遗症，如癫痫、智力低下、脑性瘫痪等。

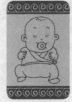

妈妈最怕宝宝患川崎病

川崎病虽说不是很常见的疾病，听起来很生疏，但近年来有增多趋势，宝宝持续高热超过1周，抗生素治疗无效，应注意患川崎病的可能；这是可以造成小宝宝严重并发症的一种发热疾病，必须引起重视。那么什么是川崎病？川崎病有哪些表现？如何治疗和护理呢？

▶ 什么是川崎病？

川崎病又称皮肤黏膜淋巴结综合征，是1种以全身血管炎为主要病变的急性发热性出疹性小儿疾病，因病人都有皮肤、黏膜的病损以及淋巴结肿大而得名。1967年日本川崎富作医生首次报道。由于本病可发生严重心血管病变，引起人们重视，病因尚未明确，目前认为川崎病是一种免疫介导的全身性血管炎。

▶ 川崎病的临床表现有哪些？

1. 多见于5岁以下，尤其2岁以内。

2. 发热，体温达39℃以上，持续5天以上，多可达1～2周或更长时间，抗生素治疗无效。

3. 双眼结膜充血明显，但不流泪无分泌物；口唇黏膜鲜红、干裂，舌表面发红无舌苔（叫做杨梅舌）（图220）。

4. 手脚皮肤肿胀发硬，手掌脚底发红，随后指趾端开始脱皮（图211）；可见到有皮疹，全身有多形红斑疹，接种卡介苗的部位可能出现红肿。

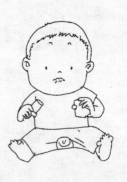

图220

5. 颈淋巴结肿大，多单侧出现，稍有压痛。

6. 做超声心动图可早期发现冠状动脉瘤等病变。

▶ 川崎病怎样治疗？

1. 急性期治疗，必须住院治疗。急性期治疗包括：早期（发病10天内）静脉输入丙种球蛋白1次（IVIG）加口服阿司匹林治疗两周，或早期单独口服阿司匹林两周，或使用皮质激素加阿

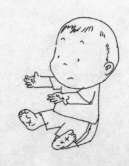

图221

司匹林。最好的治疗是第一种方法，已证实能明显降低冠状动脉瘤的发生，用丙球后第二天高热等表现迅速恢复正常。由于丙球价格昂贵，难以推广。

2. 恢复期治疗，以每日口服1次小剂量阿司匹林抗凝为主，用至血沉、血小板正常，一般6～8周。护理时要卧床休息，多饮水，控制体温，配合医疗，坚持到医院随访。本病治疗费用较高，要做好准备。

➤ 宝宝患川崎病应怎样护理？

1. 卧床休息：急性期发烧患儿应绝对卧床休息，降低机体耗氧量，保护心脏。注意观察体温变化及伴随症状，并及时处理。

2. 饮食：给予清淡的高热量、高蛋白、高维生素的流食或半流食，供给充足的水分，勤给病儿喂水。患儿因有口腔黏膜溃疡，进食时万分痛苦，应将食物凉凉后再吃。

3. 皮肤黏膜的护理：密切观察皮肤黏膜病变情况，保持皮肤黏膜清洁，每天用柔软的毛巾或纱布擦洗孩子的皮肤，注意切勿擦伤；每次便后清洗臀部；剪短指甲，保持手的清洁，以免抓伤皮肤，脱皮处千万不可撕皮，以免引起皮肤感染；衣被质地柔软而清洁，避免穿着不透气的化纤布料做的衣服；每日用1%～4%硼酸水棉球擦洗双眼，必要时涂抗生素眼膏；保持口腔清洁，鼓励孩子勤漱口，口唇干燥时可涂护唇油或金霉素鱼肝油。

4. 心血管系统的护理：注意观察患儿有无心血管损害症状，如面色苍白、精神萎靡、脉搏加快等，一旦发现异常情况，及时去医院就诊。

5. 定期复查心电图、超声心动图，注意恢复期可能会发生冠状动脉瘤、血栓形成和心肌梗死。

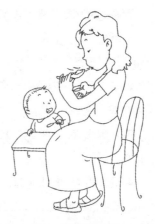

图222

➤ 川崎病为什么要定期到医院随访观察？

因川崎病后有1/4到1/5的病人发生冠状动脉瘤，导致危险，所以要随访。对无冠状动脉瘤者，要在病后6个月、1年时各复查超声心动图1次。对有冠状动脉瘤者，应长期服用小剂量阿司匹林，每日1次，剂量为每公斤体重3～5毫克，直到冠状动脉瘤消失为止。

（任劼）

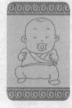

妈妈最怕宝宝患皮肤病

宝宝的皮肤娇嫩，容易出现皮疹、湿疹、荨麻疹。痱疹是宝宝最常见的皮肤病，那么这些皮肤病各有哪些特点？如何防治和护理呢？

▶ 什么是婴儿湿疹？

婴儿湿疹是一种常见的由多种内外因素引起的表皮及真皮浅层的炎症性皮肤病，一般认为与变态反应有一定关系。

▶ 婴儿湿疹的常见病因有哪些？

湿疹的发病是多种因素互相作用所致。

1.新生儿至3个月内的婴儿，受到来自母亲体内雄性激素的影响，使皮脂腺分泌功能旺盛，皮脂分泌过多而引发的异常。也叫脂溢性湿疹。

2. 饮食因素：容易引起变态反应的食物主要有富含蛋白质的食物，如牛奶、鸡蛋、海产类食物等（图223）。

3. 环境因素：如花粉、皮毛纤维及化学挥发性物质等吸入物，一些接触物如肥皂、毛料衣物等。

4. 遗传因素：如果父母双方中的一方曾患有过敏性疾病，或曾得过湿疹，那么小宝宝得湿疹的可能性很大。

5. 婴儿湿疹的内因：婴儿的皮肤角质层比较薄，毛细血管网丰富而且内皮含水及氯化物比较多，对各种刺激因素较敏感。

6. 感染：如肠内寄生虫可诱发湿疹。

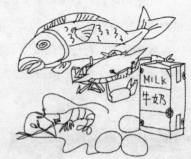

图223

▶ 婴儿湿疹有哪些表现？

皮疹呈多形态，伴有瘙痒、反复发作的特点。常发生于双颊、头皮、额部、眉间、颈部、颌下或耳后，也可扩展到其他部位。皮疹形态开始为散发小丘疹或红斑，逐渐增多可见小水疱、黄白色鳞屑及痂皮。

婴儿湿疹应该怎样治疗？

婴儿湿疹轻者不需药物治疗，但要注意宝宝的皮肤护理，保持皮肤清洁。严重的应在医生指导下治疗，如局部涂婴儿湿疹膏。

婴儿湿疹能否进行预防接种？

婴儿湿疹发病急性期应避免预防接种，尤其是卡介苗和流脑疫苗。

如何预防宝宝湿疹？

1. 提倡母乳喂养。母乳喂养可以减轻湿疹的程度。有湿疹的宝宝，添加辅食的速度要慢。宝宝的饮食应尽可能是新鲜的，避免让宝宝吃含色素、防腐剂或稳定剂、膨化剂等的加工食品。

2. 如果已经发现因食用某种食物出现湿疹，则应尽量避免再次进食该类食物。

3. 有牛奶过敏的宝宝，可用豆浆、羊奶等代替牛奶喂养（图 224）。

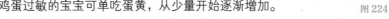

图 224

4. 对鸡蛋过敏的宝宝可单吃蛋黄，从少量开始逐渐增加。

5. 人工喂养的宝宝患湿疹，可以选用水解蛋白配方奶以降低过敏性。

6. 衣物方面：挑选棉质的用品。让宝宝避免接触羽毛、兽毛、花粉、化纤等过敏物质。衣被不宜用丝、毛及化纤等制品。

7. 洗浴护肤方面：以温水洗浴最好，避免用含碱性高的肥皂。护肤用品选择低敏或抗敏制剂护肤，并且最好进行皮肤敏感性测定，以了解皮肤对所用护肤用品的反应情况，及时预防过敏的发生。

什么是荨麻疹？

荨麻疹俗称风团、风疹团、风疙瘩、风疹块（与风疹名称相似，但却非同一疾病）。是一种常见的皮肤病。由各种因素致使皮肤黏膜血管发生暂时性炎性充血与大量液体渗出。造成局部水肿性的损害。其迅速发生与消退，剧痒，消退不留痕迹。可有发烧、腹痛、腹泻或其他全身症状。可分为急性荨麻疹、慢性荨麻疹、血管神经性水肿与丘疹性荨麻疹等。

➤ 荨麻疹的常见病因是什么？

1. 食物过敏：以鱼、虾、蟹、蛋类最常见。其次由某些香料调味品亦可引起。

2. 药物过敏：青霉素、磺胺类、头孢类抗生素、阿司匹林等。

3. 感染：包括病毒、细菌、真菌和寄生虫等。

4. 动物及植物因素：如昆虫叮咬或吸入花粉、羽毛、皮屑等。

5. 物理因素：如冷热、日光、摩擦和压力等都可引起。

6. 其他：胃肠疾病、代谢障碍、内分泌障碍和精神因素亦可引起。

➤ 荨麻疹有何表现？

1. 荨麻疹的风疹块扁平发红，或是淡黄或苍白的水肿性斑块，而边缘有红晕。风团大小不等，通常边界清楚，也可相互融合。有时风疹块呈环形可称环状荨麻疹，几个相邻的环形损害可以相接或融合而成地图状，可称为地图形荨麻疹。有时，损害中央有淤血点，可称为出血性荨麻疹，肾脏及胃肠可以同时出血。皮疹块中有水疱时称为水疱性荨麻疹。有大疱时称为大疱性荨麻疹。荨麻疹可局限性或全身性分布。

2. 有强烈痒感，风团时起时落，消退后不留任何痕迹。

3. 严重伴有恶心、呕吐、腹痛、腹泻消化道症状，也可出现发热，急性荨麻疹患者可发热达40℃左右，血压降低甚至发生昏厥和休克。

➤ 丘疹性荨麻疹有何特点？

丘疹性荨麻疹是一种好发于婴儿及儿童的瘙痒性皮肤病。皮损常为圆形或梭形之风疹块样损害，顶端可有针头到豆粒大之水疱，散在或成簇分布。好发于四肢伸侧、躯干及臀部。一般经过数天到1周余皮损可自行消退，留暂时性色素沉着斑。皮损常亦可陆续分批出现，持续一段时间。本病瘙痒剧烈，可因反复

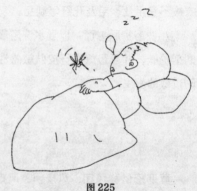

图225

搔抓而引起脓皮病等。

本病的病因比较复杂，多数认为与昆虫叮咬有关，如跳蚤、虱、螨、蠓、臭虫及蚊等（图225）。

什么是血管神经性水肿？

血管神经性水肿又称巨大荨麻疹。是真皮深部和皮下组织小血管受累，形成局限性水肿，具有发作性、反复性及非凹陷性的特点，（一般不痒）可单发。突然在口唇、面侧部或四肢局部出现正常皮肤颜色的肿胀或由于肿胀严重、压迫皮肤浅表的毛细血管而呈白色肿胀损害，边缘不清，局部有紧张感，一般痒感不明显，该类损害可在数天内自然消退，但可复发，有些患者也可出现两片区域以上的损害，一般无全身症状。少数病人可因发生在咽峡部而造成窒息，如不及时处理，可导致死亡。

荨麻疹如何治疗？

1. 尽可能去除或避免一切可疑原因；

2. 内服抗组胺药物，有全身症状者可使用皮质类固醇激素，或对症治疗；

3. 对检查变应原试验阳性的变应原进行脱敏治疗；

4. 有感染者可采用抗菌素治疗；

5. 外用安抚止痒剂。

宝宝患荨麻疹应如何预防和护理？

1. 对可疑致敏原应尽量避免接触。

2. 饮食宜清淡，避免刺激及易致敏食物，室内禁止放花卉及喷洒杀虫剂，防止花粉及化学物质再次致敏（图226）。

3. 宝宝出汗时避免吹凉风。

4. 若荨麻疹反复发作，到正规医院做一下过敏原检测，明确宝宝对哪些东西过敏，以针对性地避免接触。

5. 使用抗组织胺药物后易出现嗜睡，妈妈应加强对宝宝的看护。

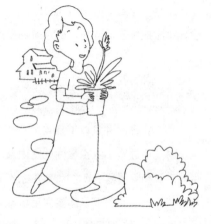

图226

6.不要用热水清洗皮疹，局部涂止痒剂，避免宝宝剧烈抓挠（图227）。

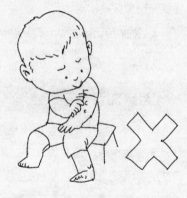

图227

▶ 引起痱子的原因是什么？

痱子，又称汗疹，其产生的原因是由于高温闷热环境下出汗过多且蒸发不畅，至汗孔堵塞，汗管破裂汗液外溢，渗入周围组织引起的浅表性炎症反应。大多数患儿发生在湿热地区，尤其是在夏天，肥胖的宝宝多见。

▶ 痱子的表现是什么？

痱子好发生部位是在皮肤皱褶多，容易积汗的部位，比如脖颈周围，尤其颌下、面部、腋窝、脊背、肘窝、手及脚腕皮肤皱褶处等。根据临床表现可分为红痱、白痱、脓痱三种类型。

红痱（红色汗疹）：多见于婴幼儿及儿童，夏季多见。急性发病，迅速增多，为红色的小丘疹或丘疱疹，散发或融合成片，自觉有痒、灼热及刺痛感。皮疹好发于脸、颈、肘窝、腋窝、胸背部及皮肤皱褶处。一周左右可消退，留少许细屑。

宝宝此时烦躁不安，遇热症状加重。

白痱（晶痱）：常见于新生儿，突然大汗或曝晒之后儿童也可发生，是汗液在角质层下潴留所致，皮疹为密集分布针头大小，薄壁面微亮的小水疱，稍擦易破。皮疹好发于前额、颈、胸背及手臂屈侧，多无自觉症状，多于 1 ~ 2 天内水疱破裂，干后有极薄的细鳞屑。

脓痱：是红痱顶端出现针头大小浅表脓疱，好发于四肢屈侧、阴部及小儿颈项皱褶部位，小脓疱位于真皮内，破后可继发感染。

▶ 如何防治痱子？

1.在护理时注意以下几点：

（1）应注意小宝宝居住的室内温度与湿度，勤通风，用好空调和除湿器，营造凉爽不易出汗的环境；

（2）一旦出汗了，需要用毛巾或湿纱布等软布勤擦或勤洗温水澡，以保持皮肤干燥、清洁（图228），防止

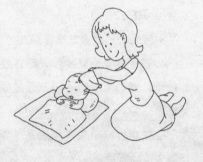

图228

汗腺出口堵塞；

（3）洗浴后多搽些爽身粉、扑粉、痱子粉，以吸干汗水；

（4）洗浴时忌用碱性肥皂；

（5）宜穿宽松棉布衣服；

（6）注意给宝宝喂水、勤翻身。

2. 一旦出痱子，可用各种痱子粉，也可用炉甘石洗剂止痒。35% ～ 70% 酒精对轻型痱子有一定疗效，忌用油膏。

妈妈最怕宝宝肥胖

许多家长认为宝宝越胖越健康。胖是有"福"的象征。特别是婴幼儿时期，胖孩子惹人喜爱，却忽视了肥胖给宝宝带来的隐患。那么什么是小儿肥胖症？宝宝为什么会肥胖？宝宝肥胖有哪些危害？应如何防治呢？

▶ 什么是小儿肥胖症？

肥胖病或单纯性肥胖（obesity）指皮下脂肪积聚过多——一般认为体重超过按身长计算的平均标准体重20%，或者超过按年龄计算的平均标准体重加上两个标准差（SD）以上时，即为肥胖病。肥胖病可按超重数量分为轻、中、重3度肥胖。轻度者超过标准体重2～3个标准差之间，中度者超过3～4个标准差之间，重度者超过4个标准差以上。

▶ 引起小儿肥胖症的原因是什么？

1. 过度喂养，造成营养物质摄入过多，导致肥胖。

2. 活动量过少，缺乏适当运动也是肥胖症的重要成因。缺乏运动引起肥胖，而肥胖后又不愿运动，形成恶性循环。

3. 遗传因素：肥胖有高度遗传性。有统计表明，父母双方都肥胖时，有70%～80%的小儿发生肥胖；父母之一肥胖时，有40%～50%的小儿发生肥胖；父母正常时仅有10%～14%小儿发生肥胖（图229）。

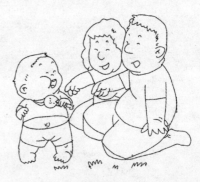

图229

▶ 小儿肥胖有哪些表现？

1. 肥胖最常见于婴儿期、五六岁、青春期儿童，小儿喜甜食和高脂肪饮食（图230）。

2. 宝宝表现不爱运动，易疲劳。查体可见皮下脂肪丰满，分布均匀，腹部下垂，严重肥胖者皮肤出现紫纹。

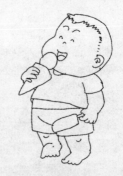

图230

3. 重度肥胖多见于年长儿及青少年，婴幼儿时期比较少见。

4. 婴儿易患呼吸道感染。

➤ 妈妈如何判断宝宝得了肥胖症？

妈妈可参考以下判断标准：

（1）体重指数法：即体重 (kg) 除以身高的平方 (m^2)。家长根据宝宝的体重和身高不难计算出体重指数。18 为界值点。超过 18，家长应警惕。最好找专科医生进行评估。

（2）体脂含量：凡体重超过按身高计算的标准体重的 20% ~ 30% 者为轻度肥胖，超过 30% ~ 50% 者为中度肥胖，超过 50% 者为重度肥胖（图 231）。

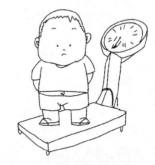

图 231

➤ 宝宝肥胖有哪些危害？

1. 小儿肥胖容易患呼吸道感染。

2. 肥胖后由于体型变化，体力下降以及肥胖后的各种令人难堪的症状，给儿童造成心理上的压力，形成自卑、孤僻以及人格变态，导致儿童严重的心理发育障碍。

3. 部分儿童会因肥胖导致性发育障碍。

4. 过度肥胖可导致大脑皮层缺氧，儿童学习时注意力不易集中，影响儿童的智力发育（图 232）。

5. 到成人时易出现高血压、高血脂、动脉硬化、冠心病、心肌梗死。

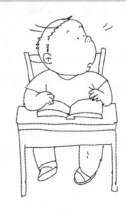

图 232

➤ 妈妈发现宝宝肥胖，应如何处理？

1. 饮食调整，不要过度喂养。选择食物以低脂肪、低糖分、高蛋白食物为主，多吃些体积大、饱腹感明显而且热量低的蔬菜类食物，如萝卜、胡萝卜、青菜、黄瓜、番茄、莴苣、竹笋等；限制他们进食如精白面粉、含淀粉多的土豆、脂肪、油煎食物、糖、巧克力、奶油制品等。应限制任何甜饮料（图 233）。

2. 多运动。经常带宝宝进行户外活动。

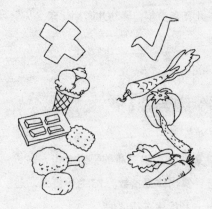

图 233

➤ 小儿肥胖症如何进行预防？

1. 强调母乳喂养，按实际需要量适度喂养，在生后前 3 个月内避免喂固体食物；

2. 4 个月后开始添加辅食，应遵循逐渐添加辅食。在生后 4 个月时若已肥胖，避免摄入过多的热量；

3. 如在生后 6 ~ 8 个月时宝宝出现肥胖，应减少奶摄入量，以水果蔬菜代替，用米粉代替面粉。要消除孩子越胖越好，以孩子胖瘦来评价母亲会不会带孩子的旧俗；

4. 当孩子大些时饮食要均衡合理，并让孩子适量进行体力活动。

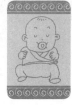

妈妈最怕宝宝营养不良

看到别人家的宝宝又高又健壮，而自己的宝宝又瘦又小，妈妈一定既内疚又着急，那么什么样的宝宝可诊断为营养不良？宝宝为什么会患营养不良？营养不良有哪些危害？如何防治呢？

▶ 什么是营养不良？

营养不良是一种慢性营养缺乏症，是由于摄入不足，或由于食物不能充分吸收利用而引起营养缺乏，以体重低下、生长迟缓、消瘦为主要表现。若主要由于热量缺乏引起者为热量营养不良；若主要由于蛋白质缺乏引起者为蛋白质营养不良。婴幼儿营养不良主要指婴儿能量不足的营养不良（图234）。

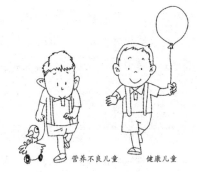

营养不良儿童　　健康儿童

图234

▶ 为什么宝宝会患营养不良？

1. 长期饮食不足是引起本病的主要原因。

（1）如母乳不足又未添加其他乳类；

（2）人工喂养乳汁配制不当，导致质和量不足；

（3）未按时添加辅食或辅食质量欠佳；

（4）骤然断乳，婴儿不能适应其他饮食；

（5）婴幼儿偏食、挑食等不良饮食习惯等，可导致长期营养物质及热能摄入不足，造成婴幼儿营养不良。

2. 慢性消化系统疾病，消化道先天畸形，如唇裂、腭裂，这些可致喂养困难，导致营养不良。

3. 慢性消耗性疾病，如反复发作性肺炎，婴儿肝炎综合征、慢性肠炎等，因长期发热，食欲不振，体内能量和营养物质消耗增加，摄入不足而致病。

4. 先天不足和全身各系统的慢性疾病，如早产儿、低出生体重儿，某些遗传代谢性疾病患儿也易发生营养不良。

▶ 营养不良的宝宝有哪些表现？

1. 早期仅体重不增或减轻，病程持久时身长也可随之降低。

2. 皮下脂肪减少或消失：首先自腹部开始，而后为胸、背和腰部，然后为上下肢和臀部，最后才是额、颈和面部。

3. 皮肤干燥、苍白、有皱纹和松弛，严重营养不良的宝宝可出现浮肿。

4. 运动功能发育明显落后于同龄正常儿。智力发育迟缓，初期表现为哭闹、烦躁，继而转为迟钝，对周围事物不感兴趣。

5. 各脏器功能低下，出现腹泻、呕吐，使消化吸收功能大受影响。

6. 全身免疫功能低下，极易患呼吸道、消化道和全身各系统感染。

▶ 如何判断宝宝是否营养不良？如何分度？

1. 根据宝宝的临床症状判断，可将营养不良分为 3 度（见下表）。

婴幼儿营养不良分度诊断标准

营养不良分度		初生～3岁		
		I	II	III
体重低于正常平均值①		15%～25%	25%～40%	大于40%
皮下脂肪	腹部②	0.8～0.4cm	0.4cm以下	消失
	臀部	无明显变化	明显变薄	消失或接近消失
	面部	无明显变化	减少	明显减少或消失
其他临床表现	消瘦	不明显	明显	皮包骨状
	精神萎靡不安或呆滞	无或轻微	轻微或明显	严重
	肌肉松弛	轻微	明显	肌肉松弛或肌张力增高
	皮肤颜色及弹性	正常或稍苍白	苍白、弹性差	多皱纹、弹性消失

说明：①空腹去衣时测量，有浮肿时应酌减体重。

②腹部皮脂层测量法：在腹部脐旁乳头线上，以拇指和食指相距3cm处与皮肤表面垂直呈90°角，将皮脂层捏起，然后量其上缘厚度。

2. 体格测量

（1）常用指标：年龄性别体重（同年龄同性别对应的标准体重）；

年龄性别身高（同年龄同性别对应的标准身高）；

身高性别体重（同身高同性别对应的标准体重）。

（2）评价方法：中位数减标准差法

标准差比值法

均值离差法

注：这些评价方法需要儿科专科医生来做。

（3）意义：

①体重低于同年龄、同性别的正常变异范围提示宝宝过去和（或）现在有慢性和（或）急性营养不良。

②身长低于同年龄、同性别的正常变异范围提示宝宝过去或长期营养不良。

③体重低于同性别、同身长的正常变异范围提示宝宝近期、急性营养不良。

宝宝患营养不良有哪些危害？

1. 营养性小细胞贫血是营养不良最常见的并发症。

2. 各种维生素缺乏症，尤以维生素 A、维生素 B 和维生素 C 缺乏较为常见。由于生长迟缓，钙、磷的需要量较少，因之继发严重的维生素 D 缺乏症者较少。

3. 感染疾病中以一般上呼吸道感染、鹅口疮、婴幼儿腹泻及肺炎为多见；中耳炎、皮炎和肾盂肾炎也比较常见。

4. 迁延不愈的病例有时突然出现自发性血糖过低症：患儿面色灰白、神志不清、脉搏减慢、呼吸暂停，但无抽搐。此种情况，若不及时静脉注射葡萄糖溶液进行抢救，可因呼吸麻痹而死亡。

宝宝营养不良妈妈怎么办？

1. 积极治疗原发病：如腹泻、消化道先天畸形等患儿，妈妈要配合医生，进行相应的治疗，否则营养不良很难矫治（图 235）。

2. 给宝宝补充营养：在医生的指导下调整饮食，要遵循以下原则：从少量开始，不能操之过急，逐渐增加，否则易引起消化不良。

3. 注意纠正贫血，补充维生素及微量元素等：

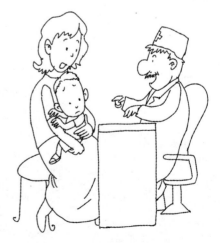

图 235

营养不良的宝宝常伴有贫血，钙、锌等微量元素缺乏及维生素缺乏等情况，在饮食治疗的同时，要注意补充锌、铁、钙及各种维生素。

4.采用中医辨证方法，进行中药辅助治疗，也可采用捏脊等，以改善宝宝的食欲，增强宝宝胃肠道消化能力，促进营养吸收。

妈妈如何预防宝宝营养不良？

1.重视儿童保健，定期到医院为宝宝进行体格发育检查与评价，及早发现生长偏离情况，寻找原因，进行纠正。

2.对宝宝患有各类可能影响营养摄入的疾病进行治疗，从根本上去除病因。

3.掌握儿童营养的知识，合理调整宝宝饮食，保证宝宝热能与营养物质的正常摄入。

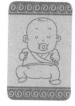

妈妈最怕宝宝贫血

贫血是婴幼儿时期常见的症状，轻者表现不明显，容易被妈妈忽略；重者可影响宝宝的智力发育，所以妈妈应学会判断宝宝有无贫血。那么贫血有哪些表现？如何诊断？宝宝为什么会出现贫血？如何防治和护理呢？

什么叫贫血？

贫血是小儿时期常见的一种症状或综合征，是指末梢血液中单位容积内红细胞数、血红蛋白量以及红细胞压积低于正常，或其中一项明显低于正常值。由于地理环境因素的影响，此三项正常值国内外均有差异。因为红细胞数、血红蛋白量二者与红细胞压积不一定平行，故临床多以红细胞数和血红蛋白量作为衡量有无贫血的标准。

宝宝贫血发生的原因有哪些？

1. 红细胞生成不足。

（1）生理性贫血。

（2）造血物质缺乏引起的贫血，也称营养性贫血。铁缺乏引起营养性缺铁性贫血是婴幼儿最常见的贫血原因，叶酸缺乏、维生素 B_{12} 缺乏可引起营养性巨幼细胞性贫血。

（3）骨髓生血功能低下：如再生障碍性贫血，感染、恶性肿瘤、血液病等均可导致骨髓造血功能受到抑制。

2. 红细胞破坏增多：溶血性贫血。

3. 红细胞丢失：外伤、胃肠道出血等失血引起的贫血。

宝宝贫血会有哪些表现？

1. 宝宝的皮肤、黏膜逐渐苍白或苍黄，以口唇、口腔黏膜及甲床最为明显，重者面色黄白，耳垂苍白（图236）。

2. 易感疲乏无力，易烦躁哭闹或精神不振，不爱活动，食欲减退。

3. 年龄大些的宝宝可诉头晕、眼前发黑，耳鸣，轻微活动

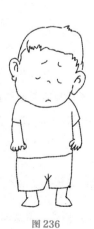

图236

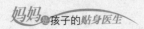

后心慌、出汗等。

如何诊断贫血？

临床上根据血红蛋白量和红细胞数来诊断贫血，并根据降低程度的不同而将贫血分为轻度、中度、重度和极重度。

1. 血红蛋白 (HGB)（俗称"血色素"）随月龄的不同变化很大，以下是不同月龄贫血的诊断标准。

表：不同月龄根据血红蛋白诊断贫血的标准及分度(单位：g/l)

年龄	不贫血	轻度贫血	中度贫血	重度贫血	极重度贫血
0～29天	≥145	90～144	60～89	30～59	0～29
1～3个月	≥90	—	60～89	30～59	0～29
3～6个月	≥100	90～99	60～89	30～59	0～29
6个月～6岁	≥110	90～109	60～89	30～59	0～29
大于6岁	≥120	90～119	60～89	30～59	0～29

2. 红细胞（RBC）（俗称"红血球"）：随年龄的变化不像血红蛋白那样大，一般按以下标准分度（单位：$\times 10^{12}$/l):3.0～4.0为轻度，2.0～3.0为中度，1.0～2.0为重度，小于1.0为极重度。

3. 血红蛋白量的减低与红细胞数的减低程度与不同种类的贫血相区别，例如在大细胞性贫血时，红细胞数的减低较血红蛋白量的减低较为显著，在小细胞低色素性贫血时，血红蛋白量的减低则较红细胞数的减低较为显著。

4. 由于红细胞数和血红蛋白量与血容量有关。例如在血容量减少时（脱水），虽然单位容积内红细胞数和血红蛋白量是正常值，但可能已患有贫血。此时单凭红细胞数和血红蛋白量就不能反映贫血的真实情况。

5. 诊断贫血后一定要明确贫血的原因，以便对因治疗。

家长应如何护理贫血宝宝？

1. 居室环境要清洁，空气要流通。由于贫血患儿抵抗力低，容易患感染疾病，如消化不良、腹泻、肺炎等，因此患儿尽量少到公共场所人多的地方去，并注意勿与其他病人接触，以避免交叉感染，因感染后能使贫血加重（图237）。

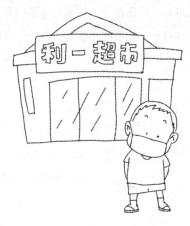

2.合理喂养，纠正不合理的饮食习惯。应多给富含铁的食物，如动物的心、肝、肾、血以及牛肉、鸡蛋黄、菠菜、豆制品、黑木耳、红枣等，并纠正偏食习惯。提倡母乳喂养，并注意及时添加辅助食品，自4个月后添加蛋黄及果汁、菜水，以增加铁的补充和吸收。

3.在医生的指导下给宝宝用药。如铁剂、维生素、微量元素等。

图237

什么是缺铁性贫血？

因体内缺铁影响血红素的合成所引起的贫血即缺铁性贫血，是小儿的常见病，主要发生在6个月至3岁的婴幼儿。

为何宝宝会出现缺铁性贫血？

1.体内储铁不足：胎儿可自母体获得铁并储存于体内，以便离开母体后使用，这部分储存主要来自孕末期。孕末期孕妇若贫血，又不注意铁的补充，可造成胎儿储存铁不足。

2.食物中摄入铁量不足：母体的储存铁于婴儿4～6个月已消耗殆尽。此时如果不按时添加含铁多的食物，故6个月以后即容易发生缺铁性贫血。

3.生长发育因素：小儿生长发育迅速，体重、身长成倍增加，铁需要量增加。如不注意补充含铁食物，易出现铁的缺乏。

4.铁丢失过多：长期慢性失血，如肠息肉、肛裂出血等，虽然这些疾病每天失血量不多，但长年累月，铁的丢失就相当可观。

5.其他原因：如有的婴幼儿长期腹泻等，这些慢性疾病亦可引起铁吸收不良；经常慢性感染，引起食欲不振，使铁供给不足和吸收障碍，也可造成缺铁性贫血。

纯母乳喂养会导致婴幼儿贫血吗？

母乳是婴幼儿最好的食物，世界卫生组织提倡在4～6个月以前实施纯母乳喂养。但是母乳含铁量很低，如果纯母乳喂养时间过长，不及时添加含铁丰富的辅食，就可能出现缺铁性贫血。其原因主要有以下几个方面：

（1）母亲本身贫血，由于自身身体状况的原因，造成孩子贫血。

（2）孩子到了该添加辅食的时候（一般是4～6个月）却仍然只吃母乳，或添加辅食量较少，或添加不得当都会造成缺铁性贫血。婴幼儿在4～6个月后，体内储存的铁已经消耗渐尽，如仅以含铁量少的母乳喂养，或者给婴幼儿食用非婴幼儿配方的奶粉或辅助食品（比如只给孩子喝粥），可导致缺铁性贫血。

（3）由于妈妈很难判断宝宝每次进食的量，如果宝宝长期没有吃饱，也可能造成贫血。

▶ 如何预防宝宝缺铁性贫血？

1. 提倡母乳喂养：虽然母乳含铁量很低，但吸收率高达50%。因此妈妈要喂宝宝母乳。同时妈妈要加强营养，多吃含铁高的食物，若妈妈贫血一定要补充铁剂，纠正贫血。配方奶要选择营养丰富的婴儿奶粉（图238）。

2. 强化铁辅食：6个月以上的宝宝，要及时添加含铁丰富的食物。可以给宝宝喂强化铁的奶粉、米粉、饼干等。

3. 食用含铁丰富的食物：给宝宝多选择富含血红素铁的食物。如动物肝脏、瘦肉、鱼、鸡血、鸭血、鲜蘑菇、黑木耳、大枣、芝麻酱及豆制品等。

4. 多吃含维生素C的食物。如果让宝宝吃含铁食物的同时，吃一些含维生素C多的水果，如樱桃、橙子、草莓会提高铁的吸收率。

5. 积极治疗原发病，及时纠正厌食、偏食。

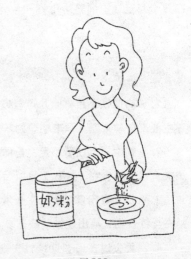

图238

▶ 药物补铁妈妈要知道哪些？

对于患缺铁性贫血的宝宝，补充铁剂仍是首选的方法。一般情况下，按照医生的嘱咐给宝宝服用铁剂，1～2星期后血中血红蛋白浓度就会开始回升，继续服用3个月就能使储备铁得到补充。妈妈给宝宝服用铁剂时要注意：

（1）铁剂不宜放置过久。因硫酸亚铁是二价铁，放置过久，存储不当，二价铁可氧化成三价铁而影响疗效。

（2）餐前服用铁剂胃肠道反应常较大，可以将铁剂改在两餐之间服用。应避免与大量牛奶同时服用，因牛奶含磷较高，影响铁的吸收。如果副作用还是较大，可以和果汁或其他食物同服。

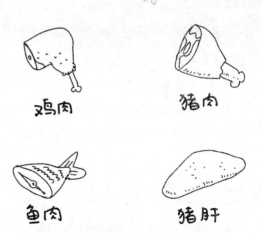

鸡肉　猪肉

鱼肉　猪肝

图 239

（3）铁剂不宜过量服用。铁剂常制成外面包有糖衣的药片、药丸，或制成糖浆，易被小儿吞服。如果用量较大，可刺激胃肠黏膜，引起腹痛、腹泻等症状。因此，妈妈要将药物放在宝宝拿不到的地方，用量遵医嘱。

（4）与铁搭配摄入的食物是影响铁吸收的重要因素。维生素 C 及鱼肉、猪肉、鸡肉等动物性食品可以促进铁的吸收，而植物中的植酸、草酸以及茶叶中的鞣酸都会阻碍铁的吸收。因此，在服用铁剂的同时，应多补充些动物肝、肉、血等食物。铁剂服用时可加服维生素，以促使铁吸收（图 239）。

（5）铁剂服用后，可使患儿大便变黑，这是正常现象，停药后消失，家长不必紧张。

什么是营养性巨幼红血球性贫血？

由于各种因素影响维生素 B_{12} 及叶酸的摄入与吸收，维生素 B_{12} 和叶酸都在核酸代谢中起辅酶的作用，若缺乏则导致代谢障碍，从而影响原始红细胞的成熟，造成贫血，因其以大细胞、低色素为特点，故称为营养性巨幼红血球性贫血。

常发生于未加或者少加辅助食品、单纯以母乳喂养或淀粉喂养的婴儿，或反复感染及消化功能紊乱的小儿。临床较缺铁性贫血少见。

什么是生理性贫血？

初生的婴儿血红蛋白可高达 150 ～ 230 克／升，红细胞计数可达 5 ～ 7×10^{12} 个／升。生后 1 周至 8 周内血红蛋白可逐渐下降到低于正常值，直至 8 周后停止，在生后 2 ～ 3 个月血红蛋白最低可降至 90 ～ 110g/l 时，足月儿极少低于 100 克／升；未成熟儿由于代谢及呼吸功能较低，体重增长快，生后 3 ～ 6 周内可下降到 70 ～ 90 克／升。这种下降是生理性的，故称生理性贫血。

▶ 为什么会发生婴儿生理性贫血呢?

1. 小儿出生后即建立了肺呼吸,动脉血氧饱和度由 45% 增至 95%,骨髓造红细胞的功能明显下降,红细胞生成素由胎内的高水平降低到极低水平,红细胞增生明显减少。

2. 含胎儿血红蛋白的红细胞寿命短,小儿出生后即大量破坏。

3. 生后 3 个月内是小儿体重增长最快的阶段,血容量迅速扩充,红细胞被稀释。

▶ 生理性贫血宝宝如何治疗?

宝宝出现生理性贫血,在保证正常营养的情况下,一般不需要治疗,家长亦不必过于紧张,正常婴儿 8 周以后,血红蛋白下降至 100 ~ 110 克／升时,血中红细胞生成素的浓度再一次增高刺激骨髓,使骨髓造血开始恢复其正常的功能,因生理性贫血而下降的血红蛋白又可恢复正常,至 6 个月时就可恢复到正常值范围内。

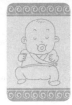

妈妈最怕宝宝患佝偻病

听到佝偻病，妈妈一定很紧张，想象佝偻病会是弯腰、驼背、罗圈腿的样子，其实宝宝常患的是维生素 D 缺乏性佝偻病，也就是俗话说的"缺钙"，那么宝宝为什么会患佝偻病？得了佝偻病会有哪些表现？应如何防治呢？

▶ 什么是维生素 D 缺乏性佝偻病？

由于体内维生素 D 不足，导致钙磷代谢异常，使钙盐不能正常地沉着在骨骼生长的部位，导致骨软化，并可致骨骼畸形，称为维生素 D 缺乏性佝偻病。

▶ 婴儿患佝偻病主要原因有哪些？

1. 维生素 D 摄入不足：婴儿膳食一般含维生素 D 很少，如不额外服用维生素 D 制剂，就会造成维生素 D 的来源不足，而发生佝偻病。

2. 紫外线照射不足：如果阳光中的紫外线被尘埃、煤烟、雾气等遮挡或经常不到室外晒太阳等，易患佝偻病（图 240）。

3. 先天维生素 D 储备不足及宝宝生长过快：母孕期维生素 D 缺乏致胎儿储备不足，婴儿生长过速，所需维生素 D 较多，如供应不足，更易患佝偻病。

4. 食物中钙、磷含量不足或比例不适宜，亦可导致佝偻病发生。

5. 慢性呼吸道感染，胃肠道疾病均可影响钙、磷代谢。

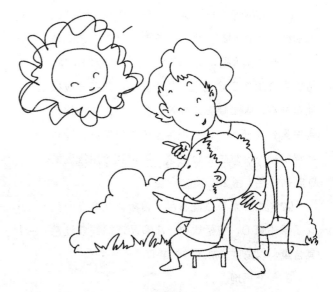

图 240

▶ 宝宝得了佝偻病有哪些表现？

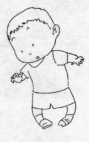

1. 佝偻病最初的主要表现为神经精神症状：宝宝爱急躁，出汗多，睡眠不安，夜惊，夜哭，枕秃。

2. 骨骼病变体征：囟门增大、方颅、肋串珠、郝氏沟、鸡胸、漏斗胸，严重的宝宝可出现"X"形腿、"O"形腿（图241）。

图241

▶ 佝偻病有哪些危害？

1. 机体抵抗力下降，容易并发肺炎、腹泻。

2. 胸部骨骼的改变可能影响心肺功能。

3. 严重佝偻病将影响坐、立、走等运动功能。

4. 低钙可引起惊厥、手足搐搦、喉痉挛。

▶ 妈妈应如何预防宝宝患维生素 D 缺乏性佝偻病？

1. 多晒太阳：小儿出生后多到户外活动，只要是暖和的天气，都可把小儿抱到户外。冬天中午前后阳光充足，户外活动时应让幼儿露出手、脸；夏天则应在阴凉处，避免暴晒。注意不要让孩子隔着玻璃、戴着帽子、口罩晒太阳，这样均影响晒太阳的效果。

2. 维生素 D 预防：

（1）定时定量口服维生素 D：生后半月开始添加维生素 D 制剂，每日供给量在 400 ～ 800 单位，早产儿偏大量，南方晒太阳多的宝宝偏小量。母乳中维生素 D 含量低，故母乳喂养儿每日应按此量补充，人工喂养儿因各种配方奶粉中强化的维生素 D 量不同，应根据宝宝的吃奶情况，计算经喂奶补充的维生素 D 含量，不足部分用维生素 D 制剂补足（图242）。

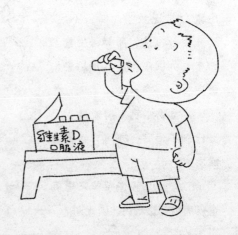

（2）维生素 D 强化食品：很多婴儿食品中强化了维生素 D，包括饮料、小食品，妈妈要注意其含量，以免过多摄入维生素 D。

3. 补充钙剂。

图242

➤ 宝宝应如何补充钙剂?

1. 中国营养学会推荐我国每日钙供给量为：0 ~ 6 个月为 300 毫克，7 ~ 12 个月为 400 毫克，1 ~ 3 岁为 600 毫克。

2. 当食物中钙供给不足或体内钙丢失过多，需补充钙剂。

3. 补钙不是多多益善，应因人、因症、因病而定。

4. 钙剂种类很多，宜选择易溶解，无刺激，酸碱度适中，不含有害物质、口感好、易服用、易保存、价格低廉的剂型。正规的婴儿补钙制剂应标有元素钙的含量，要根据宝宝的需要量来选择，不是越多越好。含量在 100 毫克左右的最合适（图 243）。

5. 服用钙剂最好是在吃奶后 30 分钟左右。不要选择吃完植物性的食物后补钙，这样会降低钙的吸收率。

6. 必须补给适量维生素 D。钙剂和维生素 D 不一定要同一时间吃。

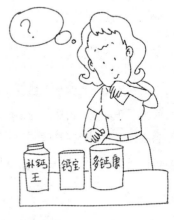

图 243

➤ 妈妈应如何计算配方奶中钙的含量及维生素 D 的含量?

配方奶的外包装上均会印有主要营养成分的含量，其中每 100 毫升（ml）含钙多少毫克（mg），含维生素 D 多少单位（u）。记录宝宝每天（24 小时）喝奶的总量为多少毫升，即可计算出宝宝每天从配方奶中摄取多少钙及维生素 D。

例如，某种配方奶粉标示：100ml 含钙 50mg，维生素 D20u。一个 3 个月大的宝宝每天喝 800ml，那么宝宝每天从奶粉中摄入钙 400mg，维生素 D160u，这个宝宝就可不另外补充钙剂，但还要补充维生素 D240u ~ 640u，如果是夏季，宝宝晒太阳较多，可隔日服 1 粒伊可新（维生素 AD 制剂，含维生素 D500u）。在冬天，晒太阳较少，可每日服 1 粒。

➤ 宝宝患了佝偻病应如何治疗及处理?

1. 治疗佝偻病的关键是补充维生素 D，而不是补钙（当然了，补钙也是必不可少的）。

2. 佝偻病是分程度的，要按照不同的程度，采用不同的治疗方案。轻度佝偻病只用伊可新就可以了，中度以上，才会考虑用大剂量的维生素 D₃治疗。

3. 治疗均应在医生的指导下进行，若治疗不当，可发生维生素 D 中毒。妈妈不要盲目进

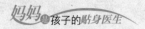

行处理。

4. 在应用维生素 D 的同时，还应口服钙剂。

5. 除药物治疗外，最重要的是合理营养，补充足够的蛋白质及富含维生素 D 的食物。每天到户外活动。另外应注意衣服宽松，不要让小儿过早过久地坐与站立。但可训练其俯卧抬头、展胸与爬行等动作。

微量元素中的血钙正常，但是医生仍然说宝宝缺钙，为什么？

血钙不能代表身体的钙储备。血钙维持在正常范围内，这是生命的基本要素之一，一旦血钙低于正常值，会产生抽搐等危及生命的严重危害的。所以无论如何机体会动员所有的钙储备来保证血钙的正常值，这就会动用到骨钙，所以骨钙才能反映身体钙的实际情况。骨碱性磷酸酶能反映骨钙，故目前常用骨碱性磷酸酶作为检测宝宝是否缺钙的指标。

为什么有些宝宝不用怎么补钙而不缺钙，而有些宝宝补了很多钙，却还是缺钙？

1. 补钙的正确方法。有的妈妈只给宝宝吃钙剂，而不吃维生素 D，这样服再多的钙也无济于事，因为没有维生素 D，钙是不易被吸收的。

2. 与胎儿期从母亲那里获得的钙量有关。如果孕妇的体质好，身体钙的储备很充足，那么，她所生的宝宝就不容易缺钙。如果孕妇体质差，身体钙的储备少，她所生的宝宝就容易缺钙。

3. 与人体所含的维生素 D 的受体的数量和活性有关。维生素 D 的受体的数量越多，活性越高，对维生素 D 的吸收就越容易，也就不易缺钙。反之，则容易缺钙。这一点与遗传有一定的关系。

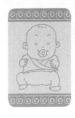

妈妈最怕宝宝缺锌

　　锌为人体必需的微量元素之一，具有重要的生理功能，它参与体内 70 余种酶的合成。婴幼儿缺锌会引起严重的后果，不仅会导致生长发育的停滞，而且会影响免疫功能、创伤愈合等生理功能。若在胎儿和乳儿期缺锌，则会造成智力发育障碍。那么哪些原因可导致缺锌？缺锌的宝宝会有哪些表现？应如何防治呢？

▶ 导致宝宝锌缺乏的原因有哪些？

　　1. 摄入不足。动物性食物中的锌含量高，谷类等植物性食物含锌量较少，谷类中的锌因受植酸、草酸和纤维素的影响，利用率较低，故素食者易缺锌。

　　2. 各种疾病影响锌的吸收利用。如消化道疾患、脂肪泻可使锌不易吸收，肠炎使锌自肠道大量丢失。

　　3. 早产儿、非母乳喂养的孩子、过分出汗及患佝偻病的孩子均属于容易缺锌的高危人群。

　　4. 长得太快的孩子也容易缺锌，这是因为锌是促进身高增长的重要元素，孩子长得太快，对锌的需要量就会大大增加，如不能及时补充，自然会导致缺锌。

▶ 宝宝锌缺乏症有何表现？

　　1. 宝宝体内缺锌时最早的表现是食欲不振，偏食、厌食、异食癖（图 244）。

　　2. 反复出现口腔溃疡。

　　3. 长期缺锌可导致小儿生长发育迟缓、身材矮小，部分患儿还伴有智力落后、不规则脱发的现象。

　　4. 锌的缺乏还会使机体的抵抗力下降，表现为易患感染性疾病，如反复的呼吸道感染或消化道感染。

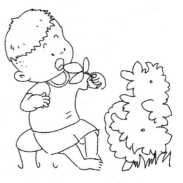

图 244

▶ 如何诊断锌缺乏症？

　　小儿锌缺乏的早期表现是消化功能减退。如果妈妈发现宝宝较长时间不爱吃饭，最好带到医院检查一下，只要化验血清锌就可以了。血清锌低于正常值，在正常低限 11.47 微摩尔 / 升以下，可考虑缺锌。提醒妈妈，不要把测定发锌作为宝宝是否缺锌的依据。有的妈妈舍不得给宝宝扎针抽血，就采取发锌测定，但发锌并不能准确反映体内锌的状态。因为不同部位的头发和不同的洗涤方法都有可能影响测定结果。另外，在轻度锌缺乏时，发锌浓度可能降低，但严重锌缺乏时由于头发生长缓慢，发锌浓度反而会增高。多数学者认为，发锌低于 $100 \mu g / dL$ 常可提示缺锌，而发锌正常则不能排除缺锌的可能。

▶ 宝宝锌缺乏如何治疗？

1. 补充锌剂治疗。锌制剂有葡萄糖酸锌、硫酸锌、甘草锌、醋酸锌等，最常用的是葡萄糖酸锌、甘草锌。每天服用元素锌 $0.5 \sim 1.5mg/kg$，疗程 $2 \sim 3$ 个月。补充锌剂 $4 \sim 5$ 周后，如果症状没有减轻应及时去看医生。补充锌剂一定要在医生指导下应用，不要自己随意增加剂量。剂量过大可引起恶心、呕吐、胃部不适等消化道刺激症状，长期大剂量服用还可能造成锌中毒。

2. 中医中药治疗。如果宝贝缺锌不太严重，或者在补充锌剂治疗中消化道刺激症状较明显，最好采取中医中药治疗（图 245 ）。

3. 饮食治疗。给予患儿锌含量高的食物，如瘦肉、猪肝、鱼类、禽类及蛋黄等，如果有偏食等不良的饮食习惯同时进行治疗。

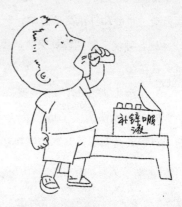

图 245

▶ 妈妈应如何预防宝宝锌缺乏？

1. 从母亲孕期开始，就应合理安排饮食，应食用含锌元素高的食物，如肉、蛋、肝、花生、核桃、牡蛎等。

2. 提倡母乳喂养，因为人乳中的锌易被吸收。

3. 按时合理添加辅食。由于动物性食物中的锌含量较高，易吸收，所以对婴幼儿适量添加富含各种微量元素的动物肝脏、蛋黄、肉末、鱼泥等辅助食品，是非常必要的。除动物性食品外，还要多吃牡蛎等海产品及栗子、核桃等坚果类食品。

4. 培养良好的饮食习惯，婴幼儿要养成不挑食、不偏食的良好饮食习惯，提倡食物品种多样化。

5. 对可能发生锌缺乏的宝宝及早补锌，早产儿、人工喂养儿以及经常腹泻的宝宝，容易发生营养摄取障碍，出现缺锌症状，要及早注意补锌。

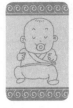

妈妈最怕宝宝患传染性疾病

听到传染病，妈妈一定会感到紧张、恐惧，那么究竟什么是传染病？传染病是怎么传播的？应如何预防呢？宝宝常见的传染病有哪些？

▶ 什么是传染病？

传染病是由病原体侵入人体而引起的，可在人群中传播的疾病。

▶ 什么是病原体？

病原体是能引起疾病的各种微生物和寄生虫的统称。

▶ 什么是传染源？

体内有病原体生长、繁殖，并将病原体排出的人和动物即为传染源。包括传染病患者、病原体携带者和受感染的动物。

▶ 传染病传播途径有哪些？

1. 空气飞沫传播。
2. 污染的水传播，饮食传播。
3. 生物媒介（蚊虫）传播（图246）。
4. 接触传播。

▶ 何为潜伏期？

从接触患者到发病之间的这一时期叫潜伏期。

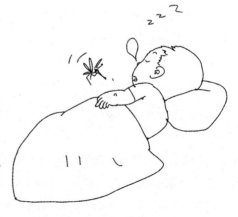

图246

传染病如何预防？

1.预防接种是预防传染病最直接有效和最经济的方法。有些急性传染病可通过预防接种防止其发生，如麻疹、风疹、水痘、腮腺炎、流脑、乙脑等疫苗的接种均可起到预防作用。

2.隔离传染源、切断传播途径也是预防传染病的有效方法。

婴幼儿常见的传染病有哪些？

1.病毒引起的传染病有风疹、麻疹、水痘、流行性腮腺炎、手足口病、轮状病毒肠炎、幼儿急疹等。

2.细菌引起的传染病有流脑、细菌性痢疾、感染性腹泻病、猩红热等。

什么是幼儿急疹？

幼儿急疹又称婴儿玫瑰疹，俗称"烧疹子"。是婴幼儿期最常见的急性发热性出疹性疾病。典型的表现为热退疹出。

引起幼儿急疹的病因是什么？

幼儿急疹的病原体是人类疱疹病毒6型。传染源为无症状的成人患者，经呼吸道飞沫传染。

幼儿急疹的表现特点是什么？

1.多见于6～18个月婴幼儿，尤其是在6～10个月为发病高峰期。春秋两季发病较多。

2.婴儿突然高热，体温可达39～40℃。尽管有高热，但发热期间小儿食欲精神还好，与体温不符（图247）。

3.持续3~5天后体温很快下降。热退后出现皮疹为本病的特点。

4.皮疹呈红色斑疹或斑丘疹，直径3毫米左右。主要散在躯干部、头面部和上肢，一般躯干部皮疹较多，下肢皮疹较少。一般2～3天内消退，不留色素沉着及脱屑。

5.出疹期间，少数病儿会出现轻度烦躁和腹泻表现。

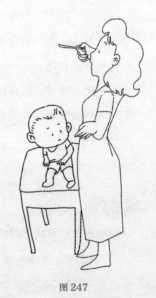

图247

▶ 患幼儿急疹的宝宝如何用药？

1. 幼儿急疹是由病毒引起的，无特效药物治疗，以抗病毒治疗与对症治疗为主。

2. 可适当应用清热解毒的中药，如抗病毒口服液、小儿柴桂退热口服液等。

▶ 如何护理患急疹的宝宝？

1. 高热患儿，要及时给予退热处理，避免因高热引起惊厥。物理降温和应用药物退热剂相结合。

2. 小儿居室内要注意通风，保持室内空气新鲜。如室温过高可使用空调降低室温，同时应给予足够水分及易消化的食物。切莫因高热给患儿服用抗生素。

3. 小儿虽然有高热，但精神和食欲还好，家长不要紧张，多给宝宝喝水、注意退热就可以了（图 248）。

4. 热退出皮疹，家长不必担心，出疹期间不怕见风，少吃鱼、虾等食物，2 ~ 3 天后皮疹会自然消退。

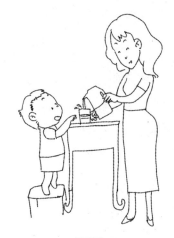

图 248

▶ 妈妈发现宝宝什么情况要去医院？

1. 若宝宝出现惊厥，需立即到医院诊治。

2. 若高热持续不退伴精神弱、咳嗽等症状时，需及时去医院就诊。

▶ 引起水痘的病因是什么？

水痘病原体为水痘 – 带状疱疹病毒。传染源主要是病人。传播途径是通过接触、飞沫、空气传播。人群普遍易感，患本病后可获得终身免疫。

▶ 小儿水痘的临床表现有哪些？

1. 水痘的潜伏期为 10 ~ 21 天，一般约 2 周。前驱期很短（约 24 小时），症状很轻。

2. 典型表现有低热、不适、厌食等。

3. 皮疹常在发病当日或次日出现。

4. 少数患儿可合并肺炎、脑炎。

水痘皮疹有哪些特点?

1. 成批出现红色斑疹或斑丘疹,迅速发展为清亮、卵圆形、泪滴状小水泡,周围有红晕,无脐眼,经 24 小时,水痘内容物变混浊,水泡易破溃,疱疹持续 3～4 天,然后从中心干缩,迅速结痂。

2. 疾病高峰期,在患儿一个人身上可见丘疹、疱疹及结痂疹同时存在的三种皮疹形态。

3. 皮疹分布呈向心性,开始为躯干,后致面部、头皮,四肢较少。痒感明显。

4. 口腔黏膜、眼结膜、生殖器等处也可见疱疹,此处皮疹易破溃形成溃疡。

妈妈发现宝宝得了水痘,该如何处理?

1. 病毒引起的疾病无特效药物治疗,无须特殊处理,仅需对症治疗,发热可用对乙酰氨基酚退热。有咳嗽、惊厥时,家长应带宝宝去医院就诊。

2. 皮肤护理。叮嘱小儿不要用手抓。要给小儿勤换内衣,减少感染。局部可涂止痒药物,如炉甘石洗剂。同时让小儿多喝水,合理饮食,注意休息。

流行性腮腺炎是怎样引起的?

病原体为流行性腮腺炎病毒。传染源为患儿和隐性感染者,后者可高达 50%,是重要的传染来源。传播途径主要为通过唾液飞沫吸入。病人在腮腺肿胀前 7 天到肿胀后 9 天均有传染性。病儿隔离期应到腮腺肿胀完全消失,方可恢复正常生活。接触病人的易感者应检疫 3 周。

流行性腮腺炎患儿有哪些表现?

1. 本病的潜伏期为 2～3 周,平均 18 天。前驱期为数小时到 1～2 天。

2. 表现有发热、纳差、无力、头疼、呕吐。

3. 发热 1～2 天后腮腺开始肿大(图 249)。

4. 腮腺肿胀需 1～2 周可消退。

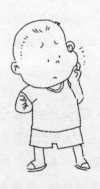

图 249

▶ 腮腺肿大的特点？

腮腺肿胀期可见一侧腮腺肿胀、疼痛，随后可见另一侧肿大（也有不肿大者），腮腺肿大以耳垂为中心，向四周扩散。表面皮肤不发红，压之有弹性感，不同程度的触痛。有些病例腮腺始终不肿大，而以颌下腺肿为主。同时有胀痛，张口和咀嚼时加重。在吃酸性或坚硬的食物时疼痛更明显。

▶ 流行性腮腺炎常见的并发症有哪些？

脑炎或脑膜脑炎、急性胰腺炎是宝宝患流行性腮腺炎常见的并发症。

（1）患腮腺炎的宝宝如果出现发热、头疼、呕吐、嗜睡、昏迷、惊厥等症状时应警惕并发脑炎或脑膜炎。脑炎可在腮腺肿大前或肿大后1～2周出现。

（2）若宝宝出现有高热、剧烈呕吐、上腹剧痛、腹泻时要考虑急性胰腺炎。急性胰腺炎多在腮腺肿胀后1周内发生。

▶ 如何治疗患流行性腮腺炎的宝宝？

对流行性腮腺炎尚无特效药，可用抗病毒药物及清热解毒的中药治疗。同时采取退热等对症处理。

▶ 家长应如何护理患流行性腮腺炎的宝宝？

1.卧床休息，吃些稀的食物，不吃酸的硬的食物以减少疼痛（图250）。

2.腮腺局部外敷如意金黄散，消肿止疼，高热需降温。

3.有并发症的患儿需要住院治疗。并发症的护理也很重要，根据情况区别对待。

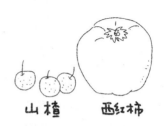

山楂　　西红柿

图250

▶ 猩红热是什么病？

猩红热是儿童常见的急性出疹性疾病，为呼吸道细菌性传染病。少数患儿在发病后2～3周发生肾炎或风湿热。自从抗生素诞生以来，能有效控制本病发展，病死率已大大降低。

▶ 猩红热的发病原因是什么？

猩红热的病原菌为链球菌，但并非所有的链球菌均能引起猩红热。链球菌是一个大家族，而猩红热的病原体是 A 族乙型溶血性链球菌，可产生红疹毒素，引起全身性皮疹。

▶ 猩红热是如何传染的？

传染源为病人和带菌者；传播途径主要通过呼吸道飞沫传播，也可经破损的皮肤感染，引起"外科型"猩红热。偶见细菌污染生活用品而经口传播；常在冬末春初流行。儿童普遍易感，尤其是 3 ~ 7 岁儿童。

▶ 宝宝得了猩红热有哪些表现？

1. 潜伏期：为 1 ~ 7 天，平均 3 天。

2. 前驱期：一般为 1 ~ 2 天。表现为发热、头痛、咽痛、全身不适。

3. 皮疹：发热第二天出皮疹，全身皮肤潮红、充血性鸡皮样皮疹，疹间无正常皮肤，口周无皮疹，可出现口周苍白圈。皮疹消退后可有脱屑。手足可片状脱皮。

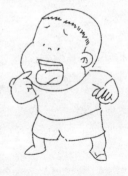

4. 舌乳头充血、肿胀，称为"杨梅舌"（图 251）。

5. 个别病例在猩红热恢复后可发生肾炎或风湿热。

图 251

▶ 猩红热皮疹有哪些特点？

1. 皮疹最初见于颈部、腋窝、腹股沟部，于 24 小时内出满全身；全身皮肤潮红伴有弥漫猩红色细小斑丘疹（也叫鸡皮疹），皮肤皱褶处有小出血点。

2. 皮疹在 1 周左右消退，此时体温恢复正常。同时可见脱皮自脸部开始，继而躯干部，最后达四肢，躯干和手脚可见大片脱皮。

▶ 猩红热宝宝如何进行治疗与护理？

1. 抗生素治疗：患猩红热的宝宝应在医生指导下进行抗感染治疗，一般需用抗生素一周。

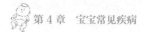

2. 护理：

（1）妈妈应注意宝宝的体温。体温大于 38.5℃，应用退热剂。

（2）患猩红热宝宝要多休息，多饮水，用淡盐水勤漱口，保持皮肤清洁。

（3）避免到公共场所去，室内要经常通风换气。

患猩红热后为何要查尿常规？

因 A 族乙型溶血性链球菌感染，作为前驱感染引发机体变态反应，在病后 2 ～ 3 周易出现急性肾炎，有血尿、水肿等表现，查尿的目的就是要早期发现肾炎这一并发症。

如何预防猩红热？

1. 目前此病没有主动免疫制剂，预防着重于控制感染的散播。对猩红热患儿应进行隔离，直至病情得到控制，皮疹消退，鼻咽部细菌培养呈阴性，才能解除隔离。

2. 应对与猩红热患儿有密切接触的儿童进行观察，一旦发现有链球菌感染征象即应隔离。

3. 对密切接触病人的易感儿需要检疫一周。对猩红热病人隔离期为 6 天。接触者可采取药物预防，用药需时 3 ～ 5 天。

引起小儿风疹的原因是什么？

风疹是由风疹病毒引起的。它是一种较轻的传染病，传染源为患者。通过呼吸道飞沫传播为主，也可通过口、鼻及眼的分泌物直接传给其他儿童。从出疹前 6 天到疹退后 5 天，患者鼻咽部分泌物中可发现病毒，有传染性。所以，隔离期到出疹后 5 天。

宝宝得了风疹有哪些表现？

1. 潜伏期。一般为 16 ～ 18 天。

2. 前驱期。此期很短，一般为 1 ～ 2 天，症状不重，易被忽视。

3. 表现有低热、咳嗽、打喷嚏、流涕、咽痛、头痛、眼后疼痛、结膜炎、食欲不佳及皮疹等（图 252）。有耳后、枕部、颈后淋巴结肿大、压痛，持续约一周或数周。

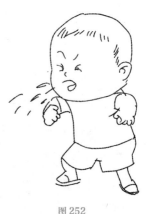

图 252

4. 并发症：发生率很低，个别可并发肺炎、脑炎、血小板减少症。

▶ 风疹的皮疹有哪些特点？

在发病 1 ~ 2 天后出现，皮疹呈散在斑丘疹，开始于面部，迅速遍及颈部、躯干、四肢（呈下行性），大致历时 3 天皮疹逐渐隐退。

▶ 患风疹的宝宝应如何治疗和家庭护理？

1. 绝大多数风疹患儿无须住院治疗。并发脑炎者应住院。因风疹为自限性疾病，以对症、支持治疗为主。可给清热解毒的中药。

2. 护理时要注意休息，室内经常通风换气，饮食要易消化，多饮水，保持皮肤黏膜清洁（图 253）。

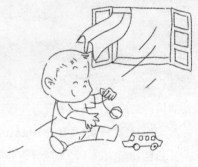

图 253

▶ 什么是麻疹？

麻疹是由麻疹病毒引起，属于急性病毒性呼吸道传染病。麻疹的传染性极强，易感者接触后 90% 以上均发病。在未开展预防接种前死亡率高。患病后可获终身免疫力。我国自广泛应用疫苗预防以来，发病率已极低。

▶ 麻疹是如何传染的？

1. 麻疹唯一的传染源是麻疹患者。

2. 通过呼吸道飞沫传播为主要传播途径，也可通过污染的生活用品或玩具等直接接触传播。多数小儿得病是与麻疹患儿直接接触，或者距离较近。

3. 麻疹病毒离开人体后，在空气中生存时间不长，非密切接触者得病的可能性小。

4. 未接种麻疹疫苗注射和未患过麻疹的儿童对麻疹易感。

5. 患儿从接触麻疹后 7 天到出疹后 5 天内均有传染性，所以一般隔离患儿到出疹后 5 天，并发肺炎时应隔离到出疹后 10 天；对接触麻疹的易感儿应检疫观察 3 周。

宝宝得了麻疹有哪些表现？

1. 发热。一般为持续发热。

2. 有类似上感症状。咳嗽、打喷嚏、流涕、流泪、畏光、结膜充血。

3. 口腔颊黏膜有麻疹黏膜斑（柯氏斑）。柯氏斑在发热后 2 ~ 3 天（出皮疹前 1 ~ 2 天）出现，是麻疹出疹前早期诊断的依据。

4. 皮疹：发热 3 ~ 4 天后出现皮疹。皮疹消退后皮肤有脱屑及色素沉着。

5. 麻疹能引起喉炎、肺炎、脑炎等并发症，要仔细观察。

6. 整个病程约 10 天可痊愈，有合并症则病程较长，危险性大。

麻疹皮疹有什么特点？

皮疹的形态呈红色斑丘疹。出疹顺序首先从耳后，沿着发际边缘、颈侧部皮肤开始，约在 24 小时内迅速向面部、颈部、躯干及上肢蔓延，出疹第 3 天再向下逐渐蔓延到下肢及足底。出疹后第 4 天，皮疹开始逐渐消退。

宝宝得了麻疹后家长应如何进行护理？

1. 麻疹为自限性疾病。目前尚无特殊抗麻疹病毒药物，以对症治疗为主，做好护理。但病情较重或有并发症的麻疹患儿应住院治疗。

2. 护理中要卧床休息，室内通风避光，饮食要易消化，多饮水，保持皮肤黏膜清洁，用淡盐水或生理盐水漱口，眼部护理也很重要（图 254）。

3. 高热时需兼顾透疹，不宜强行降温，禁用冷敷以免皮肤血管收缩，末梢血液循环障碍，不易透疹。若体温超过 39℃时可用退热剂，以免惊厥。咳嗽者用止咳化痰药，怀疑有细菌感染时给予抗生素。可应用中药治疗。

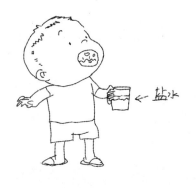

← 盐水

图 254

什么是手足口病？

手足口病是由肠道病毒引起的传染病，多发生于 5 岁以下儿童，可引起手、足、口腔等部位的疱疹，少数患儿可引起心肌炎、肺水肿、无菌性脑膜脑炎等并发症。个别重症患儿病情发展快，导致死亡。

引起小儿手足口病的病因是什么？

手足口病大都是由柯萨奇病毒 A 组 16 型引起的。但近年来发现肠道病毒 71 型（EV71）引起的手足口病，宝宝发病症状较重。病死率也较高。

手足口病是如何传染的？

1. 手足口病一年四季都可发生，常见于 4—9 月份。

2. 传染源：人是本病的传染源。患者、隐性感染者和无症状带毒者为该病流行的主要传染源。流行期间，患者是主要传染源。在急性期，病人粪便排毒 3 ~ 5 周，咽部排毒 1 ~ 2 周。健康带毒者和轻型散发病例是流行间歇和流行期的主要传染源。

3. 传播途径如下：

（1）人群密切接触是重要的传播方式，儿童通过接触被病毒污染的手、毛巾、手绢、牙杯、玩具、食具、奶具以及床上用品、内衣等引起感染（图 255）。

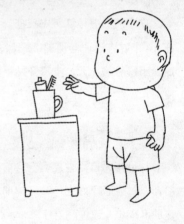

图 255

（2）患者咽喉分泌物及唾液中的病毒可通过空气（飞沫）传播，故与生病的患儿近距离接触可造成感染。

（3）饮用或食入被病毒污染的水、食物，也可发生感染。

宝宝手足口病的表现特点是什么？

1. 发病年龄多在 4 岁之内，小儿出现口痛、流涎、厌食、发热或不发热。

2. 皮疹，以手、足掌心为多，呈斑丘疹或疱疹；也可见于前臂、小腿以及臀部，需一周痊愈，不留痕迹。

3. 口腔张嘴可见到散在的小水疱或溃疡，可在一周

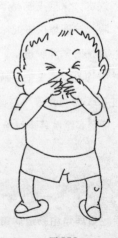

图 256

内自行愈合。

4. 部分患儿可伴有咳嗽、流涕、食欲不振、恶心、呕吐、头疼等症状（图 256 ）。

5. 严重患儿可出现呼吸系统、中枢神经系统损害，引起脑炎、心肌炎、肺水肿、弛缓性麻痹等症状，个别重症患儿病情进展快，可导致死亡。

▶ 手足口病应如何治疗？

由于本病是病毒感染引起，为自限性疾病。治疗上无特效药物，如果没有合并症，手足口病患儿多数在一周后即可痊愈。治疗原则主要是对症处理，在医生指导下服用维生素 B、维生素 C 及抗病毒药物。有并发症应住院治疗。

▶ 妈妈如何护理患病的宝宝？

1. 注重休息，因口腔溃疡疼痛不敢进食，选择食物以流食、半流食为主，不热不凉温度适宜，不酸不咸减少刺激，多饮水，防止发生脱水。

2. 注意口腔卫生，饭后清水漱口。

3. 用消毒液对日常用品、玩具、尿布进行消毒，对奶具、餐具煮沸消毒。

4. 患儿粪便及其他排泄物可用消毒剂或漂白粉消毒。

5. 家长要及时对患儿的衣物进行晾晒。

6. 居家治疗的宝宝，不要接触其他宝宝。一般需要隔离 2 周（图 257 ）。

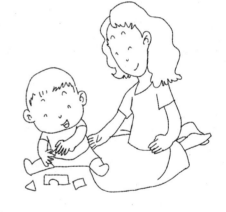

图 257

7. 注意观察宝宝的病情，若出现持续高热、惊厥、精神萎靡、呼吸急促等症状要及时到医院就诊。

▶ 什么是流行性乙型脑炎？主要是通过什么途径传染的？

流行性乙型脑炎也曾称为大脑炎，简称乙脑。是由乙型脑炎病毒引起的，流行于夏秋季的急性中枢神经系统传染病。

猪是"乙脑"的主要传染来源。蚊虫叮咬带有乙脑病毒的病猪，病毒在蚊虫内大量繁殖，可长时间存在。当带有此病毒的蚊虫叮咬人时，即将病毒经皮肤注入人体内。如该人体内无抵抗乙脑病毒的免疫力，就可能发生流行性乙型脑炎。

▶ 乙脑患儿有哪些表现？

1. 潜伏期：4 ~ 21 天，一般为 10 ~ 14 天。

2. 发病季节：7—9 月。

3. 表现有高热、头痛、呕吐、精神不振、嗜睡等症状，重症患者有昏迷、抽搐、吞咽困难、呛咳和呼吸衰竭等表现。

▶ 如何治疗和护理乙脑病儿？

1. 对于乙脑病毒尚无有效的抗病毒药物，主要是对症治疗，中、西药结合。所有病例，即使病初病情不重者，也应住院治疗。主要治疗方面包括降温、止惊、保持呼吸道通畅、吸氧、防止呼吸衰竭等。

2. 轻症患儿可喂易消化且营养丰富的半流食。重症患儿可经鼻饲管补充营养。

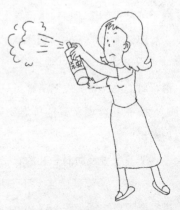

▶ 如何预防乙型脑炎？

1. 预防接种。接种乙脑疫苗能有效预防乙脑，自 1 岁起各年龄组儿童均应接种。

2. 灭蚊。是预防和控制乙脑发生和流行的关键（图 258）。

图 258

▶ 什么是流行性感冒（简称流感）？

凡由流感病毒引起的上呼吸道感染统称流感。这和一般病毒引起的急性咽炎和急性扁桃体炎不同。流感传染性强，常造成某一范围内广泛流行，甚至造成世界流行。而一般病毒引起的感染多为散发，虽然也有一定传染性，但多数传染性不强，仅限于家庭内或有密切接触者或在集体托幼机构内传播。

流感病毒一般分为甲、乙、丙三型，但由于这类病毒特别容易发生变异，所以在某一型内，过几年或若干时间，又可产生新的亚型，即新的变种。又由于人类对流感病毒普遍有易感性，所以人们很容易多次患流感。

流感传播途径有哪些？

流行性感冒是流感病毒引起的急性呼吸道感染，也是一种传染性强、传播速度快的疾病。"流感"的主要传染源是患者，一般在发病3日内传染性最强，其主要通过空气中的飞沫、人与人之间的接触或与被污染过的物品接触传播。

流感与普通感冒有何不同？

普通感冒（上感）的特点：以呼吸道局部症状为主，全身中毒症状不明显或没有。

（1）有明显打喷嚏、流涕、鼻塞、干咳、咽痛；

（2）可有发热，但持续高热罕见；

（3）可有恶心、呕吐、腹泻、脐周疼痛等胃肠道症状；

（4）无严重周身疼痛；

（5）发病较缓慢，引起并发症较少；

（6）散在发病（图259）。

流行性感冒（流感）的特点：呼吸道症状轻，全身中毒症状重。

（1）有严重高热、发冷寒战、面色不好、无力、肌肉关节酸痛、头痛，并很快出现并发症。

（2）咳嗽、流涕、咽痛等呼吸道症状轻或不明显。

（3）发病急，进展快；有明显的流行病史。

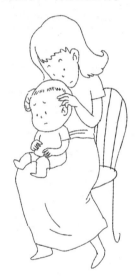

图259

流感有哪些表现？

1. 流感潜伏期可数小时至1~2天。

2. 流感具有和普通感冒相同的症状，如发热、咳嗽、流涕、咽痛等。但又不尽相同。其特点是起病急剧，以高热和全身症状为著，如寒战、头痛、全身乏力等，以后呼吸道症状逐渐明显。

3. 常伴有腹痛、腹泻、腹胀、恶心、呕吐等消化

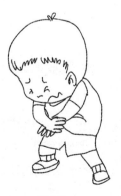

图260

系统症状（图 260）。

4. 严重者可并发肺炎、心肌炎等，甚至危及生命。

▶ 甲型 H1N1 流感有哪些特点？

1. 病原为变异后的新型甲型 H1N1 流感病毒，该毒株包含有猪流感、禽流感和人流感三种流感病毒的基因片段，可以在人间传播。

2. 主要通过飞沫或气溶胶经呼吸道传播，也可通过口腔、鼻腔、眼睛等处黏膜直接或间接接触传播。接触患者的呼吸道分泌物、体液和被病毒污染的物品亦可能造成传播。

3. 人群普遍易感。

4. 潜伏期一般为 1～7 天，多为 1～4 天。

5. 表现为流感样症状，包括发热（腋温 ≥ 37.5℃）、流涕、鼻塞、咽痛、咳嗽、头痛、肌痛、乏力、呕吐和（或）腹泻。可发生肺炎等并发症。少数病例病情进展迅速，出现呼吸衰竭、多脏器功能不全或衰竭。患者原有的基础疾病亦可加重。

6. 外周血象：白细胞总数一般不高或降低。

▶ 如何进行甲型 H1N1 流感病原学检查？

1. 病毒核酸检测。以 RT-PCR 法检测呼吸道标本（咽拭子、口腔含漱液、鼻咽或气管抽取物、痰）中的甲型 H1N1 流感病毒核酸，结果可呈阳性。

2. 病毒分离。呼吸道标本中可分离出甲型 H1N1 流感病毒。合并病毒性肺炎时肺组织中亦可分离出该病毒。

3. 血清学检查。动态检测血清甲型 H1N1 流感病毒特异性中和抗体水平呈 4 倍或 4 倍以上升高。

▶ 如何确诊甲型 H1N1 流感？

出现流感样临床表现，同时有以下一种或几种实验室检测结果：

（1）甲型 H1N1 流感病毒核酸检测阳性（可采用 real-timeRT-PCR 和 RT-PCR）。

（2）分离到甲型 H1N1 流感病毒。

（3）血清甲型 H1N1 流感病毒的特异性中和抗体水平呈 4 倍或 4 倍以上升高。

▶ 甲型 H1N1 流感如何治疗?

1. 一般治疗。

多休息，多饮水，密切观察病情变化；对高热病例可给予退热治疗。

2. 抗病毒治疗。

应及早应用抗病毒药物。初步药敏试验提示，此甲型 H1N1 流感病毒对奥司他韦 (oseltamivir) 和扎那米韦 (zanamivir) 敏感，对金刚烷胺和金刚乙胺耐药。

3. 其他治疗。

（1）如出现低氧血症或呼吸衰竭的情况，应及时给予相应的治疗措施，包括吸氧、无创机械通气或有创机械通气等。

（2）出现其他脏器功能损害时，给予相应支持治疗。

（3）对病情严重者（如出现感染中毒性休克合并急性呼吸窘迫综合征），可考虑给予小剂量糖皮质激素治疗。不推荐使用大剂量糖皮质激素。

▶ 家长如何护理患流感的宝宝?

流感至今尚无确切有效的特殊治疗方法。有并发症时应住院治疗。流感应注重一般护理：

（1）发病时应卧床休息，进行隔离。

（2）患儿应多饮水，给予流质或半流质饮食，适宜营养，补充维生素，进食后以温开水或温盐水漱口，保持口鼻清洁。

（3）呼吸道分泌物污染的衣服、物品要清洗、消毒，一般可在太阳下暴晒半小时（图261）。

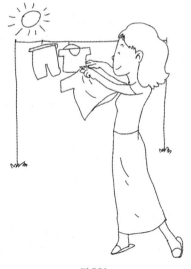

图261

▶ 流行性感冒如何预防?

1. 控制治疗传染源。

（1）早发现，早报告，早隔离，早治疗。

（2）呼吸道隔离1周或至主要症状消失。

2. 切断传播途径。

（1）室内经常开窗通风，保持空气新鲜。

（2）不去人群密集的公共场所，避免感染流感病毒。

（3）正确洗手。

3. 加强户外体育锻炼，提高身体抗病能力。

4. 秋冬气候多变，注意加减衣服（图262）。

5. 多饮开水，多吃清淡食物。

6. 注射流感疫苗。

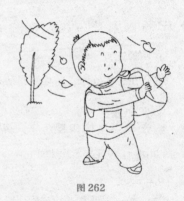

图262

▶ 流行性感冒疫苗何时接种？哪些人有必要接种？

1. 在每年秋后（10—11月份）注射疫苗一次，因流感疫苗有效保护时间为6个月至1年，一年后消失。流感疫苗为灭活疫苗，皮下注射。

2. 流感疫苗的适用人群：

（1）托幼机构儿童及在校的大中小学生；

（2）60岁及以上人群；

（3）慢性病患者及体弱者、免疫力低下者；

（4）医护人员；

（5）为公众服务的人群，如公交、商业、服务业人员及人员集中的集体单位的工作人员；

（6）机关、企事业单位较重要岗位的人；

（7）任何原因想减少患流感可能性的人及自愿接种者。

▶ 哪些人不适合接种流感疫苗？

1. 对鸡蛋或疫苗中其他成分过敏者；

2. 格林巴利综合征患者；

3. 孕妇（图263）；

4. 急性发热性疾病患者；

5. 慢性病发作期；

6. 严重过敏体质者；

7. 医生认为不适合接种的人员。

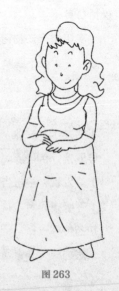

图263

▶ 接种流感疫苗可能有哪些不良反应？

接种部位红肿、疼痛，偶见发热。

▶ 原发型肺结核是什么病？

为结核菌初次侵入肺部后发生的原发感染，是小儿肺结核的主要类型。

▶ 肺结核的发病原因是什么？

病原体为结核杆菌。传播途径为经呼吸道传播，小儿吸入带有结核杆菌的飞沫或尘埃后引起的肺部感染。传染源为排菌的结核病人。人是否患结核病取决于接触结核杆菌的数量、毒力及机体免疫力。

▶ 原发型肺结核的主要表现是什么？

婴幼儿可急性起病，有发热，开始为高热，体温可达 38 ~ 40℃，持续 2 ~ 3 周，后降为低热，可持续很久（长期发热）；伴有食欲减低、疲乏无力、夜间多汗（盗汗）、体重不增或减低；常有干咳及呼吸困难。有时可出现喘鸣或声音嘶哑。胸片有特殊阴影（呈哑铃形）。

▶ 什么是结核中毒症状？

长期发热、食欲减低、疲乏无力、夜间多汗（盗汗）、体重不增或减低称为结核中毒症状。

▶ 如何早期诊断原发型肺结核？

对有长期发热、干咳、结核中毒症状的小儿，要追问有无卡介苗接种史及与结核病患者有接触史，结合结核菌素试验阳性、胸片有阴影即可做早期诊断。

▶ 什么是急性粟粒性肺结核？

急性粟粒性肺结核为大量结核菌同时或在极短时间内相继进入血流所引起的，为全身粟粒性结核在肺部的表现。

急性粟粒性肺结核有哪些表现？

（1）全身严重的结核中毒症状。

（2）起病急，大多为婴幼儿，高热、咳喘、紫绀（图264）。

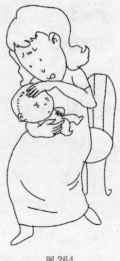

图264

（3）肺部体征不明显，少数患儿晚期可闻及细湿啰音。

（4）全身淋巴结、肝、脾肿大。

（5）X射线检查：在浓密的网状阴影上可见密度、分布和大小一致的粟粒状结节影。

（6）结核菌素试验阳性或假阴性。

宝宝患了肺结核应如何治疗？

妈妈应该带宝宝到专业结核病防治机构就诊，接受相应的检查，按专业结防医师指定的治疗方案接受正规的治疗。其次，结核病是慢性病，疗程较长，家长一定要有恒心和信心，要听从专业结核病防治医师的医嘱，定期带宝宝复查配药，坚持规律服药并完成全疗程治疗。实践证明，只要坚持规律治疗并完成全疗程，几乎所有的病人都可以治愈。

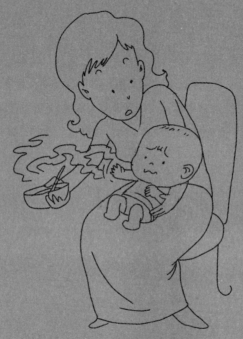

第5章

中毒和意外

近年来，当前儿童发生意外伤害或中毒的案例不断上升，触目惊心令人心痛。特别是现在多为独生子女，一旦出现状况，会给家庭造成无可挽回的伤害！那么，0～3岁的宝宝容易发生哪些中毒和意外情况？作为妈妈应该如何预防和应对？

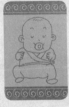
妈妈最怕宝宝食物中毒

▶ 什么是食物中毒？

食物中毒是指人吃了被细菌、细菌毒素、霉菌、毒物污染或含有毒性的食物而引起的中毒。通常分为三类：①感染性食物中毒：由细菌及其毒素或真菌引起；②化学性食物中毒：由有毒的化学物质污染引起；③动植物性食物中毒：由有毒动植物性食物引起。

▶ 引起食物中毒的常见原因是什么？

1. 食物在制作、储存、运输及出售过程中被污染：

（1）食物被细菌及其毒素污染（细菌性食物中毒），如沙门氏菌、大肠埃希菌、嗜盐菌、金葡菌、肉毒杆菌等污染食物，并释放出毒素引起中毒；

（2）食物被霉菌污染或食物霉变导致中毒（真菌性食物中毒），如黄曲霉菌污染。

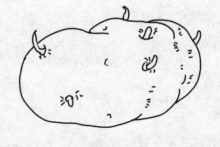

图265

2. 食物中掺入重金属或有机磷农药导致中毒（化学性食物中毒）。

3. 食用本身有毒的动植物而造成中毒，如河豚、毒蘑菇、未加工熟的扁豆、发芽马铃薯、曼陀罗（洋金花）等（图265）。

▶ 食物中毒主要表现是什么？

本病起病急，多在食入有毒食物后数小时内发病，通常多人或群体同时发病，症状相似。表现以胃肠道症状为主，如恶心、呕吐、腹痛、腹泻、发热、头痛，严重者有脱水、昏迷，甚至休克。

▶ 怎样防止宝宝食物中毒？

1. 要到大超市购买食品，尤其是熟食，不买小商小贩或游商的食品；

2. 对过期、发霉、变质的食物要坚决丢弃；

3. 对存放在冰箱内的食物要生熟分开，外加保鲜膜，不可存放过久；

4. 熟食要在加工消毒后再食用；

5. 不给宝宝吃不熟悉、不认识的食物或已证实有毒的动植物；

6. 提倡多食用绿色蔬菜，减少农药中毒的机会。

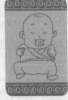

妈妈最怕宝宝意外损伤

由于宝宝年幼无知，缺乏社会经验，不能辨别有害与无害、危险与安全，因此，若家长或保育人员疏忽大意，就极易造成宝宝意外损伤的发生。近年来，学龄前儿童发生意外伤亡或受到侵害的案例不断上升，触目惊心令人心痛。那么宝宝常见的意外伤害有哪些？该如何预防呢？

▶ 家长如何预防宝宝呼吸道异物？

1. 家长应注意尽量避免给过小的宝宝喂食瓜子、花生米、豆类等食物，如要吃此类食物，应在旁看护，一定防止小儿在吃此类食物时奔跑、打闹、大笑。

2. 婴幼儿禁止服用果冻类食物（图266）。

3. 妈妈要教育孩子养成细嚼慢咽的饮食习惯。

4. 家长及保育人员都要加强对各类小玩物的管理，不要将这些物品放在孩子拿得到的地方，防止孩子随意放入口中；并且告诫孩子不要将小玩物放在口中玩耍。

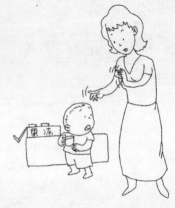

图266

▶ 宝宝呼吸道进入异物后现场应如何处置？

呼吸道异物是儿科急症，可造成突然死亡。常见异物有瓜子、花生米、豆子、橘核、发卡、笔帽等。异物进入气管后，会引起剧烈呛咳、呕吐、呼吸困难，若异物较大嵌顿在喉头气管，可立即窒息死亡，应立即急救。现场处置：小儿有知觉时，让其头朝下俯卧，并放于家长的前臂上，支撑好头部，用手根部用力击打肩胛区，使其吐出异物（图267）；小儿失去知觉时，立即保持平卧，清除明显的异物，让呼吸道通畅，做人工呼吸、胸外心脏按压。可拨打120或紧急送到医院耳鼻喉科救治。当异物进入气管或支气管内时，很少能自然咳出，必须设法取出。在麻醉下可用支气管镜、纤维支气管镜取异物，必要时可采用气管切开方式。

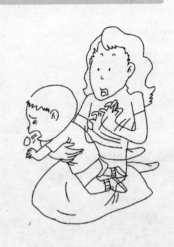

图267

宝宝有外耳道异物后如何处置？

宝宝不慎将小个物体塞入外耳道内，或偶尔有小飞虫进入外耳道内，会引起不适或疼痛。最好带宝宝到医院耳鼻喉科进行处置，由医生决定如何取出异物。幼儿若不配合，必要时给予镇静剂或全身麻醉，以便取异物顺利。或用钳镊取出，或用小耵聍钩钩出，活的昆虫需先用乙醚、氯仿杀死后取出。若有损伤，须口服几天抗生素治疗。

如何预防宝宝眼睛进异物？

外出游玩的宝宝总会有大量的户外活动，免不了有些异物进入宝宝眼中，如昆虫、灰沙、铁屑等。这些微小的颗粒黏附在眼球表面，不但会使宝宝很不舒服，更有可能对宝宝的眼睛造成无法估量的损伤。想要避免这种情况的发生，需要妈妈对宝宝更加细心地呵护。检查宝宝活动的空间，远离如杂物堆、沙地等可能存在微小颗粒的地方。在风沙过大的时候，限制宝宝的外出时间，甚至要减少宝宝外出。

宝宝眼睛进异物后应如何处置？

万一有异物进入宝宝眼睛，千万不要慌张，也不可让宝宝的手揉搓到眼睛（图268）。妈妈可先注意观察一下，看看异物是否粘在眼球上。如果没有，就在洗净手后轻轻翻开宝宝眼睑，仔细寻找（图269）。一旦找到异物，用消毒棉签或干净纸巾的一角轻轻把异物抹出。然后让宝宝休息，尽快消除眼睛不适感。在异物清除1小时后，如果宝宝眼睛的疼痛感仍未缓解，需尽快带宝宝去医院眼科就诊。

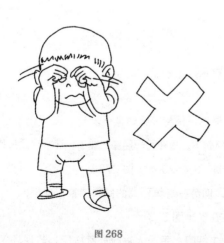

图268

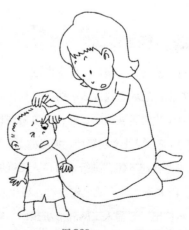

图269

▶ 如何预防宝宝异物入鼻？

年龄大一点的孩子觉得好玩，常把玩具的零件、豆子等物体塞入年龄小的孩子的鼻子里，有时婴幼儿也会把那些东西塞进自己的鼻子，弄不出来便会造成事故。作为家长，一定要注意把掉在床上、地上的小的物体捡起来，放在孩子够不着的地方，并且家长的视线不能离开孩子。

▶ 宝宝异物入鼻如何处置？

出现异物入鼻时，应将没有进入异物的鼻孔压住、闭口，将空气从鼻中喷出（图270）。一次未成功时，可以连续做2～3次。婴儿鼻子进入异物时，要使其仰卧，母亲可用口将异物吸出。孩子不能喷鼻时，可用纸捻刺激鼻孔，利用喷嚏将异物排出。如果在家里不能轻易地取出异物，应去耳鼻喉科看医生。注意婴幼儿虽未感冒但鼻塞、鼻涕恶臭时，可能是鼻内进入了异物。异物引起周围黏膜发炎而分泌有臭味的物质。

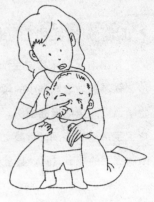

图270

▶ 怎样防止宝宝溺水？

当您的宝宝在水边和水中时，要时刻注意看管，包括水池、澡盆和水桶附近（图271）；不要离开孩子，因为当您去接电话或与别人聊天时，危险随时有可能发生。禁止宝宝在水中吃东西，因为孩子有可能被呛噎。

▶ 对溺水的宝宝如何现场处置？

一旦发现小儿溺水，要立即进行现场抢救。溺水儿被捞出水后多数出现呼吸障碍或呼吸心跳停止，现场急救方法包括：

（1）先将舌头拉出口外，尽量清理口鼻腔内异物，保持呼吸道通畅。

（2）救护者要单腿跪地，将溺水儿头下垂，腹部朝下，放在另一屈曲的腿上，让水尽量控出。

（3）托起下颌，进行口对口人工呼吸，每分钟16～20次（图272）。

（4）若溺水儿心跳已停止时，将小儿头低位，仰卧在身体稍高的倾斜位置，面偏向一侧，有利水控出，还需人工胸外心脏按压，每分钟100次（图273）。

（5）抢救往往需要两个人参与，一人进行人工呼吸，另一人进行心脏按压。若现场仅一

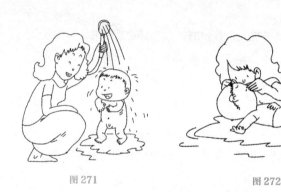

图 271   图 272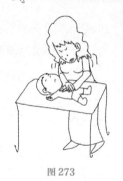

图 273

个人时，先进行口对口人工呼吸 2 次，再按压心脏 30 次，按此比例进行抢救，直到呼吸心跳恢复为止。

（6）给予保温，并急送到附近医院进一步抢救，或打 120 请急救中心派急救车。

什么情况易导致一氧化碳（煤气）中毒？

发生本病的原因多为居室内煤炉排烟不畅，或煤气罐开关失灵造成煤气泄露，或使用无强排风的燃气热水器，未开窗通风造成煤气中毒。

发现一氧化碳（煤气）中毒后如何处置？

发现宝宝煤气中毒后，应立即将宝宝抱出中毒现场，放在通风环境中，有条件时立即吸入氧气。因一氧化碳中毒多发生在夜间睡眠中，因此，在救护时开门窗通风时，要注意给病儿保温，防止着凉，切不可赤身裸体。供给氧气非常重要，应用高压氧舱是治疗一氧化碳中毒最有效的方法，治疗越早，效果越好，早进舱治疗可以减少神经系统后遗症，降低死亡率。可以根据病人情况决定是送往医院还是叫急救车到现场。若病人情况稳定、神志清楚，可送到有高压氧治疗的医院，经确诊后，再决定是否进行高压氧治疗；若病人情况不稳定，如呼吸衰竭或无呼吸、循环衰竭、昏迷、惊厥时，要给予现场救治，如进行人工呼吸，同时叫急救车立即送往医院救治。

如何预防宝宝跌落伤？

宝宝年龄越小，越容易因跌落而受伤。1 岁以下儿童跌落发生率高达 54%，而家里则是孩子跌落受伤的高发地点，特别在 1 ~ 4 岁的婴幼儿中。以下措施可以帮助孩子尽可能地避免意外跌落：

1. 在给婴儿换尿布或衣服时，人不要离开婴儿，保持有一只手保护着婴儿。

2. 要注意婴儿在有滑轮的学步车中的安全，或使用其他固定的学步车替代（图274）。

3. 非逃生用途的窗要上锁或装上窗栏。

4. 窗边不要放置椅子、摇篮和其他家具。

5. 在儿童骑车、溜冰时，要准备防护用具，如头盔和护膝等（图275）。

6. 清除家中的危险因素，如卷起的地毯，暴露的电线，栏杆间距宽大的阳台和楼道等。

7. 在洗手间、洗手盆前和楼梯等处放上防滑垫（图276）。

8. 对孩子经常活动的场地要检查是否安全，如地面是否平整等。

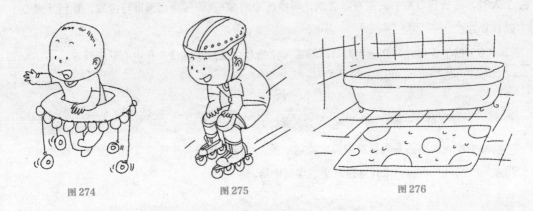

图274　　　　图275　　　　图276

▶ 宝宝不慎坠床后是否需要去医院检查？

婴幼儿时期坠床现象并不少见，严重出意外者为极少数，大多不需要到医院检查。但要看下列情况：床与地面的高度、地面是否坚硬、着地部位、小儿坠床时的状态。家长主要担心摔坏大脑，由于小儿突然坠床而受到惊吓，大声哭闹，家长更是紧张不已。小儿臀部先着地比头部着地者"摔伤"要轻，地面是木地板或木地板加地毯比水泥地面的"摔伤"要轻，小儿在床上平躺位置比在床上蹦跳玩要直立位置时"摔伤"要轻。若家长当时不在现场，发现小儿哭闹而赶到现场，须先观察小儿精神状况，如与家长对话时的神情、眼神，情况良好且观察后无变化者不需到医院就诊；若小儿情况变化且家长不能判定，或小儿有头痛、呕吐、惊厥、昏迷的症状，应立即到医院就诊。

▶ 什么是烧烫伤？

烧烫伤是小儿常见的意外损伤之一，是由于火焰、热水、蒸汽、热金属等高温物质与皮肤接触而导致的皮肤损伤（图277）。由于婴幼儿常常被热水袋、洗澡盆内热水烫伤或不慎碰翻热水杯、热汤碗等造成损伤，因而也叫做烫伤。烧伤局部表现取决于烧伤的面积与深度。

如何预防宝宝烧烫伤?

烧烫伤的宝宝以 5 岁以下占大多数。这一年龄段的宝宝运动功能不完善，动作也不够协调。如果家长在日常生活中照顾不周到，或者带热源的物品放置不当，宝宝在玩耍或跑动中常常因碰倒热水瓶、热水盆、热油锅、热饭锅而遭到烧烫伤。妈妈要从以下几方面预防宝宝烧烫伤:

1.注意家中暖水瓶的摆放位置。大多数家长已经想到了暖水瓶对宝宝的危险，所以将暖水瓶放到妥善的地方。但这还不够，为了避免宝宝因口渴乱搬动暖水瓶找水喝，家长要专门配备凉水杯，这样既能解决宝宝口渴的问题，又能避免宝宝烫伤。

2.家长做饭时不要让宝宝到厨房玩耍，以免被热饭锅、油锅或火炉烫伤。

3.严禁孩子摆弄煤气和液化石油气的开关。

4.家庭内使用的各种清洁剂、烧碱、液态化肥等具有腐蚀作用的物品，特别是石灰，必须妥善放置保存，避免宝宝接触，以防止孩子发生化学性的烧伤。

5.家长要经常教育宝宝不要乱动电源开关，对插销板和墙壁上的插销孔要加以处理，以防止宝宝电烧伤（图 278）。

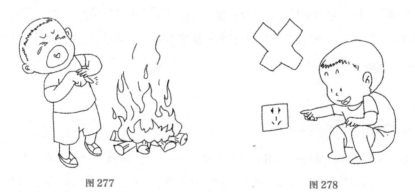

图 277　　　　　　　　　　　　　　　　图 278

6.冬季取暖，室内如有炉火，千万别把宝宝单独留在屋里。炉火要离床边远一些，不要紧靠床边接近被褥及衣服。

总之，在家庭中，家长要每时每刻精心照顾好宝宝，避免发生烧烫伤的意外。

宝宝烧烫伤后现场如何处置?

现场处置要迅速将病儿抱离热源，脱去被热水等浸湿的衣物，若衣物贴身不宜脱离，最好用剪刀剪开衣服，而不要勉强硬脱衣服，使损伤处皮肤脱落；烧伤情况允许时，立即用凉水冲洗，迅速降温，减轻皮肤损伤，缓解疼痛；用消毒单或干净的单子包裹创面，减少污染机会；保持呼吸道通畅；迅速送往医院进一步处置。

▶ 宝宝外伤出血后现场如何处置？

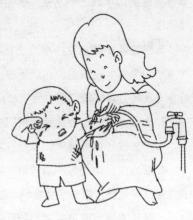

首先不要慌张，要镇静面对，区分是皮肤擦伤（摔到地面或墙面）还是被锐器（刀或玻璃）割裂伤以及是否为五官出血。若为皮肤擦伤时，先用清水清洁伤口周围皮肤（图279），再用生理盐水清理伤口，最后涂红汞药水即可。若为割裂伤，如果切口不深，出血少，可用创可贴；如果切口较深，出血量多，则可能是损伤了小血管，应首先采取止血措施。止血方法要看出血的部位，四肢出血时可在伤口以上部位用止血带结扎止血，但不要忘记每15分钟要放松1次，以免引起缺血坏死。如果是躯干部或面部出血时，用清洁的，当然最

图279

好用无菌的纱布按压伤口止血。有些地区有用泥土或香灰撒到伤口表面止血的习惯，这一做法要坚决杜绝，以防引起破伤风。对伤口处置：先用无菌纱布简单包扎，或用干净的手帕包裹，然后送到医院进一步处理。医院外科处置一般包括清创、消毒、包扎、注射破伤风抗毒素，必要时使用抗生素等措施。

▶ 宝宝流鼻血后如何处置？

流鼻血，又叫鼻衄。急性外伤引起流鼻血时，应当用清洁柔软的手纸，将其卷成大小合适的纸卷塞入出血的鼻孔压迫止血，也可用冷水洗前额。若使用上述方法不能止住出血，应立即到医院耳鼻喉科进一步处置，并检查有无鼻骨骨折。引起鼻衄的原因很多，常见有由于维生素缺乏、居室干燥、鼻黏膜糜烂、挖鼻孔、血小板减少（ITP）、凝血因子缺乏（血友病）、白血病等。反复鼻衄时，必须到医院进一步检查，寻找出血的原因。

▶ 宝宝被宠物抓咬伤（猫抓、狗咬）（图280）后怎么办？

1. 被犬咬伤或猫抓伤后的伤口要及时彻底处理：用20%肥皂水冲洗，或用1%～4%

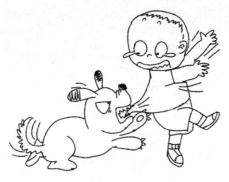

图 280

新洁尔灭溶液清洁伤口，或用 75% 酒精处理伤口。若伤口深，最好到医院进行急诊伤口清创。

2. 被动免疫：在被咬伤口局部注射狂犬病免疫球蛋白，以阻断狂犬病毒侵入发病。

3. 主动免疫，即疫苗接种预防：多在暴露后（被咬伤后）进行疫苗接种预防，一般方案为"五针法"，即在 0、3、7、14、28 天各接种一次。在各地防疫部门进行接种。

如何预防宝宝被蚊虫叮咬？

夏天是蚊虫活动的时节，宝宝幼嫩的皮肤比成人更容易被蚊虫叮咬。这些蚊虫叮咬后会留下局部皮疹，使人痒痛难忍，过度挠痒还会造成皮肤损伤，可导致感染。另外，蚊虫叮咬还可能导致虫媒传播性疾病，如乙脑等，危及生命。所以在夏季里预防蚊虫叮咬很重要。方法：

1. 注意卫生，格外注意居家环境的清洁。

2. 提前防虫。每天睡觉之前，喷洒无毒害的杀虫剂，或使用无毒无味蚊香，或者给宝宝使用蚊帐。

3. 常备药品。出行的时候可以带上风油精、清凉油、花露水、蚊不叮等驱蚊用品。

4. 及时求医。如果宝宝皮肤上被叮咬的数目过多，或有感染迹象，应尽快去医院找皮肤科医师诊治。

宝宝被蚊叮后如何处置？

一旦被蚊子叮后，要及时涂止痒药水，如宝宝金水、六神花露水、清凉油等（图 281）。不要过度挠痒，以免损伤皮肤造成感染。

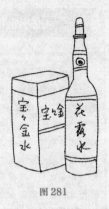

图281

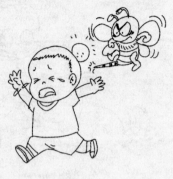

图282

▶ 宝宝被蜂刺后（图282）如何处置？

蜂毒中含有蚁酸和蛋白质物质，会导致局部刺激、出血、中枢神经系统的抑制。单个蜂刺后往往局部灼痛、红肿、出水疱，若受群蜂攻击或被毒性极大的黄蜂刺伤后，可引起发热、头痛、恶心、呕吐、晕倒、昏迷或惊厥、休克、呼吸麻痹、死亡。

现场要立即将断刺取出，吸出毒液；立即送到医院进行处置；用3% 氨水或5% ~ 10% 碳酸氢钠溶液清洗局部伤口；用 1 ∶ 1000 肾上腺素皮下注射，或1% 麻黄碱皮下注射；注意血压及稳定呼吸是否困难。

▶ 宝宝被蝎蜇后现场如何处置？

蝎尾部有毒刺，毒液可引起中毒，表现为局部灼痛、麻木、红肿、出现血疱，可出现头晕、头痛、心动过缓、出汗、尿少、抽搐、麻痹、低血压等症状。

现场处置要立即拔除毒刺，吸出或挤出毒液，局部冷敷。局部注射麻黄碱或吐根碱。严重者在伤口近心端扎缚，吸出毒液，局部封闭治疗，给予输液，维持血压稳定及治疗肺水肿。

▶ 宝宝被毒蛇咬伤后现场如何处置？

毒蛇的毒液中含有细胞毒、神经毒、血液毒、心脏毒等，通过中间有空隙的毒牙将毒液注入体内，所以咬伤非常危险。各种毒蛇的毒液成分不同，出现症状的轻重也不同。表现：咬伤局部肿胀剧痛、流血不止、全身出血或溶血、血压下降、休克；神经系统方面有全身无力、吞咽困难、语言不清、肌肉麻痹、抽搐、昏迷、死亡。

被咬伤后处置：

1. 要立即在肢体近心端 2～3 毫米处扎缚肢体（图283），阻断毒液随血液与淋巴液回流，每 15 分钟放松 1 分钟。

2. 局部伤口立即用清水冲洗，直到流出鲜红色的血水为止。

3. 尽量用吸引器、注射器、拔火罐吸出毒液。用口吸吮要注意防止中毒。

4. 受伤肢体要固定，尽量减少活动；伤口处禁用冰袋。

5. 迅速送到医院进行局部封闭等处置；全身使用抗蛇毒抗血清治疗。

6. 给予全面治疗，控制休克，减少出血，保证生命。

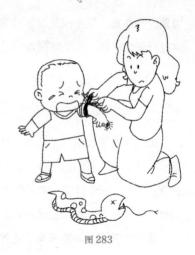

图 283

▶ 宝宝被毒蜘蛛蜇伤后如何处置？

毒蜘蛛蜇伤一般是局部反应，也可引起全身反应。表现有局部肿胀疼痛、全身无力、头晕、头痛、恶心、呕吐、发热、惊厥、溶血、黄疸、呼吸困难，甚至死亡。处置方法同蝎蜇伤。

▶ 宝宝夏天中暑后如何处置？

中暑是由于散热不良所造成。多由于在烈日下活动时间过长没能及时补充水分，或天气炎热、潮湿。中暑表现有暂时性发热、头晕、头痛、恶心、呕吐、乏力、无食欲、昏昏欲睡。

一旦发现宝宝可能中暑，应立即给予处置。若在户外，应立即放到凉爽的树荫下，并多喝些水，休息一段后多有好转。若在家中，可开空调降温除湿，但不要过低温度，勤饮水，可喝些绿豆汤（图284），多休息；在头部可用些清凉油，口服藿香正气类药物；症状持续者到医院进一步治疗。

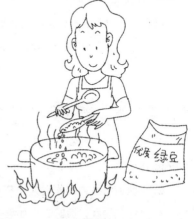

图 284

▶ 如何防止宝宝误服？

家中药品要放置在宝宝够不到的地方，成人药品与儿童药品分开放置，内服药与外用药也要分开放置；卫生间及厨房的洗涤用品放置到柜子中，最好装上安全锁。另外，还要对宝宝进行安全教育，不乱吃东西。

宝宝误服药物后现场如何处置？

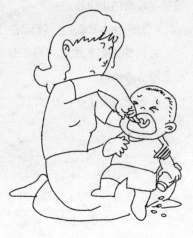

图 285

家长发现宝宝误服了药物，切莫惊慌失措，更不要指责打骂孩子，否则孩子哭闹，更不利于说清真相，还会拖延时间。这个时候，家长要特别牢记四个处理原则：迅速排出，减少吸收，及时解毒，对症治疗。

家长首先要尽早发现孩子吃错药的反常行为，如孩子误服安眠药或含有镇静剂的降压药，会表现出无精打采、昏昏欲睡，一旦发现此类异常，要马上检查大人用的药物是否被孩子动过。其次，家长要尽快弄清孩子误服了什么药物，服药时间大约有多久和误服的剂量有多少，及时地掌握情况。

确认孩子吃错了药，在送医院抢救之前，应先做初步处理。催吐和更进一步的洗胃是两种主要的应急措施。催吐可用手指刺激咽部，使药物被呕吐出来（图285）。胃部内容物少者不容易呕吐，要让其喝水，一般按体重每公斤给喝10～15毫升。喝水后可以将孩子腹部顶在救护者的膝盖上，让头部放低。这时再将手指伸入孩子喉咙口，轻压舌根部，反复进行，直至呕吐为止。如果让孩子躺着呕吐的话，要侧卧，防止呕吐物再堵塞喉咙，吐后残留在口中的呕吐物要即时清除掉。

宝宝误服药物不同，现场应采取何种应对措施？

1. 误服一般性药物，剂量较少：如普通中成药或维生素等，可让孩子多饮凉开水，使药物稀释并及时从尿中排出。

2. 误服有毒性或副作用大的药物，且剂量较大：如误服避孕药、安眠药等，则应及时送往医院治疗，切忌延误时间。如果情况紧急，来不及送医院，家长就必须迅速催吐，然后再使其喝大量茶水、肥皂水反复呕吐洗胃。催吐和洗胃后，让孩子喝几杯牛奶和3～5枚生鸡蛋清，以养胃解毒。

3. 误服了癣药水、止痒药水、驱蚊药水等外用药品，应立即让小孩尽量多喝浓茶水，因茶叶中含有鞣酸，具有沉淀及解毒作用。

4. 误服了有机磷农药中毒，呼出的气体中有一种大蒜味，可让其喝下肥皂水反复催吐解毒，同时立即送医院急救。

5. 误服腐蚀性较强药物：具有腐蚀性的药物可引起胃穿孔，不宜采用催吐法。

（1）误服来苏儿或石碳酸：可以让孩子喝大量鸡蛋清、牛奶、稠米汤、豆浆或植物油等，上述食物可附着在食管和胃黏膜上，从而减轻消毒药水对人体的伤害。

（2）误服强酸、强碱等药物：不宜采用催吐法，以免使孩子的食管和咽喉再次受到损害。可先让他喝冷牛奶、豆浆等，对于误服强碱药物还可以服用食醋、柠檬汁、橘汁等；若误服强酸，则应使用肥皂水、生蛋清等以保护胃黏膜。

（3）误服碘酒等：应饮用米汤、面汤等含淀粉的液体。

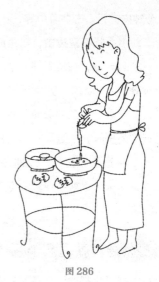

图286

特别提醒：如果孩子已昏迷或误服汽油、煤油等石油产品，不能进行催吐，以防窒息发生。如果孩子丧失意识或者出现抽搐时，也不宜催吐。而且，一定不要忘记在送往医院急救时，应将错吃的药物或药瓶带上，以便让医生了解情况，及时采取解毒措施。

怎样防止宝宝触电？

1. 对家庭中易发生触电的隐患要及时检修。

2. 室内电源插头应安装在孩子摸不到的地方。插头最好安装防电护盖。

3. 提醒孩子不要玩灯头、电线插头、电器等。

4. 外出遇到雷雨天不要带孩子站在树下、电线杆旁或高墙下避雨，以免雷击触电（图287）。

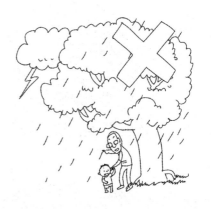

图287

发现宝宝触电应该怎么办？

1. 发现孩子触电时，应采取最快方式切断开关或拔掉插头，使其脱离电源（图288）。如暂时无法关闭电源，可用干燥木棍、竹棍挪开电线或移开孩子。

2. 对心跳、呼吸停止者，要立即以手掌根部拍击或握拳捶击心前区，力争在心跳骤停的

1 分钟内进行。击力要中等，不可太猛，可连击 3 ～ 5 次。幼小婴儿不宜捶击，以免心脏受损。

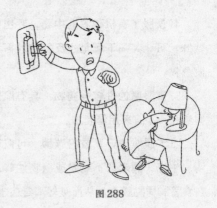

3. 若无效，应立即进行胸外按压，胸外按压为每分钟 80 ～ 100 次。如发现孩子没有呼吸，应马上进行人工呼吸，人工呼吸每分钟可为 18 ～ 25 次，同时进行胸外按压。心脏与呼吸的复苏应同时进行。

4. 在抢救的同时，立即呼叫 120 送往医院急救。在救护车未来之前不要轻易搬动孩子。

图 288

▶ 意外急救就医家长必须知道的 7 件事是什么？

很多医生都建议父母要在手边准备一份关于孩子身体状况的重要记录。当发生紧急情况且时间紧迫时，这份记录将非常有助于救治人员更快更好地对宝宝作出诊断。

1. 过敏史：宝宝的药物、食物以及接触物品的过敏情况。

2. 用药史：宝宝用过药物的情况及剂量。

3. 宝宝以往的患病史，包括有无特殊慢性病及手术史。

4. 宝宝的免疫接种史，包括宝宝免疫接种出现过的不良反应。

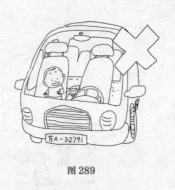

图 289

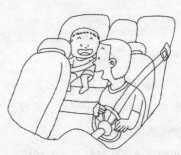

图 290

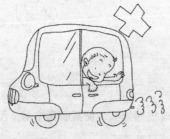

图 291

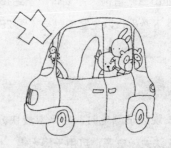

图 292

5. 身高和体重：宝宝的身高、体重方面的信息有助于医生决定用药的剂量。

6. 宝宝的血型。

7. 宝宝的病历记录本。

宝宝坐车外出时注意事项有哪些？

1. 不要让宝宝独自坐副驾驶位置（图 289 ）。

2. 家长不要抱着孩子乘车。

3. 3 岁以下要使用宝宝专用的安全座椅，面朝后，并有适当的安全保护设施。

3. 3 ~ 4 岁以上坐后座，并应系安全带（图 290 ）。

4. 不要让孩子把头或肢体伸出车窗（图 291 ）。

5. 家长最好不要在车内放置玩具（图 292 ）。

为什么不能让宝宝坐副驾驶位置？

测试表明，坐在汽车副驾驶位置上的孩子处于极其危险的境地。如果孩子在车内一人独坐，当紧急刹车时，孩子就会像子弹一样撞向前方，从而导致重伤或死亡。而且，副驾驶位置大多装有安全气囊，安全气囊打开时，足以让儿童窒息。

为什么家长不要抱着宝宝乘车（图 293）？

很多家长都喜欢把孩子抱在怀中或者让其坐在自己的腿上。汽车安全研究表明，汽车以 56 千米／小时的速度行驶时，如果紧急刹车，母亲抱住一个 3 岁大、体重为 12 千克的孩子需要 150 千克的力；若在速度变为 70 千米／小时、孩子体重为 18 千克的情况下，这一力量将需达到 250 多千克。如果此时不对儿童实施相应的保护措施，他必将从母亲怀中飞出，造成惨剧。

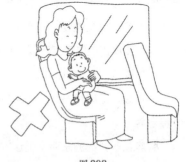

图 293

为什么 3 岁以下的宝宝要面朝后坐安全座椅？

3 岁以下的儿童，面朝前坐车很危险。因为此时儿童头部占身体总重量的一半，颈部非

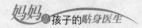

常脆弱。如果脸朝前，一旦意外发生，宝宝相对较重的头部会先着地，尚未发育完全的脊骨不能很好地保护脊髓，很可能瘫痪或死亡。所以儿童乘车时需要使用专门的安全座椅。3岁之前，尽可能面朝后坐车。

▶ 如何给宝宝使用安全带？

对于身高不足的学步儿童，可使用增高坐垫，将孩子的身体垫高一截，发生碰撞时，安全带会兜住身体较强壮的部分。身高足够的儿童在系安全带时要注意：保持安全带的带子紧贴身上；将肩部安全带紧贴前胸系在肩部以上；腰部安全带应当系在低一些的位置，贴紧大腿，不应高过肚子；确保肩部安全带不会系到颈部、脸部或者胳膊上，以防发生碰撞伤害到孩子。最后要再次确认安全带已经入锁。

▶ 为什么车内不要放玩具？

家长为了让孩子能在车里玩得开心，特意在车内堆满了各种儿童玩具，而一旦出现紧急制动或碰撞等情况，这些玩具就可能变成伤害孩子的凶器。所以，为了孩子的乘车安全，家长最好不要在车内放置玩具。

▶ 宝宝在客厅内应注意哪些安全事项？

客厅是宝宝做游戏、看电视的主要场所，也是电器集中的地方（图294），因此要注意一些细节上的安全，以免因小失大，对宝宝造成伤害。

1. 茶几应收拾整洁，不要把打火机、火柴、缝纫用的针、剪子、酒等危险品放在茶几上，也不要放在任何宝宝可以够到的地方（图295）。

2. 电视机、录像机、DVD等电器不要放在宝宝能够到的地方，不用时最好切断电源。

3. 电线应沿墙根布置，也可以放在家具背后，不用的电器应拔去电源，尽量用最短的电线接电器。

4. 容易被打碎的东西不要让宝宝碰到，尤其是热水瓶等危险品。

5. 家里不要种植有毒、有刺的植物（图296）。

6. 家具、门、窗的玻璃要安装牢固，避免碰撞引起的破碎。户门可以安装安全门卡，以防夹伤宝宝。

7. 墙上的搁物架一定要固定好，位置以宝宝够不着为宜。

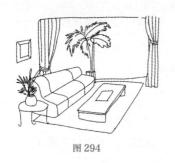

图 294

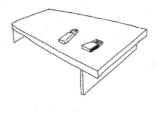

图 295

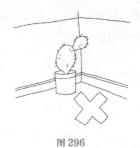

图 296

▶ 宝宝在卧室内应注意哪些安全事项?

婴幼儿期宝宝一天的睡眠时间在 15 ~ 20 小时,因此卧室是宝宝的主要生活场所。家长要注意卧室的整洁以及空气质量的纯净,不要随意乱放物品,每天早晨要定时开窗交换新鲜空气,除此之外,妈妈还应注意:

(1)床架的高度要适当调低,床边摆放小块地毯,以防婴儿不小心坠床(图297)。

(2)家具应尽量选择圆角,或用塑料安全角包起来,以免坚硬的家具角碰伤宝宝。

(3)电线的布置以隐蔽、简短为佳,床头灯的电线不宜过长,最好选用壁灯,减少使用电线。冬天不要把电热器放在床前,以免衣被盖在上面引起失火。另外,夏天也不要把电扇直接放在床前吹。

(4)玩具放在较低的地方,宝宝不必费力地踩着凳子够(图298)。也不要放在地板上,以免宝宝不小心摔倒。

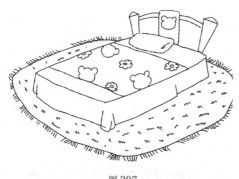

图 297

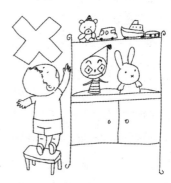

图 298

(5)把针线放在宝宝够不着的地方。妈妈做针线活时应注意不要让宝宝在周围玩耍。

(6)存放在衣柜里的樟脑丸要放在高处,以防被宝宝当做糖果误食。

▶ 宝宝在卫生间应注意哪些安全事项?

卫生间的空间很小,但它包容的东西却不少,每天家人都要在这里进行大量的活动,洗澡、如厕、洗衣、洗脸、刷牙、刮胡子等，宝宝也免不了要去卫生间，这就需要我们做一些预防工作。

（1）确保卫生间的门能从外面打开，以防宝宝被锁在里面。

（2）使用防滑垫或防滑地板，防止宝宝滑倒。

（3）便池的盖子要盖好，预先教育宝宝那是危险和脏的地方，不要随便乱动。

（4）洗澡水以温水为宜，应先兑好热水，调好温度，再把宝宝放进浴缸。浴缸旁要设置把手，浴缸垫应防滑。不要让宝宝独自呆在浴室里。

（5）浴室暖风机、电热加热器等电器要放在宝宝够不着的墙上。

（6）化妆品不要随意乱放，剃须刀也应放在宝宝够不着的地方。

（7）清洁剂、消毒剂、漂白粉、柔顺剂、洗衣粉等应锁在柜里，以免宝宝打开误服。

（8）电线要布置好，以免潮湿引起短路。

▶ 宝宝在厨房应注意哪些安全事项？

厨房是一个家庭里电器最多、器具最凌乱的房间，宝宝在此活动会有许多隐患，因此要特别注意安全，最好避免让宝宝进入厨房。

（1）橱柜尽量选用导轨滑动门，别用玻璃门，以防宝宝开门时被玻璃刮伤。

（2）刀、叉、削皮刀等锋利的餐具应放在宝宝够不着的地方，或把它们锁起来。火柴、打火机等放在安全地方。

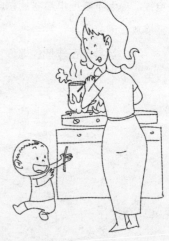

（3）做饭时不要让宝宝在身边玩耍（图299），如果年龄小可以用学步车、婴儿车等把他固定在一个安全区域里。

（4）不要让宝宝靠近炉灶，以免绊倒时被烫伤。烧水或煎炸食物时应有人看管，锅把要转到宝宝够不到的方向。

图299

（5）热的食物和饮料不要放在宝宝的身边，以防宝宝两手抓食物时被烫到。

（6）地面上溅上水渍、油渍时要及时清理，以免滑倒。

（7）不要使用台布，宝宝会有意识地拉扯台布，导致桌上的东西砸到宝宝身上。

（8）使用电器要严格按照说明使用，电线要尽可能短。使用电熨斗时注意不要让宝宝靠近，以防他抓电线时把熨斗打翻或被砸到。

（9）垃圾袋要放在隐蔽处，不要让宝宝取到。购物的塑料袋也要放好，以免宝宝蒙在脸上引起窒息。

（10）不要给宝宝使用易碎的杯、碗、勺。

（11）清洁剂、洗涤剂等用品应放在宝宝够不到的地方。

▶ 如何对宝宝进行安全教育？

在宝宝不满 1 岁时，就要对他进行安全教育，教育的主旨是让宝宝懂得什么是危险，怎么避开危险（图 300 ）。在日常生活中可从以下几点做起。

一、防止意外教育

1. 回避伤害。要告诉宝宝什么东西是会给他带来伤害的。例如，当宝宝要去玩暖瓶时，要告诉宝宝开水会烫着。可以当着宝宝的面倒出少许开水，稍停片刻，让宝宝摸一下，让他有个感性认识。另外，小扣子、小玩具会被宝宝吞入口中而卡着宝宝，锐利的物品会扎着孩子，电插座会电着宝宝……防意外伤害教育要随时进行。

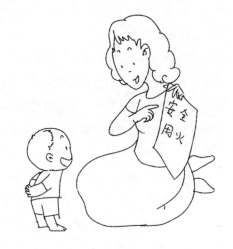

图 300

2. 回避危险。宝宝都喜欢登高爬低，虽然他们对高也有恐惧，但好动与好奇又常使他们在玩耍中忘了危险。父母要常提醒宝宝，不去危险的地方，不做危险的动作。如不要从窗台上俯身下望，不要站在窗台边，不要从阳台处向下探身，不要试着从高台上跳下来，等等。当他出现危险倾向时，要严厉制止。

3. 回避车辆：在室外活动时，要让宝宝知道躲避汽车。不要在马路中间玩，不要横穿马路时猛跑，要告诉他车来后躲避的方式。比如，当汽

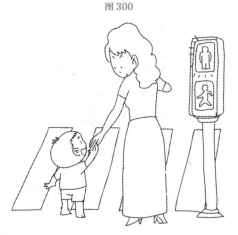

图 301

车过来时，妈妈不要只想着急忙抱起宝宝，而最好是牵着宝宝的手避到近侧的路边，让宝宝能亲身体验到怎么办。过路口时，要让孩子记住走人行道，看红绿灯。可以教给宝宝儿歌：红灯停，绿灯行（图 301 ）。

二、防止走失教育

1. 知道联系方式。在宝宝刚学会说话时，就要告诉他家庭地址、爸爸妈妈的姓名、自己叫什么。再大一点，最好能让宝宝知道父母的电话和单位。如果注意教育，3 岁内的宝宝完

全可记住上述内容。

2. 不跟别人走。当宝宝在室外做游戏时，家长应在边上看护，如一时有事，也要托付他人，并告诉宝宝不能跟不认识的人走，即使是熟人，在爸爸妈妈不在的情况下，也不要跟他离开家。

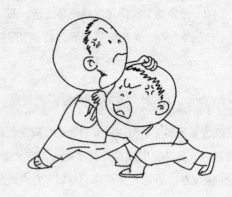

图302

3. 防止走失。带宝宝去公园、商场，要防止走失。一旦发现宝宝不在身边，要马上告诉保安人员，并迅速分头把住各门及通过广播找人。近年来，拐卖儿童案件时有发生，家长要提高警惕。

三、防止伤人教育

1. 不伤人。宝宝在游戏中常不知轻重，有时就会伤着对方或被对方伤害（图302）。有些家长在宝宝被打之后，经常说："他打你，你就狠狠打他！"宝宝在动手打架时，就会真的狠狠打，使对方受伤甚至致残。所以要教育宝宝尊重生命的观念，在平时讲故事时给他灌输这方面的内容。要告诉宝宝不能拿石头、棍子打人，也不能用手去触对方的眼睛，不要用力去推倒小朋友，不要咬小朋友等。

2. 避免被人伤：教会宝宝如何避开他人的攻击，要告诉宝宝，不同拿棍子的小朋友玩，如小朋友动手时，要躲开他，使他不能抓伤、捅伤自己。

四、分清鲁莽和勇敢

崇尚勇敢精神是宝宝的共性。但是，宝宝尚小，往往不清楚什么是勇敢，什么是鲁莽，特别是现在不少动画片中打打杀杀的镜头颇多，"英雄人物"又常常具超人能力，可以刀枪不入，可以凌空飞行……宝宝理解能力差，看到这些镜头会认为是可行的而加以模仿。所以如果电视中的"英雄"做了什么勇敢之举时，要告诉宝宝，这是不应该学的。如果宝宝鲁莽地要做什么危险的事时，要及时想办法防止出危险，并妥善处理。

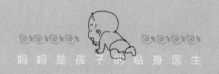

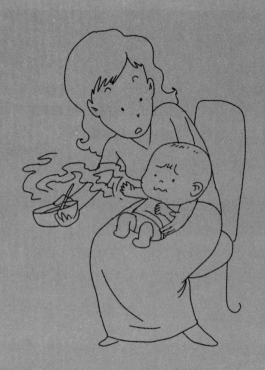

附录

宝宝用药须知

宝宝生病需要药物治疗，因此如何用药就极为关键，宝宝的肝肾功能发展尚不完善，如用药不当或滥用药会给宝宝健康造成极大损害甚至有生命危险，那么妈妈给宝宝用药时都应注意什么呢？

小儿药物代谢有哪些特点?

小儿在生理、生化等方面的因素与成人不仅有量的差别,而且还有质的不同,这些特点主要表现在以下几个方面:

(1)药物吸收多。婴幼儿的胃酸偏少,胃酶活性较低,胃排空迟缓,肠蠕动不规则,因而某些易受胃酸、胃酶和肠道酸碱度影响的口服药物,小儿的吸收量较成人多。皮肤用药时,由于儿童的皮肤娇嫩,血管丰富,药物容易透皮吸收,小儿的吸收量也较成人多。

(2)血药浓度高。小儿尤其是新生儿细胞外液较多,可使血中药物浓度增高。另外,由于婴幼儿体内血清蛋白量不仅比成人少,而且与药物的结合力也较弱,因而造成血中游离药物浓度增高,易出现多种不良反应。

(3)代谢排泄能力弱。药物的代谢和排泄是否顺畅取决于肝脏和肾脏功能是否健全。婴幼儿肝、肾发育尚不完善,所以对药物的清除和排泄较慢。

怎样做到合理用药?

药物使用合理与否,关系到药物能不能充分发挥应有的作用,以及患儿能不能尽快恢复健康。因此,用药必须强调"安全、合理、有效"。具体有以下几个方面:

(1)了解用药史。家长要向医生提供患儿有无药物过敏史和家族史(图303)。

(2)正确计算药量。

(3)不能随意给药。没有明确诊断的疾病不能盲目给药,以免掩盖病情,拖延治疗。对已有明确诊断的病症,应严格掌握适应症、禁忌症及注意事项。

(4)定期随访观察。对一些需要长期服用,但又最易引起不良反应的药物,如服用激素、抗结核、抗癫痫等药物的病儿,要定期做好随访观察,经常做血、尿、X射线等检查,严防不良反应的发生。

(5)药物配伍合理化。在合用药物时,切忌将两种毒副作用相似或相加的药物配伍。

(6)血药浓度监测。对一些安全系数小、治疗剂量和中毒量接近的药物,最好进行血药浓度监测,这样可避免用药过量或药物在小儿体内蓄积而造成不良反应。

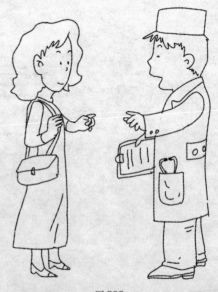

图303

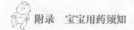

▶ 宝宝病了是否多用几种药就好?

小孩有了病,家长的求治心切,想尽快治好,有的家长为了病儿好得快,就想办法给孩子多用几种药,这是不恰当的。因为使用两种以上的药物时,用得恰当会有好处,而用得不当则有害处。多种药物同时使用有配伍的问题。有关合并用药的问题是复杂的,没有一定的专业知识很难搞清楚。所以,应尽量避免多种药物同时用。如果病重或者有两种以上疾病时而确需使用多种药物,必须请示医生,做到合理并用,或者依疾病的轻重缓急,分先后进行治疗,切不可自作主张,即使作用相似的药物也不可轻易加在一起使用。

▶ 婴幼儿服用哪些剂型较为适宜?

所谓婴幼儿,就是指出生后 3 岁以内的孩子。由于孩子太小,吞咽能力差,又不懂事,喂药时很难与大人配合,往往因药物的剂型不适宜或气味不好而难以服下,造成服药量不准而影响治疗。因此,婴幼儿吃药以便于吞咽、孩子易于接受的剂型为宜。

(1)糖浆剂。适用于婴幼儿服用。

(2)干糖浆剂。与糖浆剂相似,但它是经干燥后的颗粒剂型,味甜,颗粒小,易溶化,适用于 6 个月以上的孩子服用。

(3)冲剂。是类似于干糖浆的颗粒剂型,也常加入调味剂,可用温开水冲服,1 岁以上的小儿服用也较方便(图304)。

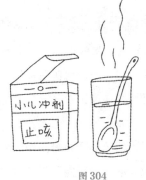

图304

(4)滴剂。滴剂一般服量很小,混合在食物或饮料中,小儿服用方便。

▶ 小儿用药量怎样计算?

1. 按年龄折算法

年龄	剂量
初生 ~ 1 个月	1/24 成人量
1 个月 ~ 6 个月	1/24 ~ 1/12 成人量
6 个月 ~ 1 岁	1/12 ~ 1/8 成人量
1 ~ 2 岁	1/8 ~ 1/6 成人量

2 ~ 4 岁	1/6 ~ 1/4 成人量
4 ~ 7 岁	1/4 ~ 1/3 成人量
7 ~ 11 岁	1/3 ~ 1/2 成人量
11 ~ 14 岁	1/2 ~ 2/3 成人量

2. 按体重计算法

小儿剂量 = 成人剂量 × 小儿体重（公斤）/60。或查得小儿每公斤体重的用药量，乘以小儿体重即得每次剂量或每日剂量。

以上方法可供一般病儿使用，但有时还要根据具体情况确定给药剂量。应视患儿的病情轻重考虑给予较小剂量还是较大剂量，或者是一般剂量，当然是在通过计算确定的允许范围之内。若无医生的指示，绝不能超过剂量的最高限。另外，药物的性质、毒性强弱以及小儿对药物的敏感程度等也应适当考虑，这样才能确定出切实可行、安全有效的给药剂量。

可以通过母乳危害小儿的药物有哪些？

母乳是小儿天然的最佳营养食品。但在母亲用某些对小儿有较大影响的药物期间，最好不吃母乳。因为母亲用药后，部分药物可以和其他营养成分一样分泌到乳汁中，而有些药物在乳汁中的浓度比在母亲血液中的还要高。有些药物在乳汁中的浓度虽低，但药物本身作用对小儿的影响较大，而小儿对药物的解毒、排泄等功能又差，容易引起不良影响。所以哺乳期间用药必须慎重。如果母亲因病每天需要肌肉注射卡那霉素、庆大霉素等氨基糖苷类药物，婴儿就可能引起中毒。磺胺类药物会引起婴儿出皮疹；异烟肼也会引起婴儿中毒；阿托品能抑制泌乳，同时引起婴儿中毒；退热止痛药会影响婴儿血小板，使婴儿容易出血；镇静药会引起婴儿不同程度的嗜睡，甚至昏睡；安定剂会引起婴儿体重减轻，高胆红素血症。因此，在服用上述药品时，一定要遵医嘱，并要顾及母子双方的健康，必要时停止哺乳。

小儿用药应注意哪些副作用？

1. 对神经系统的损害。异烟肼可引起周围神经炎；链霉素、卡那霉素、庆大霉素等可损害听神经，引起耳鸣、听力减退，应注意用量不可过大，用药时间不可过长。

2. 对骨及牙齿的损害。四环素类药物可使牙齿变黄，影响牙齿生长，也能影响骨骼生长。

3. 过敏反应。青霉素、链霉素、磺胺类药均容易发生过敏反应。如过敏性休克、皮疹等，以过敏性休克危害最大，用青霉素前必须做过敏试验。

4. 对肝脏的损害。使用异烟肼、四环素类、红霉素类、磺胺类药物，有可能引起肝脏损害。此类药物不可长期大剂量使用。红霉素还可能引起胆汁淤积型黄疸。

5. 对肾脏的损害。磺胺类、部分抗生素（如卡那霉素、庆大霉素、链霉素、二性霉素等）、某些解热镇痛消炎药以及抗癫痫药等，有可能损害肾脏，使用时应注意观察，必要时化验尿。

6. 对消化道的损害。对胃肠道刺激性较强的药物有解热镇痛药、某些口服抗生素类、铁剂及抗结核药等，均可引起恶心、呕吐、胃痛，甚至发生溃疡、出血，服用激素类药物也可能造成消化道溃疡、出血等。

7. 对造血系统的影响。以氯霉素为代表的一些抗生素及磺胺类药物抑制造血系统；解热镇痛消炎药、巴比妥类及苯妥英钠等抗癫痫药对血液系统也可能产生影响，使用时应谨慎。

➤ 什么叫药物性皮炎？

药物性皮炎即平时我们说的药疹。是由于用内服、注射、吸入、外用等各种途径使药物进入人体或与皮肤接触后引起的皮肤或黏膜过敏反应。药物皮炎的表现多样，有固定型药疹、荨麻疹型药疹、麻疹样红斑、猩红热样红斑、剥脱性皮炎或大疱性表皮松解皮炎等。皮疹与过敏性休克同时发生最为凶险。常见的引起药物性皮炎的药有：①解热止痛药，其中以水杨酸类发病最多。②磺胺类药，以长效磺胺引起的居多。③抗生素类，以青霉素和头孢菌素类为最多。

➤ 有些药物注射前为什么要做过敏试验？

过敏试验也叫皮内试验。由于有少数病人对青霉素等药物有过敏反应，注射上述某种药物后，轻者会发生皮疹，严重者则会引起过敏性休克。如果抢救不及时，还可能造成死亡。为避免这类事情发生，在注射这类药物之前，必须先做皮内注射试验来测定病人是否过敏。需要做皮内试验的常用药物有青霉素、普鲁卡因、细胞色素C、破伤风抗毒素、狂犬病毒血清等。做皮内试验时要注意，注射后局部应避免摩擦，以免影响观察结果。在试验观察期间，不能离开注射室，要在规定的时间内让医务人员观察试验结果。

容易引起过敏的药物主要有哪些？

1. 抗生素类药物：青霉素、氨基苄青霉素、链霉素、卡那霉素等。

2. 磺胺类药物：磺胺噻唑、磺胺嘧啶、长效磺胺、复方新诺明等。

3. 解热镇痛药：阿司匹林、去痛片。

4. 麻醉用药：普鲁卡因。

5. 血清制剂：丙种胎盘球蛋白、动物血清等。

6. 疫苗。

7. 某些中草药。

为了避免小儿用药发生过敏反应，家长应向医生说明小儿有无药物过敏史；对应用容易致敏的药物，如青霉素、链霉素等，必须先做过敏试验。对过敏体质的小儿应慎重选药，用药后必须密切观察对药物的反应。

怎样判断小儿有无药物过敏反应？

药物过敏反应一般发生在少数过敏体质的小儿身上，它与用药的剂量、给药的途径和药物本身的药理作用无关。药物过敏反应分速发性反应和迟发性反应。前者在用药后瞬间出现，如注射青霉素后，甚至皮试中即可发生胸闷、心慌、气短、面色发青、大汗淋漓、手足冰凉，甚至脉细弱以至休克。这种药物反应较严重，不及时抢救，可造成小儿死亡。而迟发反应是在用药数小时或数日后出现皮疹且疹型不一，有固定型药疹、荨麻疹、猩红热样皮疹、麻疹样皮疹等，重者可有剥脱性皮炎。小儿用药后一旦出现过敏反应，首先应停药，同时给予抗过敏治疗，如应用苯海拉明等。发生全身性过敏反应时，病儿应平卧，松开衣扣，保持呼吸道畅通（图305），并尽快送往医院。

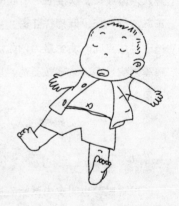

图 305

服药与大便颜色有关系吗？

小儿在服某些药物后，大便颜色可改变成红色、白色和黑色。引起红色大便的药物主要是利福平，这是一种抗结核药，当小儿服用此药排出红色便时，家长不要误以为消化道出血。引起白色大便的药物为硫酸钡，当小儿需要做胃肠道 X 射线造影时必须口服

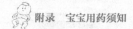

此药，因而会引起白色便。引起黑色大便的药物有治疗贫血的硫酸亚铁或其他一些铁剂，此药小儿服用的机会较多，因为贫血是小儿常见病之一。此外，止泻药次碳酸铋、矽碳银也会引起大便发黑，小儿在服上述药物而出现黑色便时，家长不要疑虑是否是消化道出血。

如何正确使用抗生素？

抗生素对控制感染性疾病发挥着极重要的作用，但许多家长不了解抗生素的正确适应症及毒副作用，孩子有病就擅自给孩子服用抗生素。上呼吸道感染大多为病毒感染引起，不宜使用抗生素。此外，每种抗生素都有一定范围的抗菌谱和适应症，不是一种抗生素对所有的细菌都有杀灭或抑制作用。因此，抗生素要在医生指导下合理应用。

宝宝用抗生素类药物应注意什么？

抗生素类药物均有一定的副作用，若不掌握用药的要求，会对宝宝造成不良后果。婴幼儿服用抗生素要注意：

1. 遵医嘱。患儿有病应去医院就医，不可私自滥用抗生素。儿科医生不仅要为病儿选择合适的抗生素治疗，还要根据患儿病情的严重程度和体重来计算药物用量。这一用量既可以达到最佳疗效，又可以最大限度地降低药物的毒副作用。

2. 坚持全程用药。要根据医生开的用量和疗程服用，不能病情稍有好转即擅自停药，因为疾病治疗不彻底易复发或转为慢性，而且容易导致细菌耐药。

3. 服用抗生素后，家长要密切观察患儿的病情，若正规用药3天不见好转，应及时去医院复诊，医生会改变或调整用药，使疾病得以及时控制。

4. 若长期使用抗生素易引起菌群失调，引起"二重感染"，如鹅口疮、腹泻等。因此，抗生素忌长期服用。

小儿发热是否就需要用抗生素？

引起小儿发热的原因有很多，首先要弄清发热的原因，若由各种细菌感染性疾病引起发热，需要在医生的指导下应用各种抗生素；如果是由病毒感染而引起发热，则不需要用抗生素。因此，一定要在医生的指导下合理用药。

➤ 哪些抗生素会引起耳聋?

除了链霉素引起耳聋外,卡那霉素、庆大霉素、新霉素都对脑神经有毒性,特别是易引起耳聋,还可引起肾脏损害。并且一经损害,往往较难恢复。因此,家长不应该给孩子乱用这些抗生素。即使必要,也应遵医生所嘱去应用。

➤ 为什么要慎重使用青霉素?

青霉素主要用于各种敏感菌引起的感染,它有一定的杀菌作用,但也有不良反应,主要是过敏反应,常见的有荨麻疹、药物热、皮炎、关节红肿及血管神经性水肿等。局部接触可发生接触性皮炎、结膜炎等。最严重的是少数人可发生过敏性休克,一般在用药后数秒至几分钟内发生,少数病人可发生于用药半小时后或连续用药过程中。因此使用青霉素类药物一定要注意询问过敏史并做过敏试验。

➤ 红霉素有哪些副作用?

红霉素的过敏反应较少,但口服后可出现胃肠道刺激作用,如上腹痛、恶心、呕吐、腹泻和食欲下降等,饭后服药可减轻反应。长期服用可损害肝脏,引起血清胆红素和转氨酶增高,若及时停药,肝脏功能可恢复正常。极少数小儿服药后会出现皮疹,停药后即可消退。静脉注射红霉素的浓度过高和速度过快可发生静脉疼痛和静脉炎。

➤ 使用解热药应掌握哪些原则?

1. 若宝宝的体温超过 38.5 ℃(图 306),可用解热药,用药后要多喝水。

2. 对于 38.5 ℃以下的小儿,一般不用退烧药。可先给小儿喝些温开水,头上敷块凉毛巾或洗温水浴。

3. 有高烧惊厥史的小儿,上述原则可放宽掌握。根据病儿引起惊厥的程度用退烧针或退烧药。

4. 新生儿和不满 3 个月的小婴儿不用退热药,可松开衣扣,打开襁褓,用物理降温法退热。

5. 若宝宝持续高热不退,可两种退热药交替使用。

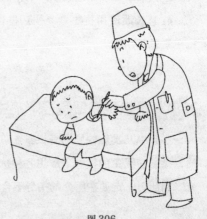

图306

感冒药能与解热止痛药同时服用吗?

复方制剂的感冒药多含有小剂量的对乙酰氨基酚和扑尔敏等成分,这些感冒药针对宝宝流涕、低热有一定作用。因此,在服用过有退热作用的感冒药后,应及时监测体温的变化,如果温度没有下降或继续升高超过38.5℃,需要口服退热药,应选用与感冒药的退热成分不一样的退热剂,这样可以减少同一种药物短时间的累积应用,从而减少毒副作用和对肝脏的损害。如服用泰诺感冒糖浆后宝宝温度继续升高超过38.5℃,宜选用布洛芬口服而不应该服用百服宁或泰诺林退热,这两种药物的成分都是对乙酰氨基酚,容易导致药物蓄积。

怎样选用止咳药?

小儿患呼吸道感染性疾病,如上感、支气管炎和肺炎等都有咳嗽症状,这是因为呼吸道有炎症,气道黏膜产生分泌物刺激支气管感受器官引起咳嗽。对于无痰或少痰的剧烈性咳嗽,可在医生指导下选用有镇咳作用的糖浆,如复方福尔可定等;而对于痰液较多喉中有痰鸣的咳嗽,应选用祛痰药及化痰药,如沐舒坦、富露施及化痰的中药,如复方鲜竹沥等,使痰液稀释,易于咳出,从而减少对支气管的刺激,起到止咳作用。

为什么不宜把维生素当补品?

维生素和蛋白质、脂肪、糖、水、无机盐一样,是人体需要的物质。当人体缺乏维生素时,生长发育会受到影响,新陈代谢也不能正常进行。如果出现维生素缺乏症状,补充相应的维生素是必要的,但是维生素也有毒性,不能把维生素或鱼肝油当补养品,长期大量地给宝宝服用。滥用维生素会使孩子产生毒性反应,甚至产生严重的中毒症状。如果认为孩子需要补充维生素时,一定要请医生检查,在医生的指导下合理应用,以免给孩子的健康带来损害。

家中需要为宝宝常备哪些药?

1. 退热药:如百服宁、泰诺林、美林等。若宝宝突然出现发热,体温超过38.5℃,应先给宝宝服退热药,以免体温过高引起高热惊厥。

2. 助消化药:如妈咪爱、金双歧、乳酶生等,宝宝任何原因导致的腹泻均可服用。

3. 止泻药:如思密达,当宝宝出现腹泻,大便水分多、次数多时可服用。

4. 止咳、止流涕药:如复方福尔可定(澳特斯)、息可宁、艾畅、艾舒等。

5. 中药:如小儿感冒冲剂、保和堂猴枣散、小儿柴桂退热口服液、小儿热速清、健儿清

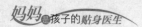

解液、小儿消积止咳等。

怎样管理家庭常备药物？

　　家庭中储存的一些常用药物如不注意合理保管，容易造成药物变质失效。合理管理药品须注意以下几个方面：

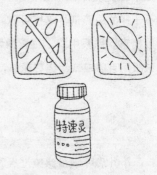

图307

　　1. 防止潮解、防止日照、防止氧化：有些药品在空气中遇氧容易发生氧化变质，故应密封保存（图307）。

　　2. 防止遇热：很多药品在高温下容易引起细菌、霉菌大量繁殖，从而致使药品发霉变质，这类药品应放在阴凉处保存。

　　3. 防止挥发、防止失效：药品规定有效期或失效期，过期则不宜再用。

　　4. 防止误服：家庭药箱需要分类存放，并标明药名、剂量、有效期，放在宝宝拿不到的地方，以免药物过期失效或误服。

使用自备药品应注意哪些事项？

　　1. 使用自备药品时，要仔细看一下包装上的说明，并按照有关规定使用。规定有效期限的药品，过期药不能服用。

　　2. 打开包装时，要检查一下药物是否变质，然后方可服用。

　　3. 病因不明的患儿，必须经医生诊断后，遵医嘱用药，以免延误治疗。

　　4. 患儿服药后，应注意有无不良反应，发现有严重反应时，应立即送往医院检查处理。

　　5. 打开包装而没有用完的药物，应将原包装妥善收藏，不要更换包装，以免误服或变质。

什么时间服药效果最佳？

　　药物的服用时间与治疗效果是有一定联系的。为了更好地发挥药物的治疗作用，最大限度地减少药物的副作用，用药前应向医生问清服药时间，或遵照药物说明服用，选择最合理的服药时间。例如，阿奇霉素需要于饭前1小时或饭后2小时服用，因为食物影响阿奇霉素的吸收，如果饭后半小时服用，将大大降低该药的疗效。